U0102629

齐鲁邵氏

骨关节疾病中医诊疗

主编

阎伟 李刚 李金松

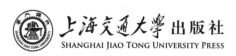

上海交通大学出版社
SHANGHAI JIAO TONG UNIVERSITY PRESS

内容提要

　　本书首先介绍了中医骨伤科概述，骨伤病的分类和病因、病机、临床诊查、治疗方法等，然后详细介绍了骨折、脱位和筋伤等中医临床骨科常见疾病的临床表现、症状、体征、检查及中医治疗等。本书可供各级医院中医骨伤科医务人员和中西医结合骨伤科医务人员学习参考。

图书在版编目（CIP）数据

　　齐鲁邵氏骨关节疾病中医诊疗 / 阎伟，李刚，李金松主编. --上海：上海交通大学出版社，2023.10
　　ISBN 978-7-313-27838-8

　　Ⅰ. ①齐… Ⅱ. ①阎…②李…③李… Ⅲ. ①关节疾病—中医治疗法 Ⅳ. ①R274

　　中国版本图书馆CIP数据核字（2022）第255030号

齐鲁邵氏骨关节疾病中医诊疗
QILU SHAOSHI GUGUANJIE JIBING ZHONGYI ZHENLIAO

主　　编：阎　伟　李　刚　李金松
出版发行：上海交通大学出版社
邮政编码：200030
印　　制：广东虎彩云印刷有限公司
开　　本：710mm × 1000mm　1/16
字　　数：430千字
版　　次：2023年10月第1版
书　　号：ISBN 978-7-313-27838-8
定　　价：128.00元

地　　址：上海市番禺路951号
电　　话：021-64071208
经　　销：全国新华书店
印　　张：24.75
插　　页：2
印　　次：2023年10月第1次印刷

作者简介

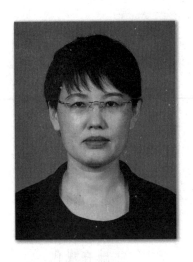

阎 伟

　　女，1976年出生。山东大学博士后，主任医师，硕士研究生导师，山东省第三批五级中医药师承继承人。现任职于山东中医药大学附属医院关节骨科，擅长中西医结合诊治骨关节疾病。撰写论文20余篇，主编著作2部，副主编著作1部，参编著作1部；主持参加科研课题10余项；作为负责人主持山东省卫生健康委项目——齐鲁邵氏骨关节疾病中医药特色技术。

中医骨伤科学历史悠久,源远流长,是中华各族人民长期与损伤及筋骨疾病做斗争的经验总结,具有丰富的学术内容和卓著的医疗成就,对中华民族的繁衍昌盛作出了巨大的贡献。近年来,随着我国社会、经济的发展,人们生活环境的改变以及劳动工作强度的增加,急性及慢性损伤性疾病有增多的趋势。邵光湘是全国闻名的中医骨伤科专家,从事中医骨伤科疾病治疗与研究 60 余年,积累了丰富的经验,因此我们将邵光湘治疗中医骨伤病的传统经验进行了深入发掘和整理,并融合现代医学的理论知识、科研成果,编写了《齐鲁邵氏骨关节疾病中医诊疗》一书。

本书首先介绍了骨伤科的总论内容,包括中医骨伤科概述,骨伤病的分类和病因、病机、临床诊查、治疗方法等;然后对中医临床骨科的常见疾病做了详细论述,包括各种骨折、脱位和筋伤的临床表现、症状、体征、检查及诊断方法等,重点论述了中医药的特色治疗。本书传承了邵光湘先生的中医学术思想,吸收了现代骨伤科诊疗的新方法、新技术、新成果,既体现中医特色,又与现代科学技术相结合,发挥了中医骨伤科在防病及治病中的优势,内容丰富,集科学性和实用性于一体。本书可供各级医院中医骨伤科医务人员和中西医结合骨伤科医务人员学习参考。

由于编者时间仓促,加上编写经验、水平有限,书中不足或疏漏之处在所难免。在此,我们恳请广大读者在阅读过程中提出宝贵的意见,以便再版时改进。

《齐鲁邵氏骨关节疾病中医诊疗》编者
2022 年 8 月

目录

CONTENTS

总 论

第一章 中医骨伤科概述 ······ (3)

第一节 中医骨伤科理论体系的形成 ······ (3)

第二节 中医骨伤科的新发展 ······ (5)

第二章 骨伤病的分类和病因、病机 ······ (7)

第一节 骨伤病的分类 ······ (7)

第二节 骨伤病的病因 ······ (11)

第三节 骨伤病的病机 ······ (13)

第三章 骨伤病的临床诊查 ······ (21)

第一节 骨伤病的症状、体征 ······ (21)

第二节 四诊 ······ (29)

第三节 骨与关节检查 ······ (35)

第四节 影像学检查 ······ (39)

第四章 骨伤病的治疗方法 ······ (46)

第一节 药物疗法 ······ (46)

第二节 手法疗法 ······ (54)

第三节 手术疗法 ······ (68)

第四节 固定疗法 ······ (71)

第五节 练功疗法 ······ (79)

　　第六节　其他疗法 ……………………………………………（83）

第五章　骨伤病的创伤急救 ………………………………………（91）

　　第一节　急救技术 ………………………………………………（91）

　　第二节　周围血管损伤 …………………………………………（95）

　　第三节　周围神经损伤 …………………………………………（100）

　　第四节　创伤性休克 ……………………………………………（104）

　　第五节　脂肪栓塞综合征 ………………………………………（107）

　　第六节　骨筋膜间隔区综合征 …………………………………（111）

　　第七节　挤压综合征 ……………………………………………（113）

各　论

第六章　骨折 ………………………………………………………（121）

　　第一节　锁骨骨折 ………………………………………………（121）

　　第二节　肱骨外科颈骨折 ………………………………………（125）

　　第三节　肱骨干骨折 ……………………………………………（131）

　　第四节　肱骨髁上骨折 …………………………………………（135）

　　第五节　尺骨鹰嘴骨折 …………………………………………（141）

　　第六节　尺骨上 1/3 骨折 ………………………………………（143）

　　第七节　桡骨下 1/3 骨折 ………………………………………（148）

　　第八节　桡尺骨干双骨折 ………………………………………（151）

　　第九节　桡骨远端骨折 …………………………………………（156）

　　第十节　腕舟骨骨折 ……………………………………………（160）

　　第十一节　掌骨骨折 ……………………………………………（162）

　　第十二节　指骨骨折 ……………………………………………（167）

　　第十三节　股骨颈骨折 …………………………………………（171）

　　第十四节　股骨髁上骨折 ………………………………………（177）

　　第十五节　髌骨骨折 ……………………………………………（179）

第十六节　胫骨髁骨折 ……………………………………………… (182)

第十七节　胫腓骨干骨折 …………………………………………… (184)

第十八节　跟骨骨折 ………………………………………………… (190)

第十九节　跖骨骨折 ………………………………………………… (193)

第二十节　骨盆骨折 ………………………………………………… (195)

第七章　脱位 ………………………………………………………… (203)

第一节　寰枢椎半脱位 ……………………………………………… (203)

第二节　肩锁关节脱位 ……………………………………………… (207)

第三节　肘关节脱位 ………………………………………………… (210)

第四节　桡骨头半脱位 ……………………………………………… (214)

第五节　拇指腕掌关节脱位 ………………………………………… (216)

第六节　拇指掌指关节脱位 ………………………………………… (218)

第七节　掌指关节及指间关节脱位 ………………………………… (219)

第八节　髋关节脱位 ………………………………………………… (223)

第九节　膝关节脱位 ………………………………………………… (231)

第十节　踝关节脱位 ………………………………………………… (236)

第十一节　跖跗关节脱位 …………………………………………… (240)

第八章　筋伤 ………………………………………………………… (244)

第一节　颈肌筋膜纤维织炎 ………………………………………… (244)

第二节　颈椎间盘突出症 …………………………………………… (251)

第三节　肩周炎 ……………………………………………………… (264)

第四节　肩峰下滑囊炎 ……………………………………………… (267)

第五节　冈上肌肌腱炎 ……………………………………………… (269)

第六节　肘部扭挫伤 ………………………………………………… (271)

第七节　肱骨内上髁炎 ……………………………………………… (275)

第八节　肱骨外上髁炎 ……………………………………………… (279)

第九节　肱二头肌长头腱鞘炎 ……………………………………… (282)

第十节　桡骨茎突部狭窄性腱鞘炎 ………………………………… (286)

第十一节　腕部扭挫伤 ……………………………………………… (289)

第十二节　腱鞘囊肿 ………………………………………………… (291)

第十三节 急性腰扭伤 …………………………………………… (294)

第十四节 腰肌劳损 ………………………………………………… (299)

第十五节 胸椎间盘突出症 ………………………………………… (303)

第十六节 髋部扭挫伤 ……………………………………………… (310)

第十七节 梨状肌综合征 …………………………………………… (311)

第十八节 踝关节扭伤 ……………………………………………… (314)

第十九节 跟骨痛 …………………………………………………… (317)

第九章 骨痹 ……………………………………………………………… (321)

第一节 膝关节骨性关节炎 ………………………………………… (321)

第二节 强直性脊柱炎 ……………………………………………… (325)

第三节 退行性脊柱炎 ……………………………………………… (344)

第十章 骨痈疽 …………………………………………………………… (348)

第一节 急性化脓性骨髓炎 ………………………………………… (348)

第二节 慢性化脓性骨髓炎 ………………………………………… (352)

第三节 化脓性关节炎 ……………………………………………… (354)

第十一章 骨结核 ………………………………………………………… (359)

第一节 脊柱结核 …………………………………………………… (359)

第二节 髋关节结核 ………………………………………………… (364)

第三节 膝关节结核 ………………………………………………… (367)

第十二章 骨痿 …………………………………………………………… (370)

第一节 骨质疏松症 ………………………………………………… (370)

第二节 骨质软化症 ………………………………………………… (373)

第十三章 骨蚀 …………………………………………………………… (378)

第一节 股骨头缺血性坏死 ………………………………………… (378)

第二节 胫骨结节骨骺炎 …………………………………………… (381)

第十四章 骨肿瘤 ………………………………………………………… (384)

第一节 骨软骨瘤 …………………………………………………… (384)

第二节 软骨瘤 ……………………………………………………… (387)

参考文献 …………………………………………………………………… (389)

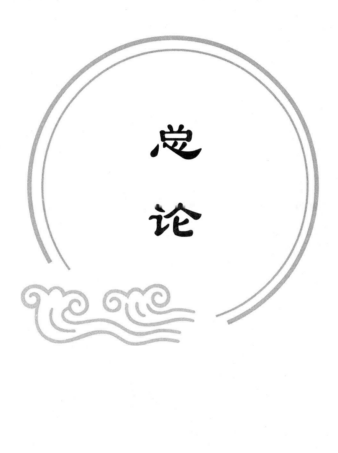

总论

第一章 中医骨伤科概述

第一节 中医骨伤科理论体系的形成

中国是世界文明最早发达的国家之一,我们的祖先在生活和生产劳动中,不但要同自然灾害相抗争,还要同虫蛇猛兽相斗争。经过长期的反复实践,逐渐摸索总结出一些疗伤愈疾的方法、手法和药物等,如临床常用的熨法和灸法,以及受伤后用植物的叶、茎、根或全草涂裹等。

近代考古发现,在很早以前就有了治病的工具,如砭石、荆棘刺等。《山海经·东山经》:"高氏之山,其上多玉,其下多箴石。"缓许慎的《说文解字》说:"砭,以石刺病也。"砭,即指箴石而言。

商周时代(约公元前16世纪—公元前256年),《周礼》卷九中把医师分为食医、疾医、疡医、兽医4类,并论述了各自的分工范围。

春秋、战国时期,学术思想十分活跃,出现了"诸子蜂起,百家争鸣"的局面,从临床实践提高到理论方面的总结,促进了医学的发展,骨伤科基础理论亦初步形成。湖南长沙马王堆三号汉墓出土的《足臂十一脉灸经》《阴阳十一脉灸经》《阴阳脉死候》《五十二病方》和《帛画导引图》等医学帛书,据专家们考证是战国时期的文献,保存了当时诊治骨折、创伤及骨病的丰富经验,包括手术、练功及方药等方面内容,反映了春秋战国的骨伤科诊疗技术水平。

秦、汉时期,《黄帝内经》《难经》《神农本草经》和《伤寒杂病论》这4部经典医著的问世,奠定了中医学术理论体系的基础,也确定了骨伤科的基础理论。《黄帝内经》是我国最早的一部医学典籍,内容十分丰富,包括天地阴阳、人与自然、解剖生理、脏腑经络、病因、病机、诊法治则、方药腧穴等各个方面,亦不乏骨伤科的基本理论知识。《神农本草经》成书于东汉时期,载有中药365种,其中应用于骨伤科的药物有百余种。《伤寒杂病论》是我国第一部中医临床医学巨著,是东汉末年杰出医学家张仲景总结了前人的医疗成就,并结合自己的临床经验著成,他在《黄帝内经》《难经》的理论基础上,以六经论伤寒,以脏腑论杂病,创立了理、法、方、药结合的辨证论治方法。最著名的外伤科医学家华佗精通方药、针灸、养生,更擅长外伤科手术,代表了汉代最高的水平,他发明了麻沸散施行于剖腹术和刮骨术,他所创的"五禽戏"对后世产生了相当大的影响。

三国、两晋、南北朝是我国历史上战乱频繁时期,骨伤科疾病更为多见,实践医学使骨伤科在创伤、骨病的临证经验方面得到积累和发展。晋代葛洪著有《肘后救卒方》,开拓了对危重创伤诊断和救治的方法;隋、唐时期,有巢元方等著的《诸病源候论》,孙思邈的《备急千金要方》,王焘的《外台秘要》及蔺道人的《仙授理伤续断秘方》等书,都对金疮、伤筋、骨断的治疗加以论述。尤其是蔺道人的《仙授理伤续断秘方》,对骨伤科疾病的病因、病机、治疗原则及方法,都有详细的原则论述。它是我国现存的第一部骨伤科专著,其提出的理论在当今临床上仍广泛应用。

宋、金、元时期,对骨伤学贡献较大的有危亦林著的《世医得效方》,李仲南的《永类钤方》。其将损伤后的用药分为3期,即初期用活血化瘀法,中期用养血舒筋法,后期用培补肝肾法,这些理论均对今后临床用药奠定了基础。

明、清时代,有朱橚的《普济方》,异远真人的《跌损妙方》,以及吴谦的《医宗金鉴》等书。其中《医宗金鉴正骨心法要旨》,总结了清代以前的骨伤经验,对人体生理、解剖及内、外治法方药论述最详,注重临床实用,图文并茂,对骨伤科的发展起到了推动作用。

中华人民共和国成立后,在党和政府的大力倡导下,中医药事业得到前所未有的继承和发展。除了以往的师授家传式方法继续发掘继承外,在1956年,分别在各省、市成立了中医学院(校),聘请各地著名中医专家到院校讲学授课,使中医这一祖国医学理论知识得到了系统整理提高,祖国医学的瑰宝得以继承和发扬。尤其是近年来,全国各地中医院校开设了骨伤专业或骨伤系,卫健委和教育部组织编写了中医骨伤系列教材,对中医骨伤事业的发展作出了巨大贡献。

第二节 中医骨伤科的新发展

1958 年以来,我国著名骨科专家方先之、尚天裕等学习名老中医苏绍三正骨经验,博采各地中医骨伤科之长,运用现代科学知识和方法,总结出新的正骨八法,研制成功新的夹板外固定器材,同时配合中药内服、外渗及传统的练功疗法等,形成一套中西医结合治疗骨折的新疗法;其编著的《中西医结合治疗骨折》一书,提出"动静结合,筋骨并重,内外兼治,医患合作"治疗骨折的四项基本原则,使骨折治疗提高到一个新水平,在国内外产生了重大影响。经推广应用,反复实践,科学验证,这一治则得到充分肯定、普及,基本上可以避免骨折愈合慢、治疗时间长、骨质疏松、肌肉萎缩、肌腱粘连、关节僵硬、畸形愈合等现象的发生,并可明显减少再骨折的发生。

20 世纪 70 年代后期,我国在治疗开放性骨折感染、软组织损伤感染、脊椎骨折、关节内骨折及陈旧性骨折脱位等方面总结了成功经验,治疗骨关节结核、慢性骨髓炎及化脓性关节炎等取得了很好疗效。尤其在外固定器材开发方面,各地在总结中西医固定器械优缺点的基础上,把两者有机地结合在一起,运用现代科学理论加以论证,研发出"孟氏骨折复位固定器""抓髌器""尺骨鹰嘴骨折固定器""单侧多功能外固定器"等。

进入 21 世纪以来,随着科学技术的日益发展,传统经验与现代科学技术的结合融通,骨伤科学者积极利用先进科学技术和现代化手段来探索中医药理论与治法的科学规律、阐明中医中药的疗效与机制,通过论著、论文、学术交流等形式反映最新研究进展,运用组织学、生物化学、生物力学、分子生物学、细胞学、医学影像学等现代科学技术方法对骨伤科基本理论、骨伤科常见病及方药等进行多方位、多角度的研究,使学科学术水平进一步得到提高。生物力学的研究不断深入发展,为骨伤科的现代治疗提供了许多新鲜和成功的经验,骨折外固定的应用和发展可以说明这一点。医学生物力学是诊断学、外科学、修复学、骨科学和康复学的理论基础,为骨科疾病的预防及诊治,进行内外固定、骨移植、矫形、控制骨生长、促进骨愈合,以及假体的研制及应用等提供理论依据。小夹板固定的局部生物力学研究,多年来不断探索和改进,创建了我国独特骨伤治疗方法。另外,新型外固定器如平衡牵引架治疗股骨干骨折、跟骨靴及弹性踏轮治疗跟骨骨折等。中医康复医学是骨伤科医学中的重要组成部分,也是全面系统研究中医康复治疗方法的一门新兴学科。中医康复与理疗有着悠久的历史,在历代医家的努力下,康复医学也同其他医学一样充实和发展,如针灸、气功、按摩、手法、导引、医疗体育、药物、食疗与心理治疗康复方法,为中华民族的繁荣昌盛做出了卓越的贡献。关于应用中医药方法治疗筋骨关节疾病,如颈椎病、腰椎间盘突出症、肩关节周围炎、骨性关节炎、类风湿关节炎、腰椎管狭窄症等,从规范性手法治疗到药物开发研制、从临床疗效到机制探讨及骨伤科手术治疗方面学习引进等各方面都获得丰硕的基础与临床研究成果,传统的中医骨伤科经验得到进一步发掘、整理与提高,逐步形成一套有中国特色的治疗骨折、骨病与软组织损伤的新疗法。

近年来,骨科医学技术已取得了前所未有的发展;对骨科疾病的认识及手术基础理论的提高,手术技术的改进、医疗器械的创新、骨折内外置物的发展,为中西医结合治疗骨折增添了新的内容,临床治疗效果获得了极大的提高。骨科中西医结合,由于国际学术创新的频繁和深入,在骨科领域内,不仅治疗方法多种多样,而且治疗原则和学术思想也有不同程度的改变,有的科研项目已达到国内和国际先进水平;多少年来,我国骨科同仁一如既往的努力进取,始终与新技术的发展保持同步,不断吸收国内外新技术,并不断创新,呈现出欣欣向荣的新气象。

第二章 骨伤病的分类和病因、病机

第一节 骨伤病的分类

根据骨伤科研究对象的特点,骨伤科疾病主要包括筋骨损伤与筋骨关节疾病两大部分。

一、筋骨损伤的分类

损伤是对外界各种创伤因素作用于人体,引起皮肉、筋骨、脏腑等组织结构破坏及其局部和全身反应疾病的统称。根据损伤的性质和特点可进行以下分类。

(一)按损伤的部位分类

1.外伤

外伤指皮、肉、筋、骨、脉的损伤,临床可分为骨折、脱位与筋伤。

(1)骨折:指由于外力作用使骨的完整性或连续性发生部分或完全的断裂,古称"折骨"。

(2)脱位:指构成关节的骨端关节面脱离正常位置,引起关节功能障碍者,古称"脱白"或"脱价"。

(3)筋伤:指各种暴力或慢性劳损等原因所造成筋的损伤的统称。

2.内伤

内伤指因外力作用引起入体内部气血、经络、脏腑损伤或功能紊乱,而产生一系列症状的统称,古称"内损"。与中医内科由于七情六欲、饮食劳倦等原因所致的内伤有着本质不同。根据其病理不同,可分为气血损伤、脏腑损伤、经络损伤等各种类型;根据脏腑损伤部位不同又可分为头部内伤、胸部内伤、腹部内伤等类型。

（二）按损伤的性质分类

1.急性损伤

急性损伤指由于急骤的暴力所引起的损伤。

2.慢性劳损

慢性劳损指由于劳逸失度或体位不正确,而外力又经年累月作用于人体所致的损伤。

（三）按受伤的时间分类

1.新伤

新伤指 2～3 周以内的损伤或受伤后立即就诊者。

2.陈伤

陈伤又称"宿伤",是指新伤失治,日久不愈,或愈后又因某些诱因,隔一定时间在原受伤部位复发者。

（四）按受伤部位的皮肤或黏膜是否破损分类

1.闭合性损伤

闭合性损伤指受钝性暴力损伤而外部无创口者。皮肤、黏膜完整,则伤处不受污染,外邪不易侵入。

2.开放性损伤

开放性损伤指由于锐器、火器、刀刃等锐性暴力或钝性暴力作用,使皮肤或黏膜破损,而有创口流血,深部组织与外界环境相通者。皮肤或黏膜破损,外邪可从伤口侵入,容易发生感染,故变证多端。

（五）按受伤的程度不同分类

损伤的严重程度与致伤因素的性质强度、作用时间的长短、受伤的部位及其面积的大小和深度等有关。可分为轻伤或重伤。

（六）按伤者的职业特点分类

一般可分为生活性损伤、工业性损伤、农业性损伤、交通性损伤、运动性损伤及战争性损伤等。因为损伤的发生是与工作职业和生活习惯有一定的关系,如运动员及舞蹈、杂技、武打演员容易发生各种运动损伤等。

（七）按致伤因素的理化性质分类

一般可分为物理性损伤、化学性损伤和生物性损伤等。物理性损伤包括外力、高热、冷冻、电流等。骨伤科学研究的对象主要是外力因素引起的损伤。

二、筋骨病损的分类

筋骨关节疾病主要研究的是非外力因素引起人体骨骼、关节、筋肉等运动系统的疾病。其范畴有各种骨与关节的疾病,还有"筋"病。中医的"筋"还包含《灵枢·经筋》所列的十二经筋,经筋的含义类似周围神经循行路线,其疾病的主要症状有疼痛、麻木不仁及萎废不用等。筋骨关节疾病的分类方法较多,以下是常见的筋骨关节疾病,按其病因、部位及相似的临床表现来归纳分类。

(一)骨与关节先天性畸形

1.骨关节发育障碍

如成骨不全、软骨发育不全、石骨症、婴儿骨皮质增厚症等。

2.脊柱先天性畸形

如斜颈、寰椎枕骨化、枢椎齿状突畸形、半椎体畸形脊椎裂等。

3.四肢先天性畸形

如先天性高肩胛症、先天性骨缺如、先天性多指、先天性髋关节脱位、先天性胫骨假关节先天性马蹄内翻足等。

(二)骨关节感染性疾病

1.骨痈疽

骨痈疽指化脓性细菌侵入骨、关节而引起骨与关节化脓性感染的疾病,中医统称为"骨痈疽"。骨组织化脓性感染为化脓性骨髓炎,急性期中医为"附骨痈",慢性期中医为"附骨疽";关节化脓性感染为化脓性关节炎,中医又称"关节流注"。

2.骨关节结核

骨关节结核指结核分枝杆菌侵入骨或关节而引起的化脓性、破坏性病变的疾病,因其发病于骨或关节,消耗气血津液,后期形体羸瘦、正气衰败、缠绵难愈,中医称为"骨痨",西医称为"骨关节结核"。

(三)筋骨关节痹证

筋骨关节痹证指由于素体虚弱,正气不足,腠理不密,风、寒湿、热等外邪乘虚而入,侵袭人体,闭阻经络,气血运行不畅,引起的筋骨关节疼痛肿胀、麻木、重着等病证。包含了风湿性关节炎、类风湿关节炎、强直性脊柱炎、痛风性关节炎、创伤性关节炎、退行性关节炎等疾病。

(四)筋骨关节痿证

筋骨关节痿证指人体遭受外伤、邪毒侵袭或正气亏损后,出现以肢体筋脉弛缓、肌肉瘦削、手足痿软无力及麻木为特征的病症的统称。临床以下肢瘦弱,步履艰难,甚则不能随意运动者较为多见,故《内经》有"痿躄"之称。多发性神经炎、小儿麻痹、脑性瘫痪、肌病性瘫痪、偏瘫、截瘫、单瘫、肌萎缩症等,均属痿证范畴。

(五)筋挛

筋挛指由于先天发育障碍、损伤、缺血、邪毒侵袭、炎症、瘫痪等原因,使身体某群筋肉持续性收缩,或皮肤、关节囊韧带失去正常弹性而挛缩,引起关节运动功能障碍的统称,如缺血性肌挛缩症、手内在肌挛缩症、掌腱膜挛缩症、髂胫束挛缩症、关节挛缩症等。

(六)骨坏死性疾病

中医称"骨蚀",属"骨痹"范畴。在临床上有一些特定的好发部位,如骨骺骨软骨病、剥脱性骨软骨病、创伤性骨坏死、激素性骨坏死等疾病。

(七)代谢性筋骨关节疾病

代谢性骨病指各种原因引起的骨内矿物质或骨基质代谢障碍,以及由此造成的骨组织生物化学和形态变化而出现的症状和体征。临床常出现骨质疏松、骨的生长障碍、骨的发育畸形或骨的坏死等,如佝偻病、骨软化症、骨质疏松症等疾病。

(八)骨肿瘤

骨肿瘤指发生在骨及骨的附属组织的肿瘤,包括原发性肿瘤、继发性肿瘤、瘤样病变等。对于骨肿瘤的分类,现仍以组织形态及细胞来源为基础分类,也可按良性、中间与恶性肿瘤等分类。

(九)地方病性骨病

与地域的水源、气候、饮食等因素有关的疾病称地方性骨病,如大骨节病、氟骨病等。

(十)职业病性骨病

因从事接触有害物质的工种引起的相关疾病,如减压病、职业中毒及放射病等。

第二节 骨伤病的病因

一、骨折病因

骨或骨小梁的完整性破坏或连续性中断即为骨折。造成骨折的原因主要有外力作用和人体内在病理因素两种。

(一)外力作用

外力可分为直接暴力、间接暴力、肌肉牵拉力和持续损伤 4 种。不同的外力形式所致的骨折,其临床特点各异。

1.直接暴力

骨折发生于外来暴力直接作用的部位,如火器伤、机器绞、轧伤、碰撞打击伤所引起的骨折,多呈横形或粉碎性骨折,常合并明显的软组织损伤,如为开放性骨折,骨折断端与外界交通形式多为由外向内穿破皮肤,容易导致感染。若发生在前臂或小腿,两骨骨折部位多在同一平面。

2.间接暴力

骨折发生在远离外来暴力作用的部位。间接暴力包括传达暴力、扭转暴力等。骨折多为斜形或螺旋形;如跌倒时手掌触地,因间接暴力可在桡骨下端、桡尺骨、肱骨髁上或肱骨近端等部位发生骨折,这类骨折软组织损伤相对较轻。如为开放骨折,骨折断端与外界交通形式多为由内向外穿破皮肤,感染率较低。若发生在前臂或小腿,则两骨骨折的部位多不在同一个平面。

3.肌肉牵拉力

肌肉牵拉暴力是指急剧而不协调的肌肉收缩所引起的肌肉附着处骨块的撕脱。这类骨折的好发部位为髌骨、尺骨鹰嘴、肱骨内上髁、肱骨大结节、胫骨结节、第五跖骨基底部、髂前上棘等处。

4.持续累积损伤

长期反复的震动或循环往复的疲劳运动,可使骨内应力集中积累,造成慢性损伤性骨折。如新兵长途强行军可导致第二跖骨颈或腓骨下端骨折,操纵机器震动过久可致尺骨下端骨折,这种骨折多无移位或移位不多,但愈合较慢。

(二)病理因素

病理骨折的概念常见于脆骨病、佝偻病骨软化症、甲状旁腺功能亢进、骨髓炎、骨囊肿、骨巨细胞瘤、骨肉瘤、转移性肿瘤侵犯骨骼及骨质疏松等,病变发展到一定程度,骨质遭到严重破坏时,即便是轻微外力,亦可导致骨折。

二、脱位病因

(一)外因

外伤性脱位多由直接或间接暴力作用所致。其中间接暴力(传达、杠杆、扭转暴力等)引起者较多见。

(二)内因

1.生理因素

主要与年龄、性别、体质、局部解剖结构特点等有关。外伤性脱位多见于青壮年,儿童和老年人较少见。儿童体重轻;关节周围韧带和关节囊柔软,不易撕裂;关节软骨富有弹性,缓冲作用大。虽遭受暴力的机会多,但不易脱位,而常常造成骨骺滑脱。老年人活动相对较少,遭受暴力的机会少,因其骨质相对疏松,在遭受外力时易发生骨折,故发生脱位者也较少。男性外出工作较多,工作量较大,关节活动范围较大,发生关节脱位的机会相应也大于女性。年老体弱者,筋肉松弛,易发生关节脱位,尤以颞颌关节脱位较多见。

2.病理因素

先天性关节发育不良、关节和关节周围韧带松弛较易发生脱位,如先天性髋关节脱位。关节脱位后经手法复位成功,如未能固定足够的时间或根本未固定,关节囊和关节周围韧带的损伤未能很好修复或修复不全,常可导致关节再脱位或习惯性脱位。关节内病变或近关节病变可引起骨端或关节面损坏,导致病理性关节脱位。如化脓性关节炎、骨关节结核等疾病的中、后期可并发关节脱位。

三、筋骨病损病因

正如《金匮要略》所言"千般灾难,不越三条",筋骨病损的病因也分为外因、内因、不内外因。宋代陈言《三因极一病证方论·三因论》曰:"六淫,天之常气,冒之则先从经络流入,内合于脏腑,为外所因;七情,人之常性,动之则先自脏腑郁发,外形于形体,为内所因;其如饮食饥饱,叫呼伤气,尽神度量,疲极筋力,阴阳违逆,及至虎狼毒虫,金疮踒折,疰忤附着,畏压缢溺,有悖常理,为不内外因。"

外感六淫,流注经络,内入脏腑,继而伤至筋脉骨肉,此为外因。《素问·痹论》曰:"风寒湿三气杂至,合而为痹也。其风气胜者为行痹,寒气胜者为痛痹,湿气胜者为著痹也。"指出痹症多为外感风寒湿邪。又《素问·痿论》曰:"肺热中焦,则皮毛虚弱急薄,著则生痿躄也。"指出火热邪毒可以伤阴劫血,而导致筋脉骨肉失养而发生痿痹。

内伤七情,郁发于脏腑,外形于肢体,此为内因。是由于情绪变化引起脏腑精气功能紊乱而致疾病发生或诱发的一类病因。七情内伤可直接伤及内脏,作用于脏腑所主之体。也会因情志致病,影响脏腑气机使其升降失常。《素问·举痛论》说:"百病生于气也,怒则气上,喜则气缓,悲则气消,恐则气……惊则气……思则气结。"气机的失调进一步影响精血津液的输布,产生如血瘀、痰饮等病理产物。

不为邪气情志所生,如饮食所伤、劳倦过度、跌打损伤、虫兽伤、溺水等,即为不内外因。大部分急性的筋骨病损多由跌打损伤引起,活动不慎,闪腰顿挫,猝受外力,筋伤骨折。而慢性劳损性的疾病则常由劳倦过度引起,外在长期积累性的损伤作用于机体,造成如现代之颈椎病、腰肌劳损、骨关节炎等疾病,其临床特点是起病缓慢、迁延反复。这类疾病的治疗强调除了在药物与局部治疗之外,更应注重平素正确生活习惯的养成。

导致筋骨病损病的病因常常不是孤立的,三因之间也多有互相影响与转化。如骨质疏松引起的病理性骨折,多是素体虚弱,后天生化无力,筋骨失养,在受到外界暴力之下发生的骨折。所以在治疗筋骨病损的时候,要"分别三因,归于一治",全面而整体的用药施治。

第三节　骨伤病的病机

一、骨折的病机

骨折移位概念的程度和方向,既与暴力的大小、方向、作用点及搬运情况等外在因素有关,又与肢体远侧端的重心、肌肉附着点及其收缩牵拉力等内在因素有关。骨折移位方式有下列 5 种。

(一)成角移位
两骨折段的轴线交叉成角,以角顶的方向称为向前、向后、向外或向内成角。

(二)侧方移位
两骨折端相对移向侧方,四肢按骨折远端的移位方向称为向前、向后、向内或向外侧方移位。脊柱则以上位椎体移位的方向来分。

(三)短缩移位

骨折端互相重叠或嵌插,骨的长度因而缩短。

(四)分离移位

两骨折端互相分离,使肢体的长度增加,分离移位多由肢体的重力或牵引造成。

(五)旋转移位

骨折端绕骨的纵轴而旋转。旋转移位可使相邻关节的运动平面发生改变,使其功能活动发生严重障碍。

二、脱位的病机

脱位的发生是外力或病变破坏了稳定关节的因素,如关节囊、韧带等所形成的骨端关节面失去正常的位置关系。

(1)韧带损伤,关节稳定性降低,可形成半脱位,或进一步发展成全脱位。

(2)关节囊撕裂或破裂,失去对关节头的约束,关节头可从关节囊的破口处滑出,形成脱位。

(3)关节面正常关系改变。

一般情况下,韧带损伤、关节囊撕裂是脱位的先决条件,而残余暴力使关节头移位,关节面失去正常的对应关系,才产生脱位。颞颌关节脱位时,可无韧带及关节囊的撕裂。

三、筋骨病损的病机

人体是由皮肉、筋骨、气血、津液脏腑、经络等共同组成的一个有机整体,人体生命活动主要是脏腑功能的反映,脏腑功能活动的物质基础是气血、津液。脏腑各有不同的生理功能,通过经络联系全身的皮肉、筋骨等组织,构成复杂的生命活动,它们之间保持着相对的平衡,相互联系、相互依存、相互制约,无论是在生理活动上还是在病理变化上都有着不可分割的关系。人体筋骨系统的损伤,正如《正体类要·序》所述:"肢体损于外,则气血伤于内,营卫有所不贯,脏腑由之不和。"这明确指出了外伤与内损、局部与整体之间的辨证关系。所以在损伤的发生和发展的辨证论治过程中,应从整体观念出发,对损伤与皮肉、筋骨、气血、津液、脏腑、经络等之间的生理病理关系加以综合分析,才能正确认识损伤的本质和病理现象的因果关系。故中医骨伤科治疗损伤疾病的原则之一就是强调局部与整体的统一观。

（一）气血

气血运行于全身，周流不息，外而充养皮肉筋骨，内则灌溉五脏六腑，维持着人体正常的生命活动，气血与人体的一切生理活动和各种病理变化密切相关。

"气"一方面来源于父母的先天之精气，另一方面来源于从肺吸入的清气与脾胃所化生之水谷精气的后天之气。这两种气相互结合而形成"真气"，成为人体生命活动的动力源泉和最基本的力量。《灵枢·刺节真邪》曰："真气者，所受于天，与谷气并而充身者也。"真气沿着经脉分布到全身各处，形成心气、肺气、胃气、肾气、营气、卫气等。气的主要功能，是一切生理活动的推动作用、温养形体的温煦作用防御外邪侵入的防御作用、血和津液的化生、输布、转化的气化和固摄作用。气在全身流通，无处不到，上升下降，维持着人体动态平衡。

"血"由脾胃运化而来的水谷精气变化而成，《灵枢·决气》曰："中焦受气取汁，变化而赤，是谓血。"血形成之后，循行于脉中，依靠气的推动而周流于全身，有营养各个脏腑、器官、组织的作用。《素问·五藏生成》曰："肝受血而能视，足受血而能步，掌受血而能握，指受血而能摄。"说明全身的脏腑、皮肉、筋骨都需要得到血液的充足营养，才能进行各种生理活动。

"气"与"血"两者的关系十分密切。血随气沿着经脉而循行全身，相互依附，周流不息，以营养五脏、六腑、四肢、百骸。《素问·阴阳应象大论》阐述了气血之间的关系是"阴在内，阳之守也；阳在外，阴之使也。"而《血证论·吐血》则比喻为"气为血之帅，血随之而运行；血为气之守，气得之而静谧。"

气血与损伤的关系极为密切，是损伤病机的核心内容。《杂病源流犀烛·跌仆闪挫源流》中所说："跌仆闪挫，卒然身受，由外及内，气血俱伤病也。"当人体受到外力损伤后，常可导致气血运行紊乱而产生一系列的病理变化。

1.伤气

因负重用力过度、举重呼吸失调、跌仆闪挫或撞击胸部等因素，导致人体气机运行失常，脏腑、器官、组织发生病变，出现"气"的功能失常及相应的病理现象。损伤轻者表现为气滞气虚，严重者可出现气闭、气脱，内伤肝胃还可见气逆等症。

（1）气滞：人体某一部位、某一脏腑的损伤，使气的流通发生障碍，出现"气滞"的病理现象。

《素问·阴阳应象大论》曰："气伤痛，形伤肿。"气本无形，郁滞则气聚，聚则似有形而实无质，气机不通之处，即伤病之所在。损伤气滞的特点为外无肿形、痛无定处、自觉疼痛范围较广、体表无明确压痛点。气滞在损伤中多见于胸胁迸伤或挫伤,出现胸胁胀痛,呼吸、咳嗽时均可牵掣作痛等。

(2)气虚:是全身或某一脏腑、器官、组织出现功能不足和衰退的病理现象。在某些慢性和严重损伤后期、体质虚弱和老年患者等均可见到。其主要证候为伤痛绵绵不休、疲倦乏力语声低微、气短、自汗、脉细软无力等。

(3)气闭:常为严重损伤而骤然导致气血错乱,气为血壅,气闭不宣的病理现象。其主要证候为一时性的晕厥不省人事、窒息、烦躁妄动、四肢抽搐或昏睡困顿等。

(4)气脱:严重损伤可造成本元不固而出现气脱,是气虚最严重的表现。如开放性损伤、头部外伤等严重损伤,失血过多造成气随血脱。气脱者多突然昏迷或醒后又昏迷,表现呼吸浅促、面色苍白、四肢厥冷、二便失禁、脉微弱等证候。

(5)气逆:损伤而致内伤肝胃,可造成肝胃气机不降而反逆上,出现嗳气频频、作呕欲吐或呕吐等症。

2.伤血

由于跌打坠堕、挤压挫撞以及各种机械冲击等伤及血脉,以致损伤出血或瘀血停积,而出现伤血的各种病理现象。伤血主要有血瘀、血虚、血脱和血热,其与伤气又有互为因果的关系。

(1)血瘀:多由于局部损伤出血,离经之血停滞或血液循行迟缓而不流畅,出现血瘀的病理现象。血有形,形伤肿,瘀血阻滞,经脉不通,不通则痛,故血瘀出现伤处肿胀、青紫、疼痛,面色晦暗、唇舌青紫脉细或涩等证候。痛如针刺刀割,痛点固定不移,是血瘀最突出的症状。由于瘀血不去,可使血不循经,反复出血不止。在损伤疾病中,常常气血两伤,气滞血瘀,肿痛并见,或伤气偏重,或伤血偏重,以及先痛后肿或先肿后痛等表现。

(2)血虚:是体内血液不足出现血亏虚的病理现象。在损伤疾病中,由于失血过多,新血一时未及补充;或因瘀血不去,新血不生;或筋骨严重损伤,累及肝肾,肝血肾精不充所致。表现为面色不华或萎黄、头晕、目眩、心悸、手足发麻、心烦失眠、爪甲色淡、唇舌淡白、脉细无力等证候。还可表现为局部损伤之处久延不愈,甚至血虚筋挛、皮肤干燥、头发枯焦,或关节缺少血液滋养而僵硬、活动不利。血虚患者,往往由于全身功能衰退,同时可出现气虚证候。气血俱虚则损伤局部愈合缓慢,功能长期不能恢复等。

(3)血脱:在创伤严重失血时,往往会出现四肢厥冷、大汗淋漓、烦躁不安甚至晕厥等虚脱症状。血虽以气为帅,但气的宁谧温煦需要血的濡养。失血过多时,气浮越于外而耗散,出现气随血脱、血脱气散的虚脱证候。

(4)血热:损伤后积瘀化热或肝火炽盛、血分有热均可引起血热。临床可见发热、口渴、心烦、舌红绛、脉数等证候,严重者可出现高热昏迷。积瘀化热,邪毒感染,还可致局部血肉腐败,酝酿液化成脓。血热妄行,则可见出血不止等症状。

(二)经络

经络内贯脏腑,外达肌表,网络全身,沟通内外上下,是调节体内各部分功能活动的通路。经络具有运行气血、营运阴阳、濡养筋骨、滑利关节的作用。经络包括十二经脉、奇经八脉、十五别络,以及经别、经筋等。《灵枢·本藏》曰:"经脉者,所以行血气而营阴阳,濡筋骨,利关节者也。"每一经脉都连接着内在的脏或腑,同时脏腑又存在相互表里的关系。《灵枢·经别》曰:"夫十二经脉者,人之所以生,病之所以成,人之所以治,病之所以起。"人体的生命活动,疾病变化和治疗作用,都是通过经络来实现的。

经络的病候主要有两方面:一是脏腑的损伤可以累及经络,而经络损伤又可内传脏腑出现症状;二是经络运行阻滞,会影响它循行所过组织器官的功能,出现相应部位的证候。《杂病源流犀烛·跌仆闪挫源流》曰:"损伤之患,必由外侵内,而经络脏腑并与俱伤。"《伤科真传秘抄》曰:"若为伤科而不知此十二经脉之系统,则虽有良药,安能见效,而用药、用手法,亦非遵循于此不可也。"《证治准绳·疡医》曰:"察其所伤,有上下轻重浅深之异,经络气血多少之殊。"

(三)脏腑

脏腑是化生气血,通调经络,濡养皮肉筋骨,主持人体生命活动的主要器官。脏与腑的功能各有不同,《素问·五藏别论》中曰:"五脏者,藏精气而不泻也。""六腑者,传化物而不藏。"脏的功能是化生和贮藏精气,腑的功能是腐熟水谷、传化糟粕、排泄水液。脏腑的生理各有所主,其主病亦各有不同之见证,损伤后势必造成脏腑生理功能紊乱,出现一系列病理变化。脏腑发生病变,必然会通过它的有关经络表现在体表,而位于体表的组织器官和经脉本身的病变,同样可以影响其所属的脏腑出现功能紊乱。《血证论》强调"业医不知脏腑,则病原奠辨,用药无方"。

1.肝、肾

筋骨损伤和肝、肾的关系十分密切,"肝主筋""肾主骨"的理论亦广泛地运用在损伤的辨证治疗上。

肝主筋,全身筋肉的运动与肝有密切关系。《杂病源流犀烛·筋骨皮肉毛发病源流》中说:"筋也者,所以束节络骨,绊肉绷皮,为一身之关纽,利全体之运动者也,其主则属于肝。"《素问·五藏生成》曰:"肝之合筋也,其荣爪也。"这些都说明肝主筋,主关节运动。运动属于筋,而筋又属于肝,肝血充盈才能养筋,筋得其所养,才能运动有力而灵活。若肝血不足,血不养筋,则出现手足拘挛、肢体麻木、屈伸不利等症。

肝藏血,肝脏具有贮藏血液和调节血量的功能。人静则血归于肝,人动则血运于诸经。《素问·五藏生成》曰:"故人卧,血归于……足受血而能步,掌受血而能握,指受血而能摄。"元代张洁古《活法机要》曰:"夫从高坠下,恶血留内,不分十二经络,医人俱作风中肝经,留于胁下,以中风疗之。血者,皆肝之所主,恶血必归于肝,不问何经之所伤,必留于胁下,盖肝主血故也。"如跌仆闪挫进伤的疼痛多发生在胁肋少腹处,正是因为肝在胁下,肝经起于大趾,循少腹,布两胁的缘故。

肾主骨、主生髓,《素问·阴阳应象大论》曰:"肾生骨髓。""在体为骨。"《素问·五藏生成》曰:"肾之合骨也。"《灵枢·本神》曰:"肾藏精。"肾藏精,精生髓,髓养骨,所以骨的生长、发育、修复,均须依赖肾脏精气所提供的营养和推动,骨髓充实则骨骼坚强。《诸病源候论·腰痛不得俯仰候》曰:"肾主腰脚。"《医宗必读》认为腰痛的病因"有寒有湿,有风热,有挫闪,有瘀血,有滞气,有积痰,皆标也,肾虚其本也"。所以肾虚者易患腰部扭闪和劳损等症,而出现腰背酸痛、腰脊不能俯仰等证候。又如损骨必内动于肾,因肾生精髓,故骨折后如肾生髓不足,则无以养骨,故在治疗时须用补肾续骨之法,常配合入肾经的药物。筋骨相连,在骨折时也必然伤筋,筋伤则内动于肝,若肝血不充,无以荣筋,筋失滋养而影响修复。肝血肾精不足,还可以影响骨折的愈合,所以在补肾的同时须养肝、壮筋,常配合入肝经的药物。

2.脾、胃

主运化、胃主受纳,为气血生化之源,把水谷化为精微,并将精微物质转输至全身,对气血的生成和维持正常活动所必需的营养起着重要的作用。《素问·痿论》曰:"脾主身之肌肉。"《素问·五藏生成》曰:"脾之合肉也。"《素问·阴阳应象大论》曰:"脾在体为肉,在脏为脾。"《灵枢·本神》曰:"脾气虚则四肢不用。"脾胃受纳运化功能旺盛,则肌肉壮实,四肢活动有力,胃气强,五脏俱盛,损伤也容易恢复;若脾胃运化失常,化源不足,无以滋养脏腑筋骨,则肌肉瘦削,四肢疲惫,软弱无力,胃气弱,五脏俱衰,伤后不易恢复。所以有"胃气一败,百药难施"的说法,损伤之后要注重调理脾胃的功能。此外,脾还具有统摄血液防止溢出脉外的功能,它对损伤后的修复也起着重要的作用。

3.心、肺

"心主血,肺主气",气血的周流循环,输布全身,还有赖于心肺功能的健全。心肺调和,则气血得以正常循环输布,才能发挥煦濡的作用,筋骨损伤才能得到修复。《素问·五藏生成论》曰:"诸气者皆属于肺。"肺主一身之气,如果肺气不足,不但会影响呼吸功能,而且也会影响真气的生成,从而导致全身性的气虚,出现体倦无力、气短、自汗等症状。《素问·痿论》曰:"心主身之血脉。"心气有推动血液循环的功能。血行脉中,不仅需要心气的推动,而且也需血液的充盈,气为血之帅,而又依附于血。因此损伤后出血太多,血液不足而心血虚损时,心气也会随之不足,出现心悸、胸闷、眩晕等症。

(四)筋骨

1."筋出槽""骨错缝"

"筋出槽""骨错缝"是筋骨系统的病理状态,是中医骨伤科学的特有术语。

(1)"筋出槽"是与正常情况下"筋柔"相对应的病理状态,指在暴力或者慢性积累性外力作用下引起筋的正常形态结构、功能状态或者解剖位置发生异常改变。病理状态下,以手触摸筋伤之处,可以感觉到筋的张力增高,柔顺性下降,或出现凹凸不平的结节状改变,似乎高出周围正常的组织结构,或触及筋的凹槽,称为"筋出槽"。临床以局部疼痛、活动不利、触诊局部张力增高,可触及结节、条索等并伴有压痛为特征。可表现为筋强、筋歪筋断、筋走、筋粗、筋寒、筋热等多种形式。

(2)"骨错缝"是与正常情况下"骨正"相对应的病理状态,指在暴力或者慢性积累性外力作用下引起骨关节细微移位,并伴有疼痛和活动受限的一种病理状态。临床以局部疼痛,活动受限,触诊可见关节运动终末感增强,松动度下降并伴有局部压痛为主要特征。X线、CT等检查可发现异常改变。依照其错缝程度可以分为"骨节间微有错落不合缝""骨缝参差""骨缝开错""骨缝叠出""骨缝裂开"等。临床上,筋出槽者,未必伴有骨错缝;而骨错缝时,则必伴有筋出槽。

2.病机筋

病机筋的主要功能是连属关节,络缀形体,主司关节运动。《灵枢·经脉》曰:"筋为刚。"筋的功能坚劲刚强,能约束骨骼。《素问·五藏生成》曰:"诸筋者,皆属于节。"说明人体的筋都附着于骨上,大筋联络关节,小筋附于骨外,"所以屈伸行动,皆筋为之。"

凡筋的损伤多影响肢体的功能,局部肿痛、青紫,关节屈伸不利等。即使在

"伤骨"的病症中,由于筋附着于骨的表面,筋亦往往首先受伤;关节脱位时,关节四周筋膜多有破损。所以,在治疗骨折、脱位时都应考虑筋伤的因素。慢性的劳损,亦可导致筋的损伤,如"久行伤筋",说明久行过度疲劳,可致筋的损伤。临床上筋伤机会甚多,其证候表现和病理变化复杂多端,一般来说,筋急则拘挛,筋弛则痿弱不用。

骨属于奇恒之腑,《灵枢·经脉》曰:"骨为干。"《素问·脉要精微论》又曰:"骨者,髓之府,不能久立,行则振掉,骨将惫矣。"指出骨的作用,不但为立身之主干,还内藏精髓,肾藏精、精生髓、髓养骨,骨受损伤,可累及肾,两者互为影响。

骨的损伤包括因各种暴力所引起的骨折、脱位。筋骨的损伤必然累及气血伤于内,因脉络受损,血瘀气滞,为肿为痛。所以治疗伤骨时,必须行气消瘀以纠正血瘀气滞的病理变化。伤筋损骨还可累及肝肾精气,《备急千金要方》曰"肾应骨,骨与肾合""肝应筋,与肝合"。肝肾精气充足,可促使肢体骨骼强壮有力。过度疲劳也能使人体筋骨受伤,"五劳所伤"所论久行伤筋与久立伤骨,如临床所见的跖骨疲劳骨折等。因此,伤后要注意调补肝肾,充分发挥精生骨髓的作用,促进筋骨的修复。

第三章 骨伤病的临床诊查

中医骨伤科学是中医学的重要组成部分,不仅遵循中医学传统的诊断方法,即望、闻、问、切四诊,进行临床检查,还要进行局部的摸诊、运动及测量等专科检查。此外,为了得出更明确的诊断还要结合影像学和实验室检查等方法。这样才能全面而系统地了解病情,做出正确的判断。

第一节 骨伤病的症状、体征

一、疼痛

损伤疼痛是指外力伤害的刺激而引起的疼痛证候。开放性损伤或伤后积瘀成痈,借伤成毒,邪毒深蕴于内,气血凝滞,经络阻塞,也可引起疼痛。损伤早期,气血两伤,多肿痛并见,血瘀滞于肌表为青紫肿痛,故气滞血瘀常难于分开。无移位骨折与伤筋的疼痛也容易混淆,必须注意辨证。至中后期或陈伤,可分为气滞痛、瘀血痛、挟风寒湿痛和邪毒痛。

(一)气滞痛

气在脉络里行走,当气发生阻滞、气机不通的时候,经络就会胀满,气运行不畅,由此而产生疼痛。此类疼痛常有外伤史,如闪伤、凝伤、岔气、迸气。主要表现为胀痛,痛多走窜、弥散或痛无定处,甚则不能俯仰转侧,睡卧时翻身困难,咳嗽、呼吸、大便等屏气时,常引起疼痛加剧。

(二)瘀血痛

临床上常把疼痛和瘀血联合起来诊断,以疼痛来判断有否瘀血,说明血瘀不通会导致疼痛的产生。气血周转于全身,正常状态下随着经络均匀、平稳地运行于全身,当出现瘀滞时将导致疼痛。此类常由跌打、碰撞、压轧等损伤引起。主要表现为疼痛固定于患处,刺痛、拒按,局部多有青紫瘀斑或瘀血肿块,舌质紫暗,脉细而涩。

(三)挟风寒湿痛

"气主煦之",气的主要功能是温煦身体,如果气虚则身体的有些部位不能被温煦,由此受寒而导致经络路急并产生疼痛。此类常有伤后居住湿地或受风寒病史,起病缓慢,病程较长,常反复发作。局部酸痛重着,固定不移,屈伸不利或肌肤麻木不仁,遇阴雨天发作或加重,喜热畏冷,得热痛减,舌苔白腻。

(四)邪毒痛

起病较急,多在伤后 3～5 天出现,局部疼痛逐渐增剧,多为跳痛、持续痛,并可见高热、恶寒、倦怠,病变部红肿、皮肤掀热,舌质红、苔黄,脉滑数。

二、肿胀

肿胀与损伤相关者多,是损伤导致血管破裂或血循环受到阻碍而出现的症状。离经之血,透过撕裂的肌膜与深筋膜,溢于皮下,血行之道不得宣通,一时不能消散,即形成瘀肿。伤后天久,缺少活动练功,血行不畅,一旦瘀滞加重,亦作肿胀。慢性劳损,气血失畅,津液难以随气血周流,失于宣畅,凝聚于骨节而为痰湿,亦见肿胀。

(一)瘀阻气滞

受损部位肿胀,痛处固定。如肿胀较重、肤色青紫者为新伤;肿胀较轻,青紫微黄色者,多为陈伤;大面积肿胀,青紫伴有黑色者,为严重的挤压伤,严重肿胀者可出现张力性水疱,舌质多紫暗,脉沉涩。

(二)津失输布

伤部出现肿胀,且肿胀范围逐渐扩大,疼痛以局部为主,肿胀远端一般不出现明显疼痛,皮肤或稍红发热,舌质红、苔黄腻,脉滑数。

(三)气虚血滞

患肢持续性肿胀,肢体下垂则皮肤瘀紫,肿胀加重,按之可有凹陷,抬高患肢则肿胀减轻,舌质淡、脉沉细。

三、瘀斑

瘀斑是机体血液溢出脉外渗透到肌肤的离经之血,是筋脉骨肉受损的直接反应。离经之血渗至皮下多需时日,故损伤初起可无瘀斑,而1～2天后瘀斑渐显现扩散,此并非是病情进展的表现。气血旺盛或素体健康者,5～7天后瘀斑转黄色而渐消退。有些损伤可从特定区域的瘀斑来判断内部的病情。

(一)头面瘀斑

颅前窝骨折,如骨折线通过眶上壁,出血进入眶内,可见眼睑和结膜下瘀斑,称为"熊猫眼";颅中窝骨折累及颞骨或岩部,临床上见颞部软组织青肿或耳后瘀血斑;颅后窝骨折可在枕下部或乳突区出现皮下瘀斑,面部挫伤则在相应部位出现瘀斑。凡见上诉之症,应注意有否颅内损伤,若有多出现神志改变征象。舌或暗,脉弦涩。

(二)肢体瘀斑

伤处肿胀,刺痛,有青紫或青中带黄瘀斑,局部压痛或无压痛,舌质红,脉涩。

四、血证

凡损伤之后,血液妄行,从创口外溢,成为外出血。向内停积瘀颅腔、胸腔、腹腔、盆腔、髓腔之中,称之为内出血。向上出于眼、耳、口、鼻,向下出于二阴,称为九窍出血。腔道、九窍出血以及血瘀于皮内、肌腠之中者,均属于损伤血证。

(一)损伤出血

不论何种出血,均为内伤重症。出血量多时,盈盅盈碗,患者表现面白神呆、口唇爪甲苍白、气弱体倦、脉细数或细微或洪大中空,甚见目合口张、手撒肢冷、汗出淋漓、脉微欲绝等,此乃气随血脱之危象。

(二)损伤瘀血

1.颅脑瘀血

常见头昏头痛,"昏迷目闭,少时或明",或清醒后再昏厥,恶心呕吐,烦躁不安。若神志清醒者,常感头痛甚剧,有如锥刺、刀劈,有如石压,目睛发胀,睡卧不宁;若昏不识人,为危重之象。

2.胸胁瘀血

胸胁瘀血临床表现为呼吸困难、气紧、气促,口唇发绀,不能平卧,胸部疼痛(为刺痛或胀痛),咳嗽、呼吸震痛,触压痛,局部丰满;叩诊为浊音或实音,呼吸音减低,语颤减弱,可有日晡发热、食欲下降等症状。

3.腹部瘀血

其临床常见表现有下面几种。

（1）腹痛：如脾胃瘀血，多为上腹疼痛，痛引肩、颈或胸痛彻背，可见大便色黑，此为远血；损伤肠道，引起阵发性腹痛，可见便血，多为鲜血，称为近血，此为肠道下部损伤，疼痛多在少腹或向会阴部放散。瘀血甚重者，腹胀、腹硬、压痛、叩痛、反跳痛，可出现血虚、血脱危象。

（2）恶心呕吐：腹中瘀血，肝胃不和。清气不升，浊阴不降，发为呕吐，吐出物可有乌血块。

（3）便血：伤及胃肠引起便血。下焦出血，常为腹内瘀血的证候。

（4）腹胀：瘀血积久，气滞不顺，肠鸣减弱，秽浊之气不降，积于腹中如胀如满，有的患者腹大如鼓，胀痛难忍，大便秘结，脉象多虚数无力。

(三)损伤血虚

血少气亦弱，故其脉象多浮芤或缓小，或沉细略数，身无热或有微热，神志清楚，常有头昏头闷痛，眼目生花（或视物模糊，或眼前发黑），面色苍白，舌质淡白无华，心悸气短，少气懒言，喜静少动，倦卧嗜睡等症。损伤之时，若心慌心累、肢冷汗出、六脉微细者，为气随血脱，气不摄血之重症；若汗出如雨、知觉丧失、口张手撒、二便失禁、神志不清、脉浮大无根者，为气血虚极，阴阳离决之证。

五、发热

伤后发热主要是指受伤积瘀或感受邪毒而生热，体温超过正常范围者。

(一)瘀血热

瘀血热一般在伤后 24 小时后出现，体温常在 $38\sim39$ ℃，无恶寒，并有心烦、夜寐不宁、不思饮食、口渴、口苦等证候，舌质红有瘀点、舌底静脉迂曲、颜色紫暗，苔白厚或黄腻，脉多弦数、浮数或滑数。损伤轻者，热度低，可持续 1 周左右；损伤重者，发热较高，可持续 $1\sim2$ 周。瘀血热亦可出现自觉发热而体温不高或脉证不一致的现象，如《金匮要略》所说："患者如热状，烦满，口干燥而渴，其脉反无热，此为阴伏，是瘀血也。"

(二)邪毒热

邪毒热初起证见发热、恶寒、头痛、全身不适，苔白微黄，脉浮数者；如病势进一步发展，毒邪壅于肌肤积瘀成脓者，见局部焮红、肿胀、灼热、疼痛；脓肿可穿溃，流出黄白色稠脓，伴有全身发热、恶寒、头痛、周身不适等症；伤部疼痛日益剧烈时，体温较高，口渴、大汗、烦躁，苔黄脉洪大。

(三)血虚热

血虚热一般有出血过多的病史，常有头晕目眩、视物模糊或时有眼发黑或眼前冒金花,头闷痛、肢体麻木、喜热畏寒、得热则减,日晡发热、倦怠喜卧、面色无华,脉虚细或芤等症候。

六、便秘

便秘是指排便间隔时间延长,或间隔时间不长,但粪质干结,排出艰难或有便意而排便困难。损伤较重,常可出现便秘。脊柱损伤者,便秘尤其多见。

(一)瘀血蓄结

胸、腹、脊柱等损伤,伤后腹满腹胀、腹中坚实、疼痛拒按、按之痛甚,舌质红、苔黄厚而腻。

(二)血虚肠燥

伤后内外出血过多,血虚阴亏,不能滋润大肠,常有头晕目眩、心悸气短、面色白,唇淡苔薄,脉沉细弱等表现。

(三)热盛津枯

伤后常多发热,热烁津耗,阴液亏损,或因伤后卫气不固,自汗盗汗,汗出过多,亦伤津液。常有口渴唇燥,舌苔黄燥,脉洪或滑数等症。

(四)气虚失运

久病气虚,或损伤后期,正气虚衰,中气不足,脾胃运化无权,表现为食欲不佳、胃纳甚少、精神倦怠、多卧少动,大便并不干结、便意甚弱、排便努挣乏力,甚至汗出短气、面色白,苔白质淡,脉细而弱。

七、腹胀

正常人胃肠道内存在 $100\sim150$ mL 的气体,分布于胃及结肠部位。当损伤后,胃肠道内存在过量的气体时,即可出现腹胀。《素问·缪刺论》说:"人有所堕坠,恶血留内,腹中满胀,不得前后,先饮利药。"所说的满胀就是指损伤腹胀。

(一)瘀血内蓄

瘀血腹胀,多在伤后 $1\sim2$ 天逐渐发生,症见腹胀满,伤处疼痛难忍,大便不通,舌红,苔黄干,脉数。若腹腔或后腹膜大出血,可见腹胀(参见损伤出血)或脏腑破裂时,腹部胀痛欲死,呕吐,发热,烦躁,不能屈伸,不能转侧,腹壁板硬,腹部压痛、反跳痛,后期可腹大如鼓,甚则危及生命。

(二)肝脾气滞

若胸腹挫伤后,肝脾气滞,症见胸胁疼痛,腹胀满痛,入夜痛甚,暖气,大便不通,舌暗苔白,脉弦。

(三)脾虚气弱

腹胀喜按,按之则舒,面色萎黄,四肢无力,饮食减少,大便溏软,舌淡,脉虚细。

八、癃闭

伤后癃闭是指排尿困难,甚至小便闭塞不通的一种证候。小便不畅,点滴短少,病势较缓者称为癃;小便闭塞不通,欲解不得,病势危重者称为闭。《类证治裁》说:"闭者,小便不通,癃者,小便不利。""闭则点滴难通……癃为滴沥不爽。"临床上一般均合称为癃闭。

癃闭的临床表现主要是小便点滴而下或点滴全无,少腹胀或不胀。严重者常神志呆滞,甚或昏厥,面色苍白,肢体厥冷,脉象细数;或有恶心呕吐,腹胀腹泻,头目晕眩;或心悸怔忡,喘促;或四肢肿满,身重无力等,甚则视物模糊,循衣摸床,昏迷抽搐。

(一)经络瘀滞

伤后腹胀满,烦躁,渴不思饮,漱水不欲咽,小便不利,脉细或涩。

(二)膀胱破裂

尿液流入腹腔者,可有腹膜刺激征;若尿道破裂,有膀胱膨胀、排尿困难、会阴部血肿及尿外渗等症。

(三)津液亏损

汗出,亡血,渴而能饮,口咽干燥。

(四)下焦湿热

小便不通者,或滴沥尿少,小腹胀满;或热赤尿血。

九、眩晕

目视昏花为眩,头觉旋转为晕,伤后两者并见为损伤眩晕。轻者闭目即止,重者如坐车船,旋转不定,不能站立,或伴有恶心、呕吐、汗出,甚则扑倒等症状。常见于颅脑损伤、损伤性贫血、颈椎病等。

临床表现为自觉如坐车船,摇晃不定。轻者闭目后减轻,或发作一时渐渐中止,重者伴有恶心、呕吐、汗出,甚则昏倒等症。

(一)肝阳上扰

晕痛并见,每因烦劳、恼怒而增剧,甚则扑倒,面色潮红,性情急躁易怒,肢麻震颤,少寐多梦,泛泛欲吐,胃食欲缺乏,口苦,舌红,苔黄,脉弦数。

(二)气血虚亏

眩晕每以劳累后即发,或动则加剧,面色㿠白,唇甲无华,发色不泽,心悸失眠,神疲倦怠,食欲缺乏,舌质淡,脉细弱。

(三)肾精不足

眩晕日久不愈,健忘,神疲乏力,腰膝酸软,遗精耳鸣,两目干涩。偏肾阳虚者,四肢不温,舌质淡,脉沉细;偏肾阴虚者,五心烦热,舌质红,脉弦细。

十、麻木

内伤麻木是指伤后肢体或局部触觉、痛觉和温觉障碍。一般麻为轻,而木较重。麻是肌肤不仁,但尤觉气微流行;木则痛痒不知,真气不能运及。故麻木虽然同称,而程度上却有轻重之分。《杂病源流犀烛·麻木源流》说:"麻木,风虚病亦兼寒湿痰血病也。麻非痒非痛,肌肉之内,如千万小虫乱行,或遍身淫淫如虫行有声之状,按之不止,搔之愈甚,有如麻之状。木不痒不痛,自己肌肉如人肌肉,按之不知,掐之不觉,有如木之厚。"

麻木常见于各种损伤后期,或并发于各种劳损之时,其中以颈腰部劳损时尤为多见,亦可见于脊髓损伤、周围神经损伤或受压等疾病。

(一)经脉瘀阻

肌肤作麻作木,局部可有肿胀、瘀斑,肢体关节活动不利,若累及经脉,则沿经脉走行部位麻木,舌质紫暗,脉弦涩。

(二)气虚麻木

肌肤麻木,短气懒言,面色㿠白,遇劳加剧,并有昼重夜轻的特点,舌淡白,脉细。

(三)血虚麻木

麻木时作时止,夜间尤甚,伴头晕目眩、视物昏花,舌淡、脉涩。

(四)督脉、经脉损伤

损伤平面以下肢体麻木、失用,涉及足太阳膀胱经可能出现排尿功能失常,涉及手阳明大肠经可能出现大便功能障碍,并有腹胀、发热,经脉损伤则所循行部位的肢体发生麻木。

十一、肌萎

肌萎是指伤后肢体筋脉弛缓,筋骨萎废不用、肌肉瘦削无力、运动功能障碍而言。《景岳全书·痿症》认为肌萎是由于"元气败伤,则精虚不能灌溉,血虚不能营养",以致筋骨萎废不用所致。肌萎在骨伤科中类似西医学的神经损伤、脊柱骨折脱位的脊髓断裂所呈现的症状。

(一)经脉瘀阻

肢体损伤、疼痛,局部肿胀,瘀斑明显,举手握拳无力,不能抬腿动足,关节不利,常伴肢体麻木不仁,舌质紫暗,脉弦涩。

(二)气血亏虚

久病体虚或脾胃素虚,胃纳不振,少气懒言,面色萎黄,神疲乏力,肢体萎软无力,舌质淡白,脉细弱。

(三)筋骨不用

长期卧床,肢体缺乏锻炼或固定日久,肌肉减退,肌筋挛缩,关节伸屈不利,活动受限,甚则出现畸形。

(四)督脉、经脉损伤

肢体萎软,损伤平面以下肢体感觉运动丧失,伴腹胀、发热、二便障碍,周围神经断裂则相应的肢体萎软不仁。

十二、昏厥

因损伤引起的意识障碍或意识丧失,称为昏厥。又称昏聩、晕厥、刀晕、血晕、昏迷等,但都是以突然昏倒、昏沉不省人事、四肢逆冷为特点。多见于脑震荡、脑挫伤、脑受压、脂肪栓塞综合征、出血过多等。本证为损伤内证的危重症,昏厥浅者仅意识障碍,昏不识人;深者不省人事,知觉障碍,甚至造成死亡,应及时正确处理。

(一)气闭昏厥

伤后即出现暂时昏迷,但其时一般不长,约在半小时以内可以苏醒,醒后常有头晕头痛、恶心呕吐诸症,但无再昏厥。

(二)瘀滞昏厥

若元神受损或神明受扰后,可出现头痛呕吐、肢体瘫痪、烦躁扰动、神昏谵语或昏迷不醒,有些偶可清醒,但片刻后可再昏迷,甚则呼吸浅促、二便失禁、瞳孔散大,舌质红绛或有瘀点,苔黄腻,脉弦涩。若瘀血滞肺,急者在伤后数小时,慢者在伤后一周可出现神志不清、昏睡、昏迷、发热、二便失禁、偏瘫、瞳孔大小不等、呼吸促、脉弦数等。

(三)血虚昏厥

伤后失血过多,又未能及时补充,亡阴血脱,阴阳离决,表现为神志呆滞,面色爪甲苍白,目闭口张,四肢厥冷,倦卧气微,二便失禁,舌淡唇干,脉细微。

十三、口渴

伤后口干、舌燥、思饮者,称为损伤口渴。

(一)阴血亏虚

出血过多,血枯肺燥,表现为肌肤甲错,口渴思饮。血虚甚者,渴而不饮,或饮入甚少,脉细弱或虚浮,舌质淡而少津。因伤后大汗淋漓,或盗汗湿襟,或数天少饮,或素体阴虚,表现为精神紧张、夜卧不宁、咽干、唇焦舌燥、皮肤干枯、小便短少、便秘、渴而欲饮、饮则量多,脉细数,舌红无苔。

(二)瘀血停滞

胸腹满胀,口渴欲饮,饮之甚少或饮后则吐,脉涩迟,舌质紫黯,苔黄而燥者。

(三)热毒火盛

伤后正邪剧争,阳热亢盛,烁津伤液而壮热烦渴或有恶寒,局部红肿热痛,小便短黄,脉洪大有力,舌红苔黄干。

第二节 四 诊

四诊(望、闻、问、切)是诊察疾病的主要方法。通过四诊,对疾病的发生、发展进行较全面的了解,以八纲辨证将四诊所搜集的有关疾病的各种症状和体征,加以分析、综合、概括,从而作出正确的判断。骨科同样是利用望、闻、问、切四诊,辨别内伤证的阴阳、表里、虚实、寒热,以及骨折、脱位、伤筋等情况。在临床上要防止只重视局部,只注意骨伤部位的特点,而忽视全身的情况。要根据全面的"四诊合参",进行综合、分析,才能得到正确的诊断。

一、望诊

骨科的望诊,除了对全身的神色、形态和舌象应作全面的观察外,对损伤的局部及邻近部位一般采用(与健肢)对比观察,动态观察(即功能活动的观察),必要时要用器具测量,通过望诊一般可以初步确定损伤的部位、性质和损伤的轻重。

(一)望全身

观察患者全身各部分情况为诊断的第一步。

1.望神色

神是人体生命活动的总称。观察神可判断正气盛衰和损伤过程中病情的缓急、轻重及转化情况。如精神爽朗,面色清润,说明伤势较轻,正气未伤;若面容憔悴,精神萎靡,则说明伤势或病情较重,正气已伤。若损伤后出现神志昏迷,面色苍白,目暗睛迷,瞳孔散大或缩小,四肢厥冷,呼吸微弱,多属危急证候。临床多见于严重创伤或大失血等。

2.望形态

在肢体受伤较重时,常出现形态的改变。如临床上肩、肘关节损伤后,患者多以健侧的手托扶患侧前臂;股骨颈骨折或粗隆间骨折移位时,患肢出现短缩内收、外旋的姿势。临证时若发现形态改变,应结合摸诊、测量、运动等检查进一步观察和分析病位。

3.望舌

舌为心之苗,脾之外候,通过经脉与五脏六腑联系。就骨伤科疾病而论,舌苔黄厚是伤后内有瘀血,六腑不通之证;苔生芒刺则为瘀闭久而深,已伤津液;若舌光无苔、质嫩红者,为气机不通,阴亏虚热外露;舌质色淡是血虚;舌质紫红是血热;舌质色青或有青紫点者是内瘀血。

(二)望局部

首先要使伤肢裸露,采用与健侧对比的方法,识别其变异,必要时用器具测量,观察患肢功能障碍和出现形态异常。

1.望畸形

骨折或关节脱位后,肢体一般均有明显的畸形。正常的人体体表标志也会发生异常改变。如临床常见肘关节后脱位及肱骨髁上骨折的靴形畸形;桡骨远端骨折的"餐叉"样畸形;肩关节脱位的"方肩"畸形;腰椎间盘突出症的脊柱侧弯等。

2.望肿胀、瘀斑

人体损伤,多伤及气血,以致气滞血瘀、瘀积不散、瘀血滞于肌表,则为肿胀、瘀斑,通过观察肿胀的程度,以色泽变化,判断损伤性质。新伤燃肿较甚,陈伤肿胀和色泽变化不明显。

3.望肢体运动功能

一般伤筋轻者,运动功能基本不受影响。伤筋重者,在忍痛情况下还可进行大部分的功能运动。骨折和脱位其运动功能则基本丧失。通过观察肢体运动功能情况,可判断损伤部位以及痛在筋还是在骨,并且可以通过连续观察发现病情的恢复及进展情况。

4.望伤口

新鲜创伤要看伤口的大小、深浅及形状,伤口边缘是否整齐,有否污染及异物。辨别伤口是由外向里所伤,还是由里及外所致。还要注意伤口出血情况,血色是鲜红还是暗红,出血是喷射状流出还是渗透出。陈旧伤口也要看伤口的大小、深浅及分泌物的情况,是否有腐肉及异物,同时也要注意肉芽的生长情况等。

二、闻诊

闻诊的范围,除耳闻外,还包括鼻嗅。在骨伤科闻诊辩证中尤应检查以下几个方面。

(一)听患者声息

气粗、语言声低、出言迟懒者,多是胸部有重伤;气微、语言声低、心烦意乱,多是亡血重症或重伤气脱之症,创伤休克之兆。若咽有夷锯之声,多是肺内瘀血严重或重伤肺络之候。

(二)听骨摩擦音

骨摩擦音是骨折的主要症状之一,骨摩擦音不仅可以确诊骨折,而且从骨摩擦音的不同音响,还可以提示骨折可能属于何种类型。若骨摩擦音清脆短小者,则多见于斜形骨折;若骨摩擦音短小较多而连续出现者,则多见粉碎性骨折;若骨摩擦音响声较大,间或夹杂短小响声者,则多见于横断骨折。

(三)听骨传导音

主要用于长干骨听诊,如诊断股骨干或股骨颈骨折,用听诊器置于耻骨联合,然后叩击两侧髌骨,并对照传导音是否一致。

(四)听复位声

脱位时的"格得"声,即是上髁成功的信号。但应注意,若"格得"声钝而长则是关节头碰击白缘音,是未复位而滑脱的声响。另外,错缝和半脱位的复位声响常是治疗性声响。

(五)听筋的声响

若关节处血不荣筋,或是感受风邪而筋急者,则可有关节弹响。若筋肉连接处受伤,筋肉肿胀,可有"捻发音"出现。胸部受伤,气走窜皮下,亦可有"捻发音"出现。

上述 4 点,实际上均是与摸法相配合而进行的,如小孩不能正确说明伤情,家属又不能提供正确的病史时,医师可在触诊时,根据患者的表情及触摸时的声响,得知一些有关疾病的情况,配合其他检查,可以作出确诊。

三、问诊

为了获得正确的诊断,就必须对患者本人(昏迷者除外)及知情的家属进行详细询问。除一般情况外,对和疾病或外伤有关的一定要准确、详细地询问。重点问以下几个方面。

(一)问受伤原因

要了解受伤原因、受伤部位以及受伤时的体位、姿势、暴力大小及方向等。如滑倒坐地,常出现低尾部损伤;踝关节损伤,多为内翻性或外翻性损伤,轻者伤筋,重者撕脱骨折,更严重者造成双踝或三踝骨折;由高处坠下,足跟着地,多见跟骨骨折。

(二)问受伤时间

新伤多属实证,易于治疗;陈旧伤多属虚证,较难医治。损伤的临床症状是随时间而变化的,根据时间变化去分析证候,更易正确诊断。

(三)问临床症状及变化

头部、胸部损伤者,应问伤时是否出现过昏厥,昏厥的时间长短,以及醒后是否再次昏厥,有无恶心呕吐、咯血等症状。开放性损伤者,要问清损伤时伤处情况,衣服是否被撕破,伤口有无污染和污染程度,出血多少,渗血还是流血,血液的颜色。

(四)问清肿胀变化情况

一般最先肿起的地方,往往是损伤最重之处。肿胀出现早,发展快,说明损伤严重。应问清疼痛及麻木情况。若伤后先痛,继而麻木尚好医治,若伤即麻木者,则难医治。形伤痛点固定,气伤痛无定处。一般情况下,伤后一二天,疼痛开始缓解,若疼痛持续加重,则为伴有并发症的征兆。骨折或脱位后,患肢功能活动一般是立刻丧失,而伤筋后还能勉强维持一定的功能活动,经过一个短暂的时间,随着患处肿胀的发展而丧失功能,又随着肿胀的消退而恢复功能活动。

(五)问治疗经过

治疗过程与效果如何,对取得正确诊断可提供有益参考,可避免不必要的探索,从而为选择治疗方案提供依据。

另外,对危重急诊患者,应先抓住主要问题询问,以便从速采取抢救措施,待患者病情缓解后,再作详细问诊;若患者神志不清,或不能言语者,应请陪人代诉。

四、切诊

切诊又称触诊,就是医师用手在患者躯体上的一定部位,或切或按,或触摸或叩,借以了解疾病的内在变化及体表的反应。如脉气的盛衰、腹部的柔软与坚实、手足的温凉等。

在骨科方面,尤须切摸伤部,察其受伤情况,或轻或重。这种诊察方法与望、闻、问结合运用,经过辨证,作出正确诊断。

骨科的切诊包括脉诊和摸诊两个重要内容,脉诊主要是诊其内部气血、脏腑、经络的虚实寒热的变化。摸诊主要是了解外力侵及人体所造成的损伤的部位、性质、深浅、轻重等情况。

(一)脉诊

临床上主要分虚实、快慢、浮沉及有力无力几种。

1.浮脉

在伤科多见伤后复感外邪的浮而有力脉。如浮数、浮紧等有时见于伤后感染发热等。若脉浮而空虚,沉按无力者可见于急性创伤大出血或慢性筋伤正气不足,气血亏虚的重症。

2.沉脉

沉而有力多为内伤气血,邪实气盛;沉而无力则常为失血过多或慢性劳损,体质虚弱者。

3.迟脉

迟而有力为邪气内瘀、气血不通。迟而无力为疾病后期气血不足等。

4.数脉

脉数而有力,多为实邪内盛,或外伤后并发感染者。若脉细数或数而无力,并伴呼吸微弱、汗多、肢冷、血压偏低者是休克的表现。

5.常见的实证脉

另外有弦、滑、洪、紧等,皆说明人体内邪气盛,正气不虚,故脉有力。若遇到濡、细脉,说明气血不足,邪气不实。涩脉多见于内有瘀血,经络不通症。

芤脉常见于失血过多患者。总之,诊脉须分清浮、沉、迟、数,有力、无力,辨证应辨明虚、实、寒、热,或气血盛衰,邪气多寡等。

(二)摸诊

摸诊也称触诊,是伤科临床中最重要的诊法之一。关于摸诊,历代医家论述较多,也是骨伤科医师正确诊断伤疾的最直接的方法。

1.摸压痛

根据压痛的部位、范围、程度来鉴别损伤的性质种类。如损伤后局部压痛明显者可见于骨折,或伤筋;长管骨(四肢骨)骨折后除有局部环状压痛外,还会有纵向叩击痛等。

2.摸畸形

该方法可判断骨折和脱位的性质、移位方向以及呈现的类型等变化。如肩关节的前、后脱位可在腋窝处判断出来,对复位有了明确的方向和方法。

3.摸肤温

根据皮肤冷热程度,可以了解患肢血运情况。热肿一般表示新伤或局部瘀热利感染;伤肢远端冰凉、麻木、动脉搏动减弱或消失,则表示血运障碍。须注意摸肤温时一般用手背测试最合适。

4.摸异常活动

肢体或关节处的异常活动,临床多见于骨折或韧带断裂的患者。

5.摸弹性固定

摸诊时手中有弹力感,此是关节脱位的特征之一。

6.摸肿块

应摸肿块所在的解剖层次,大小,硬度,边界是否清晰,表面光滑度及推之是否移动等,来判定其是骨性或是囊性。

7.常用手法

(1)局部触摸法:一般用手指在肢体肌肉较浅薄部位或沿骨脊或突出部位进行推摸。先轻后重,由浅到深,由上到下,或由下而上,由正常部位向伤处推进,两侧对比,遇到血肿严重时,应先揉按,再慢慢揣探,把瘀血推至旁边,才能摸清伤情。

(2)挤压叩击法:用手掌挤压患者伤处的两侧,如发生挤压,痛,则表示有骨折存在;如用手掌挤压胸骨,引起肋骨疼痛者,表示有肋骨骨折存在;用两手掌相对挤压髂骨翼,引起骨盆内疼痛者,表示有骨盆骨折。另外,沿骨的长轴进行挤压,或叩击引起疼痛者,表示该段骨有骨伤;如脊椎伤时,叩击头顶,脊椎伤处疼痛者,多是脊椎骨折。利用上述原理,还可以测试骨折愈合程度,若轴性叩痛消失,即表明骨折已临床愈合。

(3)屈曲旋转法:本法运用关节处损伤,术者持伤肢作伤肢关节生理范围内活动,如外展内收、外旋内旋以及伸屈等,以检测关节活动是否有障碍。

第三节　骨与关节检查

一、关节运动检查

(一)人体各关节功能活动范围

1.颈部

中立位为面部向前,双眼平视。前屈 35°～45°,后伸 35°～45°,左右侧屈各 45°,左右旋转各 60°～80°。

2.腰部

中立位为腰伸直自然体位。前屈 90°,后伸 30°,左右侧屈各 30°,左右旋转各 30°(固定骨盆,以两肩连线与骨盆横径的角度计算)。

3.肩部

中立位为上臂下垂,前臂指向前方。前屈 90°,后伸 45°,外展 90°,内收 20°～40°,内旋 80°,外旋 30°,上举 90°。

4.肘部

中立位为前臂伸直,掌心向前。屈曲 140°,过伸 0°～10°,旋前(掌心向下) 80°～90°,旋后(掌心向上)80°～90°。

5.腕部

中立位为手与前臂成直线,掌心向下。背伸 35°～60°,掌屈 50°～60°,桡偏 25°～30°,尺偏 30°～40°。

6.手背部

掌指关节屈曲 60°～90°,近侧指间关节屈曲 90°,远侧指间关节屈曲 60°～

90°;手指外展或内收≥20°,拇指外展活动50°～70°,拇指屈曲活动度可达20°～50°。

7.髋部

中立位为髋关节伸直,髌骨向上。屈曲145°,后伸40°,外展30°～45°,内收20°～30°,内旋、外旋各40°～50°(屈曲膝关节)。

8.膝部

中立位为膝关节伸直,髌骨向前。屈曲130°～145°,过伸5°～10°,内旋106°、外旋20°(屈曲膝关节)。

9.踝足部

中立位为足与小腿呈90°。背伸20°～30°,跖屈40°～50°。

(二)检查注意事项

关节功能活动范围检查法,也称为角度检查,是指各关节从中立位运动到各方位最大角度的范围。当肢体发生疾病或损伤时,其活动范围可发生变化,活动度减小或增大,呈现异常活动度,并出现相应的临床症状与体征变化。

1.检查方法

最简单而实用的是目测法,即用肉眼观察患者的关节活动范围,估计其活动度数。比较准确的是用量角器测量法,即将双臂量角器的两臂贴近肢体轴线,测量该关节的活动范围;也可在X线上测量。

2.记录方法

目前临床上通用的是中立位0°法,即先确定各关节的中立位为0°,记录从中立位至关节运动最大活动范围间的角度数。如肘关节完全伸直为0°,完全屈曲为140°。另外,根据病情需要可采用邻肢夹角法记录,即以关节相邻肢体所构成的夹角计算。如肘关节伸直180°,屈曲为40°,则关节活动范围为180°－40°＝140°。

3.主动运动

活动范围因年龄、性别、体育锻炼情况而有所不同,应该注意各关节的运动方式及活动范围、相邻关节间的互相补偿与互相影响,常采用健侧对比法来判断是否正常。被动运动是与主动运动方向相一致的活动,通常比主动运动范围稍大。检查时主动为先,被动在后,记录并比较两者相差的度数,根据骨与关节的解剖结构、力学原理来推断病变所在部位。

4.注意事项

在检查测量时应注意除外关节周围的附加活动,如测量肱盂关节活动,应固定肩胛骨;测量髋关节活动时,应固定骨盆等。还应注意正常人关节活动的范围差异,必要时要进行双侧关节活动的对比。关节运动受限时呈挛缩畸形,应测定其活动范围;关节丧失活动时即呈强直畸形,应记录其强直的角度。

(二)肢体力线、长度和周径测量

1.力线测量

(1)正常上肢力线:肱骨头中心、桡骨头和尺骨头三点在一条直线上。

(2)正常下肢力线:由髂前上棘开始,通过髌骨中点,止于第1、第2趾间蹼。

2.长度测量

测量时体位与测量方法如图3-1所示。

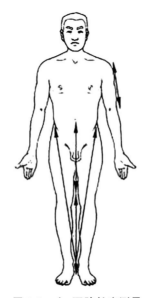

图 3-1　上、下肢长度测量

(1)上肢长度:从肩峰至桡骨茎突(或中指尖)。

(2)上臂长度:肩峰至肱骨外上髁。

(3)前臂长度:肱骨外上髁至桡骨茎突。

(4)下肢长度:髂前上棘至内踝下缘或脐至内踝下缘(骨盆骨折或髋部病变时用之)。

(5)大腿长度:髂前上棘至膝关节内缘。

(6)小腿长度:膝关节内缘至内踝。

(7)躯干长度:自颅顶至尾骨下端。

3.周径测量

两肢体取相应的同一水平测量,测量肿胀时取最肿处,测量肌萎缩时取肌腹部。如下肢常在髌上 10～15 cm 处测量大腿周径,在小腿最粗处测定小腿周径等。通过肢体周径的测量,以了解其肿胀程度或有无肌萎缩等。

4.临床意义

(1)长于健侧:伤肢明显增长者,常为脱位的标志,多见于肩、髋等关节向前或向下脱位,亦可见于骨折纵向分离移位等。

(2)短于健侧:伤在肢体,多有短缩畸形之骨折;伤在关节,则因脱位而引起,如髋关节、肘关节之向后脱位等。

(3)粗于健侧:有畸形且量之较健侧显著增粗者,常见于骨折、关节脱位等重证。如无畸形而量之较健侧粗者,多系伤筋肿胀等。

(4)细于健侧:可为陈旧损伤而致筋肉萎缩,或有神经疾病而致肢体瘫痪。

(5)力线改变:常提示肢体因外伤骨折、脱位而出现畸形或存在先天性骨畸形。

5.注意事项

(1)测量前应注意有无先天畸形或陈旧性损伤,防止与新伤混淆。

(2)患肢与健肢需放在完全对称的位置上进行测量,以防有误差。

(3)定位要准确,可在起点与止点做好标记,带尺宜松紧适度。

二、肌力检查

(一)肌力检查内容

1.肌容量

观察肢体外形有无肌肉萎缩、挛缩、畸形。测量肢围(周径)时,应根据患者具体情况,规定测量的部位。如测量肿胀时取最肿处,测量肌萎缩时取肌腹部。

2.肌张力

在静止状态时肌肉保持一定程度的紧张度称为肌张力。检查时,嘱患者肢体放松做被动运动以测其阻力,亦可用手轻捏患者的肌肉,以体验其软硬度。如肌肉松软,被动运动时阻力减低或消失,关节松弛而活动范围扩大,称为肌张力减低;反之,肌肉紧张,被动运动时阻力较大,称为肌张力增高。

3.肌力

肌力是指肌肉主动运动时的力量、幅度和速度。肌力检查可以测定肌肉的发育情况和用于神经损伤的定位,对神经、肌肉疾病的预后和治疗也有一定价值。肌力降低时,需要对肌力进行测定。

(二)肌力测定方法与测定标准

1.方法

通过嘱患者主动运动关节或施加以阻力的方法,来了解肌肉(或肌群)收缩和关节运动情况,从而判断肌力是否正常、稍弱、弱、甚弱或完全丧失。在作肌力检查时,要耐心指导患者,分别做各种能表达被检查肌肉(或肌群)作用的动作,必要时检查者可先做示范动作。对于小儿及不能合作的患者尤应耐心反复地进行检查。对于尚不能理解术者吩咐的幼儿,可用针尖轻轻地给以刺激,以观察患儿逃避痛刺激的动作,可判断其肌肉有无麻痹。检查时应两侧对比,观察和触摸肌肉、肌腱,了解收缩情况。

2.标准

肌力测定标准可分为以下 6 级。

0 级:肌肉无收缩(完全瘫痪)。

Ⅰ级:肌肉有轻微收缩,但不能够移动关节(接近完全瘫痪)。

Ⅱ级:肌肉收缩可带动关节水平方向运动,但不能对抗地心吸引力(重度瘫痪)。

Ⅲ级:能抗地心引力移动关节,但不能抵抗阻力(轻度瘫痪)。

Ⅳ级:能抗地心引力运动肢体,且能抵抗一定强度的阻力(接近正常)。

Ⅴ级:能抵抗强大的阻力运动肢体(正常)。

第四节　影像学检查

骨与关节疾病多而复杂,除骨与关节外伤、炎症和肿瘤等疾病外,全身性疾病如营养代谢和内分泌等疾病也可引起骨与关节的改变。X 线、CT、MRI、放射性核素等检查技术,是骨骼、肌肉系统的影像学检查方法,正确合理的运用各种检查技术和方法,才能最有效的发挥其在诊断骨与关节疾病病变中的作用。各种影像学诊断方法各有优缺点,不能相互替代,传统 X 线检查仍是临床诊治首选的检查方法,在此基础上选择其他方法,可相互印证、相互补充,取长补短,则更好地发挥其定位、定性、定量的诊断作用,为临床检查提供更全面、更有价值的资料信息。

一、X线检查

(一)X线检查方法

1.X线透视

主要用于四肢骨折、关节脱位的复位检查或软组织异物定位。

2.X线片

临床最常用、最基本的检查手段,通过观察骨的密度、皮质形态,对大多数骨关节疾病可做出定性、定量、定位的初步诊断,适用于人体任何部位。

3.计算机 X 线摄影

与传统的 X 线摄影比较,计算机 X 线摄影图像实现了数字化,可在计算机上进行灰阶和窗位等处理,提高了图像质量,改善了影像的细节。

4.数字 X 线摄影

使用电子暗盒,将 X 线影像信息直接转化为数字影像。

(二)X 线检查的位置选择

1.常规摄影位置

四肢长骨、关节和脊柱通常采用正、侧位两个位置,这对检查外伤性病变尤为重要。某些部位还可摄斜位、切线位或轴位等。如掌、跖骨拍摄正、斜位片;肩、髋关节先摄正位像,再视情况加摄其他位片。

2.特殊检查位置

根据病情所需和局部损伤的解剖特点,常见的有寰枢椎开口位、穿胸位、四肢与脊柱的应力位检查、断层摄影等。

(三)X 线片的阅读

1.X 线片质量评价

在进行阅片前,要根据病变的性质、部位以及投照的位置、条件等因素来综合评定。高质量的 X 线片对比清晰,骨小梁、软组织的纹理清楚。

2.阅片按一定的程序进行

阅片时应养成良好的习惯,由周围至中心,由上至下,由软组织到骨骼及关节,逐步进行。不可为发现一两个明显的病变或损伤,而忽略了其他较为隐蔽的征象。阅片时要认真观察骨结构、骨关节形态、大小、曲线弧度、周围软组织、骨骺等,全面地进行对比分析,依次观察,以免漏诊。

3.根据组织的形态及密度变化进行分析

骨骼含有大量的钙盐,密度高,同其周围的软组织有明显的对比,而在骨骼本身的结构中,周围的骨皮质密度高,内部的松质骨和骨髓比皮质骨密度低,也有明显的对比。骨与软组织具备良好的自然对比,使 X 线检查时能显示出清晰的影像;还可以利用 X 线检查观察骨骼生长发育的情况,以及某些营养和代谢性疾病对骨骼的影响。阅片时应重点观察组织的形态及密度变化。在熟悉正常肢体组织的 X 线形态后,即可对异常的病理改变作出大致的判断。

(四)骨骼系统病的基本 X 线表现

1.骨质疏松

骨质疏松指单位体积内骨量低于正常的骨骼疾病。X 线表现为松质骨骨小梁变细并数目减少,间隙增宽;骨皮质变薄,骨髓腔增宽,因而骨密度减低。在脊椎,椎体内结构呈纵形条纹,重则椎体变扁或上下缘内凹。

2.骨质软化

骨质软化指单位体积骨组织内矿物质含量减少,骨骼代谢过程中矿化不足。X 线表现与骨质疏松有许多相似之处,另外骨小梁边界模糊不清,呈所谓的"绒毛状",支重的骨骼因受重力影响而变形。

3.骨质增生硬化

骨质增生硬化指单位体积内骨盐增多,也就是骨的形成增多。X 线表现为骨质密度增高、骨小梁粗密、骨皮质变厚、髓腔变窄甚至消失。

4.骨质坏死

骨质坏死是局部骨质丧失新陈代谢能力,坏死骨成为死骨。X 线表现早期可无异常,中后期可见骨质局限性密度增高,多见于慢性化脓性骨髓炎、骨缺血性坏死及外伤骨折后。

(五)关节病变的基本 X 线表现

1.关节肿胀

关节肿胀常见于炎症刺激、外伤等。X 线表现为关节周围软组织肿胀、密度增高,难以区别病变的结构;大量关节积液时可见关节间隙增宽等征象。

2.关节破坏

关节内软骨破坏时,X 线表现为不同程度的关节间隙狭窄,或在累及区域出现关节面模糊、毛糙、缺损,重者可见关节半脱位和变形。

3.关节强直

关节强直是关节破坏的后果,可分为骨性和纤维性两种。前者 X 线表现为关节间隙明显变窄或消失,并有骨小梁贯通关节面,常见于急性化脓性关节炎后遗表现;后者 X 线表现为关节间隙不同程度变窄,且无骨小梁贯穿,常见于关节结核等。

4.关节脱位

关节脱位是组成关节骨端的正常相对应关系的改变或距离增宽。依据程度可分为完全脱位和半脱位,依据原因可分为外伤性、病理性及先天性。微动关节脱位多称为分离。

二、CT 检查

(一)CT 检查方法

CT 图像反映器官和组织对 X 线的吸收程度,CT 可更好地显示由软组织构成的器官,并在良好的解剖图像背景上显示出病变的影像。常用的 CT 设备有普通 CT、螺旋 CT、多层螺旋 CT 和电子束 CT 等。基本 CT 扫描技术分为平扫、增强扫描和造影扫描;其他扫描技术有高分辨率扫描、多期螺旋扫描、CT 血管成像、CT 灌注成像等。

(二)CT 片的阅读

1.骨骼系统 CT 片

骨骼系统骨窗像示骨皮质为致密线状或带状影,骨小梁为细密的网状影,骨髓腔为低密度影。软组织窗上骨皮质和骨小梁均为致密影不能区分,肌肉、肌腱、关节软骨为中等密度。

CT 是断面显像且分辨力高,能区分骨皮质和骨松质破坏。骨皮质破坏为虫蚀状而致骨皮质变薄或缺损;骨松质破坏的表现为斑片状缺损区。

CT 能很好地显示肿瘤内的钙化和骨化,也能清楚的显示软组织肿块及病变特点,并能明确病灶内的液化坏死及出血等情况,以及与周围的关系。CT 增强扫描更利于区分肿瘤的良恶性,实质性肿瘤往往有强化,而病变及坏死区则无强化。增强后较大的血管常因密度增高,便于了解病变与邻近血管的关系。

2.关节 CT 片

骨窗像示关节骨端骨皮质线状高密度影,骨髓腔低密度中可见高密度骨小梁。软组织窗像示肌肉、韧带、增大的关节囊为中等密度,正常关节腔内的少量关节积液 CT 难发现。

关节肿胀在 CT 上显示关节囊肿胀、增厚为中等密度,关节腔内呈水样密度影,如合并出血或积液可呈现高密度影。关节附近的滑液囊积液,CT 多显示为关节邻近含液的囊状影。

关节破坏包括关节软骨破坏和骨质破坏,CT显示软骨尚有一定的限度,但软骨破坏导致的关节间隙狭窄却易于发现,对关节软骨下的骨质破坏也能清晰的显示。

关节退行性变的各种X线征象在CT上均可发现,而对关节强直的征象显示整体性不如X线平片。

CT图像因不受骨骼重叠及内脏器官遮盖的影响,对一些X线平片难以发现的关节脱位与微细骨折,如胸锁关节前、后脱位和骶髂关节脱位等也能很好显示,有利于对损伤程度、移位状态的判断。

三、MRI检查

(一)MRI检查方法

MRI检查技术有平扫、增强扫描、脂肪抑制技术、水抑制成像技术、水成像、血管成像、弥散加权成像、灌注成像、频谱成像及脑功能成像等。其图像具有多参数、多方位成像,质子弛豫增强效应与对比增强等特点。其检查优点在于无X线电离辐射,对人体安全无创,且可进行功能成像和生化代谢分析;扫描参数多、软组织分辨率高、提供的信息多。应用时需注意体内带有铁磁性物质或心脏起搏器者禁用;带监护设备的危重患者不能进行检查;设备昂贵,检查费用高,检查所需时间长,对某些疾病的诊断还有限度,需要掌握检查适应证。

(二)MRI片的阅读

MRI可很好地显示骨骼及软组织的解剖形态。骨组织,在所有序列呈低信号;黄骨髓,与脂肪信号相似,T_1WI、T_2WI上均呈高信号;红骨髓,T_1WI信号强度等于或高于肌肉,低于脂肪,T_2WI信号强度类似皮下脂肪。关节软骨,T_1WI和T_2WI上呈中等或略高信号,表面光滑;骨性关节面,沿骨表面在T_1WI、T_2WI上呈线状低信号;骨髓腔,T_1WI、T_2WI上均呈高信号;关节内韧带、关节囊,T_1WI、T_2WI上均呈低信号;正常关节腔内少量滑液,T_1WI呈薄层低信号,T_2WI上呈高信号。椎间盘,T_1WI呈中等信号,T_2WI呈高信号;椎管内,脑脊液呈T_1WI低信号,T_2WI高信号,脊髓T_1WI和T_2WI均呈中等信号;椎体,T_1WI呈高信号,T_2WI呈中等或略高信号;椎体骨皮质,前、后纵韧带,黄韧带,T_1WI、T_2WI上均呈低信号。肌肉、神经,T_1WI呈中等信号,T_2WI呈低信号;纤维组织、肌腱、韧带,在各种序列均呈低信号;脂肪组织,T_1WI、T_2WI均呈高信号。

应用MRI检查脊椎与脊髓主要病变有脊髓空洞症,原发性脊髓肿瘤如神经纤维瘤、原发性脊椎骨肿瘤、脊椎转移性肿瘤,脊椎与脊髓炎症性疾病,脊椎与脊髓外伤,脊椎退行性变如颈椎病、腰椎间盘退行性变、椎管狭窄,脊椎滑脱及脊髓血管畸形等。在肌肉骨骼系统,临床主要应用于膝关节病变,如半月板病变、膝交叉韧带和侧副韧带病变、关节软骨病变以及滑膜病变。此外,亦可用于诊断股骨头坏死以及骨与软组织肿瘤。

此外,MRI 检查和诊断也有一定的缺点,主要包括:MRI 速度慢;MRI 不能像 CT 那样一次采集迅速完成三维重建;MRI 对钙化不敏感;MRI 有来自设备、人体的运动和金属异物的伪影;MRI 检查有禁忌证,对危重患者的应用受限制,少数患者有幽闭恐惧症。

四、造影检查

由于关节内结构为软组织密度,缺乏自然对比,选用关节造影可以了解普通 X 线难以显示的关节软骨、软骨板或韧带的损伤、关节囊病变以及关节结构的变化。关节造影最多用于检查膝关节半月板或交叉韧带的损伤,其次是肩关节和腕关节。造影剂可选用气体或有机碘溶液,前者称为阴性造影,后者称为阳性造影。现在多使用双重对比造影,即同时选用气体和有机碘溶液,它具有反差大、对比度强的优点;但需做碘过敏试验,阳性者禁用。当有化脓性炎症,关节面骨折或关节内出血时,禁用此项检查。

五、骨密度测定

骨密度,又称骨矿密度,是骨质量的一个重要标志,反映骨质疏松程度,也是预测骨折危险性的重要依据。由于测量仪器的日益改进和先进软件的开发,使该方法可用于不同部位,测量精度显著提高。除可诊断骨质疏松症之外,尚可用于临床药效观察和流行病学调查,在预测骨质疏松性骨折方面有显著的优越性。目前临床常用的主要是双能量 X 线骨密度分析法(DEXA),其次还有定量 CT (QCT)、骨超声和生化检查法等检查技术,其中以 X 射线法、超声波法应用最为普遍。

DEXA 通过 X 线管球经过一定的装置所获得两种能量,即低能和高能光子峰。此种光子峰穿透身体后,扫描系统将所接受的信号送至计算机进行数据处理,得出骨矿物质含量。该仪器可测量全身任何部位的骨量,精确度高,对人体危害较小。DEXA 测量结果的准确性与精确性高,临床上主要应用于对代谢性骨病的评价,建立骨质疏松的诊断并预测其严重性,以及观察治疗效果或疾病的过程。

六、放射性核素

放射性核素骨扫描（ECT）是利用亲骨性放射性核素及其标记物注入机体在骨骼和关节部位浓聚的方法，通过扫描仪或照相机探测，使骨和关节在体外显影成像，以显示骨骼的形态、血供和代谢情况。因此，对于各种骨伤科疾病的诊断、检测和疗效观察具有重要价值。因为放射性核素扫描敏感性高，该检查主要适用于恶性骨肿瘤，用以判断病变的边界和跳跃病灶，寻找和排除全身其他部位的恶性肿瘤有无骨转移，以帮助疾病分期和确定治疗方案；其次适用于诊断各种代谢性疾病和骨关节病，如诊断应力性骨折，判断骨折是否为病理性，放射治疗（以下简称放疗）照射野的确定，估计骨病治疗的疗效，椎体压缩骨折时间的估测，鉴别非风湿性疾病引起的血清碱性磷酸酶升高，确定骨病区范围等。

放射性核素在伤科的应用主要有骨肿瘤、转移性骨肿瘤、急性血源性骨髓炎、移植骨成活的判断、股骨头缺血性坏死；骨折如应力性骨折、病理性骨折、延迟愈合甚至不愈合，诊断骨代谢性疾病；其次还用于类风湿性关节炎、骨关节炎、人工关节显像等；此外，对深部不易诊断的骨关节炎、早期化脓性关节炎等也有很高的灵敏度。

第四章 骨伤病的治疗方法

第一节 药物疗法

药物疗法是骨伤科疾病治疗的主要组成部分,按照其作用途径,可分为内服药物、外用药物两大类。无论药物的外治法或者内治法,都是在中医学整体观念的指导下,中医辨证施治贯穿始终。

一、药物内治法

(一)急性创伤内治法

急性创伤包含单纯的软组织损伤及以合并骨折的软组织损伤,伤骨必伤筋,筋骨损伤难以截然分开,故可一并而论。根据中医学"损伤一证,专从血论""气伤痛,形伤肿""瘀血不去则新血不生""恶血必归于肝",以及"肝主筋""肾主骨""脾主肌肉"等有关气血经络、筋与脏腑内在联系的整体观念等理论,临床可分别采用活血化瘀、消肿止痛、舒筋活络、祛瘀生新以及补益肝肾、强筋壮骨和滋脾长肉等治法。

根据损伤性疾病的发展过程,一般分为初、中、后三期。损伤初期,由于气滞血瘀,肿痛较重,则以活血化瘀、消肿止痛为主;若瘀积化热或邪毒感染,迫血妄行,则以清热凉血、解毒化瘀为法;若气闭昏厥或瘀血攻心,宜急则治其标,以开窍醒神为法。损伤中期,肿胀渐趋消退,疼痛逐步减轻,但瘀阻未尽,仍应以活血化瘀、和营生新、接骨续筋为主。损伤后期,瘀肿已消,但筋骨尚未坚实,功能尚未恢复,则以补养气血、肝肾、脾胃,坚骨壮筋为主;而经络阻滞、筋肉拘挛、风寒湿痹、关节不利者,则以舒筋活络、温经散寒、祛风除湿为原则。

1.初期治法

清代陈士铎在《辨证录》中说:"血不活者瘀不去,瘀不去则骨不能接也。"所以伤科在治疗上必须活血化瘀与理气止痛兼顾,调阴与和阳并重。损伤早期常用治法有攻下逐瘀法、行气消瘀法、清热凉血法、开窍通关法等。

(1)攻下逐瘀法:创伤初期络破血溢,气滞血瘀,脉络阻塞,瘀血不去,新血不生,变证多端。《素问·缪刺论》说:"人有所堕坠,恶血留内,腹中胀满,不得前后,先饮利药。"根据《素问·至真要大论》"留者攻之"的原则,需及时应用攻下逐瘀法。本法适用于损伤早期蓄瘀,大便不通,腹胀,苔黄,脉滑数的体实患者。常用的方剂有桃核承气汤、大成汤、鸡鸣散、黎洞丸等加减。

攻下逐瘀法属下法,常用苦寒泻下药物以攻逐瘀血、通泄大便、排除积滞的治法,药效峻猛,临床不可滥用。对年老体弱、气血虚衰、妇女妊娠、经期及产后失血过多者,应当禁用或慎用该法。

(2)行气消瘀法:即行气活血法,为骨伤科常用的内治法。根据《素问·至真要大论》"结者散之"的原则,创伤后有气滞血瘀者,宜采用行气消瘀法。本法适用于气滞血瘀,肿胀疼痛,无里实热证,或宿伤而有瘀血内结,或有某种禁忌而不能用猛攻急下之患者。常用的方剂:以活血消瘀为主的有复元活血汤、活血止痛汤、活血化瘀汤;以行气为主的有柴胡疏肝散、加味乌药汤、金铃子散;行气活血并重的有膈下逐瘀汤、顺气活血汤、血府逐瘀汤等。临证可根据损伤的不同,或重于活血化瘀,或重于行气,或活血与行气并重而灵活选用。

行气消瘀法属于消法,具有消散瘀血的作用。行气消瘀方剂一般并不峻猛,如需逐瘀通下,可与攻下法配合。对于素体虚弱或年老体虚、妊娠产后、月经期间、幼儿等不宜猛攻破散者,可遵王好古"虚人不宜下者,宜四物汤加穿山甲"治之。

(3)开窍通关法:是以辛香走窜、开窍通关、镇心安神的药物来急救的一种方法,以治疗创伤后气血逆乱、气滞血瘀、瘀血攻心、神昏窍闭等危急重症。分别采用清心开窍法、豁痰开窍法、辟秽开窍法等治法,常用的方剂有苏合香丸、安宫牛黄丸、紫雪丹、玉枢丹、行军散等。

(4)清热凉血法:包括清热解毒、凉血活血两法。《素问·至真要大论》:"治热以寒""热者寒之,温者清之"。本法适用于损伤后引起的瘀积化热、瘀热互结,或创伤感染,火毒内攻、迫血妄行、热毒蕴结之变证。常用的清热解毒方剂有五味消毒饮、黄连解毒汤;凉血活血方剂有犀角地黄汤、清营汤等。

清热凉血法属清法,是用性味寒凉药物以清泄邪热而止血的一种治法。寓活血于其中以祛瘀止血,又防寒凉过度,血遇寒则凝。多用于身体壮实之人患实热之证。若身体素虚,脏腑本寒,肠胃虚滑,或产后等虽有热证者,不可过用本法,以防止寒凉太过。《疡科选粹》曰:"盖血见寒则凝。"出血过多时,需辅以补气摄血之法,以防气随血脱,必要时还应当结合输血、补液等疗法。

2.中期治法

损伤诸症经过初期治疗,肿痛减轻,但瘀肿尚未消尽,筋骨虽连而未坚,故损伤中期宜和营生新、接骨续损。其治疗以和、续法为基础,即活血化瘀的同时加补益气血药物,如当归、熟地黄、黄芪、何首乌、鹿角胶等,或加接骨续筋药物,如续断、补骨脂、骨碎补、煅狗骨、煅自然铜等。结合内伤气血、外伤筋骨的特点,损伤中期常用治法有和营止痛法、接骨续筋法。

(1)和营止痛法:适用于损伤后,虽经消、下等法治疗,而气血瘀滞,肿痛未尽之证,常用方剂有和营止痛汤、定痛和血汤、正骨紫金丹、七厘散、和营通气散等。

(2)接骨续筋法:适用于损伤中期骨位已正,筋已理顺,筋骨已有连接但未坚实,尚有瘀血未去者。瘀血不去则新血不生,新血不生则骨不能合、筋不能续,故治宜接骨续筋药,佐以活血祛瘀。常用的方剂有接骨活血汤、新伤续断汤、接骨丹、接骨紫金丹、恒古骨伤愈合剂等。

3.后期治法

损伤后期,正气必虚。根据《素问》"损者益之""虚则补之"的治则,可分别采用补气养血、补养脾胃、补益肝肾的补法。由于损伤日久,病久入络,筋脉粘连,关节挛缩,复感风寒湿邪,以致关节酸痛、屈伸不利者颇为多见,故又当采用舒筋活络、温经除痹等治法。损伤后期常用治法有补气养血法、补养脾胃法、补益肝肾法、温经通络法等。

(1)补气养血法:是使用补气养血药物,使气血旺盛而濡养筋骨的治疗方法。凡外伤筋骨,内伤气血以及长期卧床,出现各种气血亏损、筋骨萎弱等证候者均可用本法。常用方剂有以补气为主的四君子汤,以补血为主的四物汤,以及气血双补的八珍汤、十全大补汤。对损伤大出血而引起血脱者,补气养血法要及早使用,以防气随血脱,方选当归补血汤,重用黄芪。

使用补气养血法应注意,补血药多滋腻,素体脾胃虚弱者易引起纳呆、便溏,补血方内宜兼用健脾和胃之药。阴虚内热、肝阳上亢者,忌用偏于辛温的补血药。此外,若跌仆损伤而瘀血未尽,体虚不任攻伐者,于补虚之中仍需酌用祛瘀药,以防留邪损正,积瘀为患。

(2)补养脾胃法:适用于损伤日久,耗伤正气,或由于长期卧床而导致脾胃气虚,运化失职者。治疗宜采用补养脾胃,以促进气血生化,使筋骨肌肉加速恢复。常用的方剂有补中益气汤、参苓白术散、健脾养胃汤、归脾丸等。

(3)补益肝肾法:又称强壮筋骨法。肝主筋,肾主骨,主腰脚。《素问·上古天真论》:"肝气衰,筋不能动。"《景岳全书·卷十五·腰痛》云:"腰痛之虚证,十居八九。"本法适用于损伤后期,年老体虚,筋骨萎弱,肢体关节屈伸不利,骨折愈合迟缓,骨质疏松而肝肾虚弱者。

临床应用本法时,应注意肝肾之间的相互联系及肾的阴阳偏盛。肝为肾之子,《难经》云"虚则补其母",故肝虚者也应注意补肾,以滋水涵木,常用的方剂有壮筋养血汤、生血补髓汤。肾阴虚用六味地黄汤或左归丸;肾阳虚用金匮肾气丸或右归丸;筋骨萎软,疲乏衰弱者用健步虎潜丸、壮筋续骨丹等。在补益肝肾法中参以补气养血药,可增强养肝益肾的功效,加速损伤筋骨的康复。损伤后期,病情复杂,若出现阴虚火旺,可用知柏地黄丸或大补阴丸滋阴降火。

(4)温经通络法:属温法。根据《素问·至真要大论》"劳者温之""损者益之"的治则,本法使用温性或热性的祛风、散寒、除湿药物,并佐以调和营卫或补益肝肾之药,以求达到驱除留注于骨与关节经络之风寒湿邪,使血活筋舒、关节滑利、经络畅通。适用于一般损伤后气血运行不畅,或因阳气不足,腠理空虚,风寒湿邪滞留或筋骨损伤日久,气血凝滞,经络不通之变证。常用方剂有麻桂温经汤、乌头汤、大红丸、大活络丹、小活络丹等。

需要说明的是,以上治法是临证应用时应遵循的一般原则。如骨折后肿胀不严重者,往往可直接用接骨续筋法,佐活血化瘀之药;开放性损伤,在止血以后,也应根据证候而运用上述疗法。如失血过多者,急需补气摄血法以急固其气,防止虚脱。临证时变化多端,错综复杂,必须灵活变通,审慎辨证,正确施治,不可拘泥和机械地分期。

(二)骨病内治法

骨病的发生与损伤可能有关,但其病理变化和临床表现与损伤显然不同,因此在治疗上有其特殊性,如骨髓炎、骨结核等症,必须外治与内治并重。在应用内治法时必须确定疾病的性质,明确患者的体质,辨明其阴阳、虚实、表里、寒热,分初起、成脓及溃后三期进行治疗。

一般来讲,疮疡初起未成脓者宜用内消法,控制毒邪,消散于早期;中期疮已形成,则用托毒透脓之内托法;后期溃疡,毒势已泄,则宜用补益之法,生肌长肉,强壮筋骨,才能顺利愈合,迅速康复。但在病情复杂之时,往往数法合用。其他如兼有痰结者加用祛痰法,湿阻者加利湿药物,气血凝滞者佐以行气活血和营等法。骨病常用的治法有清热解毒法、温阳散寒法、祛痰散结法、祛邪通络法等。

1.清热解毒法

清热解毒法适用于急性骨髓炎,热毒蕴结于筋骨或内攻营血诸证。骨髓炎早期可用五味消毒饮、黄连解毒汤或仙方活命饮合五神汤加减。如热毒重者加黄连、黄柏、生山栀,有损伤史者加桃仁、红花;热毒在血分的实证,疮疡兼见高热烦躁、口渴不多饮、舌绛、脉细数者,可加用生地黄、赤芍、牡丹皮等;热毒内陷或有走黄重急之征象,症见神昏谵语或昏沉不语者,当加用清心开窍之药,如安宫牛黄丸、紫雪丹等。本法是用寒凉的药物使内蕴之热毒清泄,因血喜温而恶寒,寒则气血凝滞不行,故不宜寒凉太过。

2.温阳散寒法

温阳散寒法适用于阴寒内盛之骨痨(骨结核)或附骨疽(慢性骨髓炎)。本法是用温阳通络的药物,使阴寒凝滞之邪得以驱散。流痰初起,患处漫肿酸痛,不红不热,形体恶寒,口不作渴,小便清利,苔白,脉迟等内有虚寒现象者,可选用阳和汤加减。

3.祛痰散结法

祛痰散结法适用于骨病见无名肿块,痰浊留滞于肌肉或经隧关节者。骨病的癥瘕积聚均为痰滞交阻、气血凝留所致。此外,外感六淫或内伤情志,以及体质虚弱等,亦能使气机阻滞,液聚成痰。本法在临床运用时要针对不同病因,与下法、消法、和法等配合使用,才能达到化痰、消肿、软坚之目的。常用方剂有二陈汤、温胆汤、苓桂术甘汤等。

4.祛邪通络法

祛邪通络法适用于风寒湿邪侵袭而引起的各种痹证。祛风、散寒、除湿、宣痹止痛为治疗痹证的基本原则,但由于各种痹证感邪性质及病理特点不同,辨证时还应灵活变通,常用方剂有蠲痹汤、独活寄生汤、三痹汤等。

对骨病中的一些杂症则以发汗解表、养阴清热、固涩收敛、祛湿和络、镇静安神法施治为主。但在具体运用时,必须根据具体病情,在基本治法中参合变化,灵活应用,对特殊病例尤需审慎辨证,正确施治。

二、药物外治法

外用药物治疗骨伤科疾病是中医骨伤科重要的疗法之一,它是在辨证论治的基础上,具体贯彻内外兼治,即局部与整体兼顾的主要手段。骨伤科外治法和方药相当丰富,按剂型可分为敷贴药、搽擦药、熏洗湿敷药与热熨药。

(一)敷贴药

外用药应用最多的是膏药、药膏和药粉 3 种。使用时将药物制剂直接敷贴在损伤局部,使药力发挥作用,可收到较好的疗效。

1.药膏

(1)药膏的配制:将药碾成细末,然后选加饴糖、蜜、油、水、鲜草药汁、酒、醋或医用凡士林等,调匀如糊状,涂敷伤处。近代伤科各家的药膏用饴糖较多,主要是取其硬结后药物本身的作用和固定、保护伤处的作用。饴糖与药物的比例为 3∶1。对于有创面的创伤,都用药物与油类熬炼或拌匀制成的油膏,因其柔软,并有滋润创面的作用。

(2)药膏的种类:药膏包括以下几种。①祛瘀消肿止痛类:适用于骨折、筋伤初期肿胀疼痛剧烈者,可选用消瘀止痛药膏、定痛膏、双柏膏、消肿散等药膏外敷。②舒筋活血类:适用于扭挫伤筋、肿痛逐步减退的中期患者。可选用三色敷药、舒筋活络药膏、活血散等药膏外敷。③接骨续筋类:适用于骨折整复后,位置良好,肿痛消退之中期患者。可选用接骨续筋药膏,外用接骨散、驳骨散等药膏外敷。④温经通络、祛风散寒除湿类:适用于损伤日久,复感风寒湿邪,肿痛加剧者。可用温经通络药膏外敷;或用舒筋活络类药膏,酌加祛风散寒、除湿的药物外敷。⑤清热解毒类:适用于伤后感染邪毒,局部红、肿、热、痛者。可选用金黄膏、四黄膏等药膏外敷。⑥生肌拔毒长肉类:适用于伤后创面感染者,可选用象皮膏、生肌玉红膏、红油膏等药膏外敷。

2.膏药

膏药古称为"薄贴",是中医学外用药中的一种特有剂型。《肘后备急方》中就有关于膏药治法的记载,后世广泛地应用于内、外各科的治疗上,骨伤科临床应用更为普遍。

(1)膏药的配制:是将药物碾成细末,配以香油、黄丹或蜂蜡等基质炼制而成。膏药的配置有以下几种方法。①熬膏药肉:将药物浸于植物油中,主要用香油,即芝麻油加热熬炼后,再加入铅丹,又称黄丹或东丹,下丹收膏,制成的一种富有黏性,烊化后能固定于伤处的成药,称为膏或膏药肉。②摊膏药:将已熬成的膏药肉置于小锅中用文火加热烊化,然后将膏药摊在牛皮纸或布上备用,摊时应注意四面留边。③掺药法:膏药内药料掺合方法有 3 种。第一是熬膏药时将药料浸在油中,使有效成分溶于油中;第二是将小部分具有挥发性又不耐高温的药物,如乳香、没药、樟脑、冰片、丁香、肉桂等先研成细粉末,在摊膏药时将膏药肉在小锅中烊化后加入,搅拌均匀,使之融合于膏药中;第三是将贵重的芳香开窍药物或特殊需要增加的药物,临用时加在膏药上。

(2)膏药的种类:膏药按其功能可分为两类。①治损伤与寒湿类:适用于损伤的有坚骨壮筋膏;适用于风湿的有狗皮膏、伤湿宝珍膏等;适用于损伤与风湿兼顾者有万灵膏、损伤风湿膏等;适用于陈伤气血凝滞、筋膜粘连的有化坚膏。②提腐拔毒生肌类:适用于创伤而有创面溃疡的有太乙膏、陀僧膏,一般常在创面另加药粉,如九一丹、生肌散等。

(3)临床使用注意事项:临床膏药使用时需要注意以下几项。①膏药有较多的药物组成,适用于多种疾病。一般较多应用于筋伤、骨折的后期,若新伤初期有明显肿胀者,不宜使用。②对含有丹类药物的膏药,由于含四氧化三铅或一氧化铅,膏药亦有一定的毒性,可透皮吸收,亦中病即止,不可久用。

3.药粉

药粉即散剂,又称掺药。

(1)药粉的配制:将药物碾成极细的粉末,收贮瓶内备用。使用时或将药粉直接掺于伤口处,或置于膏药上,将膏药烘热后贴于患处。

(2)药粉的分类:药粉按其功用可分 6 类。①止血收口类:适用于一般创伤出血敷用,常用的有桃花散、花蕊石散、金枪铁扇散、如圣金刀散、云南白药等。②祛腐拔毒类:适用于创面腐脓未净,腐肉未去,或肉芽过长的患者。常用的有九一丹、七三丹以及红升丹、白降丹。③生肌长肉类:适用于脓水稀少,新肉难长的疮面。常用的有生肌八宝丹等,也可与祛腐拔毒类散剂掺合在一起应用。④温经散寒类:适用于损伤后期,气血凝滞,风寒湿邪痹阻疼痛的患者。常用的有丁桂散、桂麝散等。其他如《疡科纲要》之四温丹等都可掺在膏药内贴之。⑤活血止痛类:适用于损伤后局部瘀血阻滞肿痛者。常用的有四生散、代痛散等,具有活血止痛的作用。⑥取嚏通经类:适用于坠堕,不省人事,气塞不通者,常用的有通关散等,吹鼻中取嚏。

(二)搽擦药

搽擦药可直接涂擦于伤处,或在施行理筋手法时配合推擦等手法使用,或在热敷熏洗后进行自我按摩时涂搽。

1.酊剂

酊剂又称为外用药酒或外用药水,是用药与白酒、醋浸制而成,一般酒醋之比为 8:2,也有单用酒浸者。近年来还有用乙醇溶液浸泡加工炼制的,常用的有活血酒、伤筋药水、息伤乐酊、正骨水等,具有活血止痛、舒筋活络、追风祛寒的作用。

2.油膏与油剂

用香油把药物熬煎去渣后制成油剂,或加黄醋、白醋收膏炼制而成油膏。具有温经通络、消散瘀血的作用。适用于关节筋络寒湿冷痛等证,也可配合手法及练功前后做局部搽擦,常用的有跌打万花油、活络油膏、伤油膏等。

(三)熏洗湿囊药

1.热敷熏洗

唐代蔺道人《仙授理伤续断秘方》中就有论述,热敷熏洗的方法古称"淋拓""淋渫""淋洗"或"淋浴",是将药物置于锅或盆中煮沸后熏洗患处的一种方法。具有舒松关节筋络、疏导腠埋、流通气血、活血止痛的作用,用于关节强直拘挛、疼痛麻木或损伤兼夹风湿者均有卓效。多用于四肢关节的损伤,腰背部如有条件也可熏洗。常用的方药可分新伤瘀血积聚熏洗方及陈伤风湿冷痛熏洗方等2种。

(1)新伤瘀血积聚熏洗方:散瘀和伤汤、海桐皮汤、舒筋活血洗方。

(2)陈伤风湿冷痛熏洗方:陈伤风湿冷痛及瘀血已初步消散者,用八仙逍遥汤、上肢损伤洗方、下肢损伤洗方等。

2.湿敷洗涤

湿敷洗涤古称"溻渍""洗伤"等。现临床上把药制成水溶液,供创伤溃破伤口湿敷洗涤用,常用的有甘葱煎水、野菊花煎水、2%~20%黄柏溶液,以及蒲公英等鲜药煎汁。

(四)热熨药

热熨法是一种热疗方法。临床多选用温经祛寒、行气活血止痛的药物,用布包裹,加热后熨患处,借助其热力作用于局部,适用于腰背躯体熏洗不便之处的新伤、陈伤。主要有下列几种。

1.坎离砂

坎离砂又称风寒砂,适用于陈伤兼有风湿证者。

2.熨药

熨药俗称"腾药",适用于各种风寒湿肿痛。常用的有正骨烫药等。

3.其他

如用粗盐、黄沙、米糠、麸皮、吴茱萸等炒热后装入布袋中加热后熨患处,民间也用葱姜豉盐炒热,布包掩脐上治风寒。这些方法简便有效,适用于各种风寒湿型筋骨痹痛、腹胀痛、尿潴留等证。

第二节　手　法　疗　法

手法是术者直接用手作用于患者体表特定的部位,用来治疗疾病的一种技术操作。清代吴谦《医宗金鉴·正骨心法要旨》曰:"夫手法者,谓以两手安置所伤之筋骨,使仍复于旧也。"手法在骨伤科临床上应用十分广泛,如骨折、脱位的损伤,用手法起到纠正骨折错位和恢复关节对位的作用;急性伤筋骨错缝,常用手法进行理筋纠正关节错缝;对于慢性筋骨病损,则常用手法进行摸比(触摸、比对)检查,然后进行理筋按摩、松解粘连、调正关节,恢复关节的力学平衡;内伤患者,也有手法进行治疗,通过刺激经络穴位,达到舒通经气、调和气血的作用。

一、手法的分类

临床上根据手法的用途和作用,将手法分为理筋手法、正骨手法、上髎手法、通络手法四大类。理筋手法,是对筋(软组织)的急慢性损伤进行治疗的手法的统称。在整复骨折之时,处理软组织损伤的手法,亦可称为理筋手法。在历代名家所言的理筋手法之中,部分已经包含了调节关节位置和纠正小关节错位的手法;一些是复合手法,则是同时兼有对软组织的治疗和对小关节复位的治疗作用。对骨折进行整复的手法,称之为正骨手法。关节脱位又称"脱白""脱髎""出醪",故整复关节脱位的手法称之为上髎手法。而专用于循经导气、远离伤处进行按摩的治疗手法,则被一些医家用于骨折、筋伤、内伤之疾病,此类手法,称之为通络手法。理筋手法和通络手法,也常用于内伤和康复保健医疗。临床应用之时,根据需要常将手法有机结合使用。

二、手法的运用原则

施行手法以前,必须经过详细的检查,四诊合参,并结合影像学资料进行全面的分析,准确地掌握病情,确定病变部位和机制。医师应在头脑中形成一个伤患局部的立体形象,确切了解骨端在肢体内的方位,也就是"知其体相,识其部位",从而达到"一旦临证,机触于外,巧生于内,手随心转,法从手出""法之所施,患者不知其苦"的效果。作为手法操作者,要做到"有心有力",即是心中明了如何操作,同时操作能力要达到所要的效果。概括来说,运用原则应稳、准、巧,切忌鲁莽粗暴,以免增加新的损伤。

三、理筋手法

理筋手法,是对筋(软组织)的急、慢性损伤进行治疗的手法的统称。机体肌肉、肌腱和韧带等软组织受伤后,筋离开正常的位置或功能状态发生了异常改变,正如《医宗金鉴·正骨心法要旨》记载筋伤的变化有"筋强、筋柔、筋歪、筋正、筋断、筋走、筋粗、筋寒、筋热",均可"摸"而知之。骨关节正常的间隙或相对位置关系发生了细微的错缝,并引起关节活动范围受限,这就是所谓的"筋出槽、骨错缝"。《中医临床诊疗术语》对筋出槽骨错缝进行了明确的定义。筋出槽是因间接暴力或慢性积累性外力作用下引起筋的形态结构、功能状态和位置关系发生异常所致。临床以局部疼痛,活动不利,触诊发现筋的张力增高,触及结节、条索,伴见明显压痛等为特征的伤筋病。骨错缝是因间接暴力或慢性积累性外力作用下引起骨关节细微移位所致。临床以局部疼痛,活动不利,触诊发现关节运动单元终末感增强松动度下降,伴见明显压痛等为特征的伤筋病。通过施行理筋手法可使损伤的软组织抚顺理直归位、错缝的关节回复到正常位置,促进各种筋伤修复,关节的功能活动恢复正常,疼痛就可以缓解或消失,即所谓"顺则通,通则不痛"。

(一)理筋手法的适应证

临床常用于急性和慢性软组织损伤,比如筋的急性损伤,局部肿痛,可用特殊的理筋手法以达到消肿止痛的作用,比如骨错缝在实施复位手法前,给予理筋揉筋手法;伤损日久,关节僵硬者,其筋亦粘连、僵直,需理筋手法在先,活动关节在后;慢性筋骨病损,大部分其病位在筋,更需理筋手法进行调治。理筋手法在达到修复筋伤之外,还可达到放松身心、解除痉挛、通络镇痛、增加血供、兴奋肌肉与神经等作用。

(二)理筋手法的禁忌证

理筋手法的禁忌证有以下几种情况:①急性软组织损伤局部出血、肿胀严重;②开放性损伤;③可疑或已明确诊断有骨与关节及软组织肿瘤;④骨关节结核、骨髓炎、化脓性关节炎等骨病;⑤有严重心、肺、脑以及有出血倾向的血液病;⑥有精神病,不能合作者;⑦手法部位有严重皮肤损伤或皮肤病者;⑧怀孕3个月内的孕妇;⑨老年性骨质疏松的患者。

(三)常用理筋手法

1.摆动类手法

摆动类手法是指以指、掌或腕关节作协调连续摆动的手法称摆动类手法,包括指推法、滚法和揉法。

（1）指推法：用大拇指指端、指腹部或偏峰部着力于一定的部位或穴位上，以肘部为支点，前臂作主动摆动，带动腕部摆动和拇指关节作屈伸活动，使力持续作用于患部或穴位上，推动局部的筋肉。操作时用力、频率摆动幅度要均匀，手法频率为每分钟 120～160 次。

（2）滚法：攘法是指操作者腕关节的屈伸运动和前臂的旋转复合运动，用腕背或前臂的滚动，对患者的某一部分进行按摩的方法。滚动幅度控制在 120°左右，压力要均匀，动作要协调而有节律，不可跳动或用手背来回摩擦（图 4-1）。

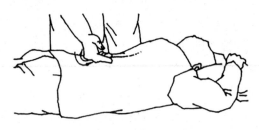

图 4-1　攘法

（3）揉法：分为指揉、掌揉肘揉等，操作时，用手掌或手指或肘尖按压在患部皮肤上不移动，作圆形或旋转揉摩动作，反正方向不拘，要求动作协调有节律，一般速度为每分钟 120～160 次（图 4-2）。

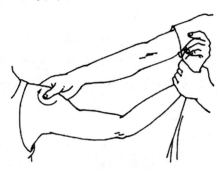

图 4-2　揉法

2.摩擦类手法

摩擦类手法是指以掌、指或肘贴附在体表作直线或环旋移动的手法称摩擦类手法，包括摩法、擦法、推法、搓法及抹法等。

（1）摩法：用单手或双手的手掌，或用指腹，或用示、中、环指并拢贴附于患处，缓慢地作直线或圆形抚摩动作。它是理筋手法中最轻柔的一种。根据用力大小可分作轻度按摩和深度按摩 2 种（图 4-3）。

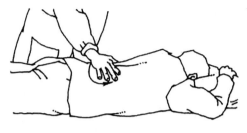

图 4-3　摩法

（2）擦法：用手掌的大鱼际、掌根或小鱼际附着在一定部位，进行直线来回摩擦，使皮肤有红热舒适感。动作要均匀连续，频率为每分钟 100～120 次。施法宜使用润滑剂，以防擦破皮肤。

（3）推法：是指用手指、手掌或肘部着力于一定的部位上进行单向的直线运动，用指称指推法，用掌称掌推法，用肘称肘推法。操作时指、掌或肘要紧贴皮肤，保持一定的压力作用于深部组织（图 4-4）。

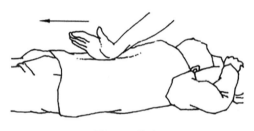

图 4-4　推法

（4）搓法：是指用双手掌置于肢体两侧，相对用力作方向相反的来回快速揉搓，同时作上下往返移动的手法称搓法。操作时双手用力要对称，搓动要快，移动要慢（图 4-5）。

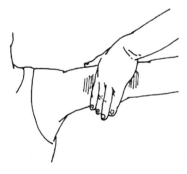

图 4-5　搓法

(5)抹法：是指用单手或双手指腹部紧贴皮肤，作上下或左右往返移动的方法称为抹法。

3.振动类手法

振动类手法是指以较高频率、节律性、轻重交替刺激的手法，持续作用于人体，称振动类手法，包括抖法和振法。

(1)抖法：用双手握住患者的上肢或下肢远端，用力作连续的小幅度的上下颤动。操作时颤动幅度要小、频率要快，同时嘱患者充分放松肌肉(图4-6)。

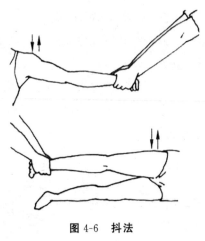

图4-6 抖法

(2)振法：用手指或手掌着力在体表，以振动力作用于损伤部位的一种手法。有指振法和掌振法。操作时力量要集中于指端或手掌上，振动时频率快速、均匀，着力渗透、传导(图4-7)。

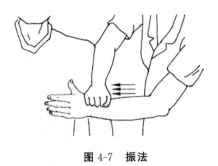

图4-7 振法

4.挤压类手法

用指、掌、肘或膝、足等部位对称性挤压患者体表的方法称挤压类手法，包括按、点、捏、拿、捻和踩跷等法。

(1)按法：操作时着力部位要紧贴体表，按压方向要垂直用力(图4-8)。

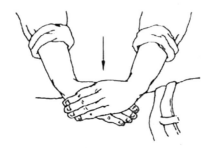

图 4-8　按法

（2）点法：以手指着力于某一穴位,逐渐用力下压的手法(图 4-9)。

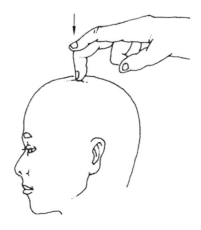

图 4-9　点法

（3）捏法：用拇指和其余四肢夹住肢体,相对用力挤压的手法。

（4）拿法：是用拇指和其他各指相对用力,将肌肉或韧带等进行节律性提捏的手法(图 4-10)。

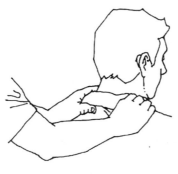

图 4-10　拿法

（5）捻法：用拇、示指捏住一定部位相对搓揉的手法（图4-11）。

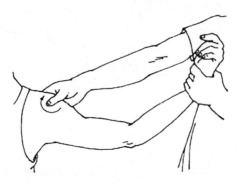

图4-11　捻法

（6）踩跷法：患者俯卧，术者双手牵扶于引具上，以控制自身体重和踩踏时的力量，同时用脚踩踏患者腰部作适当的弹起动作，足尖不能离开腰部。根据患者体质，可逐渐增加踩踏力量和弹起力度，嘱患者随着弹起的节奏，配合呼吸，踩踏时呼气，跳起时吸气，切忌屏气。踩踏要均匀而有节奏。踩跷法适用于腰椎间盘突出症的患者，具有使突出的椎间盘还纳及松解粘连的作用。本法刺激量大，如操作不当，可引起脊椎、胸廓等损伤，应用时必须谨慎（图4-12）。

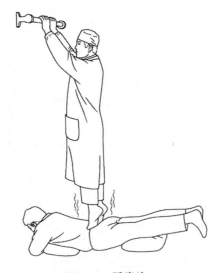

图4-12　踩跷法

5.叩击类手法

叩击类手法是指用手指、手掌、拳背叩打体表的一类手法，包括拍、击、弹等法。

（1）拍法：用虚掌拍打体表的手法。操乍时，手指自然并拢，掌指关节微屈，平稳而有节奏地拍打患处。

（2）击法：用拳背、掌根、掌侧小鱼际、指尖叩击体表的手法。分别称为拳击法、掌击法、侧击法、指击法（图 4-13）。

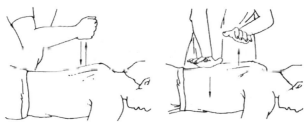

图 4-13　击法

6.运动关节类手法

运动关节类手法是指对关节作被动性活动的一类手法，包括摇法、背法、扳法和拔伸法。

（1）摇法：是使关节作被动的环转运动的手法。常包括以下几种。①颈项部摇法：一手扶住患者头顶后部，另一手托住下颏，作左右环转摇动；②肩关节摇法：一手扶患者肩部，另一手握住腕部或托住肘部，作环转摇动；③髋关节摇法：患者仰卧位，髋膝屈曲，医师一手托住患者足跟，另一手扶住膝部、作髋关节环转摇动；④踝关节摇法：一手托住患者足跟，另一手握住大踇趾部，作踝关节环转摇动。操作时动作要缓和，用力要稳，摇动方向和幅度须在各关节正常活动范围内进行，由小到大，循序渐进（图 4-14）。

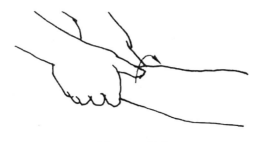

图 4-14　摇法

（2）背法：术者和患者背靠背站立，两肘分别套住患者肘弯部，然后弯腰屈膝挺臀，将患者反背起，使其双脚离地，以牵伸患者腰脊柱，再作快速伸膝挺臀动作，同时以臀部着力颤动或摇动患者腰部的方法（图 4-15）。

61

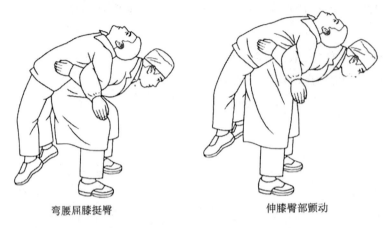

弯腰屈膝挺臀　　　　　　　　　　　伸膝臀部颤动

图 4-15　背法

（3）扳法。

用双手作相反方向或同一方向用力扳动肢体称为扳法。不同部位有不同的扳法。颈项部有颈项斜扳法和旋转扳法。胸背部有扩胸牵引扳法和胸椎对抗复位法。腰部常用腰部斜扳法。

四、正骨手法

正骨手法又称整骨手法、接骨手法，主要用于骨折的复位。清代吴谦《医宗金鉴·正骨心法要旨》将正骨手法总结为摸、接、端、提、推、拿、按、摩八法。在此基础上，经中西医结合临床实践，总结形成正骨十法。

(一)正骨手法的使用原则

1.明确

正骨手法实施之前，需经过详细的临床检查及必要的影像等辅助检查，明确诊断，明确骨折的移位情况和类型，明确导致骨折的暴力方向，明确所伤部位的解剖和功能特点，以便做到"心中了了"，便于采用相对应的复位方法。

2.及时

只要身体情况允许，整复时间越早越好。骨折后半小时内，局部疼痛、肿胀较轻，肌肉尚未发生痉挛，最易整复。伤后 4～6 小时内局部瘀血尚未凝结，整复也相对较易。一般成人伤后 10 天内可考虑整复，时间越久复位困难越大。

3.稳妥

对骨折的复位，要求术者双手有良好的劲力，在需要的时候能应用暴发寸劲，同时又需要较长时间力量较大的拔伸牵引力，更需要心灵手巧，训练有素。

另外,整复骨折时全神贯注,体会手下感觉,并随之调整动作和力度,做到"手随心转,巧从手出"。

4.轻巧

实施正骨手法用力大小要恰到好处,使骨折端按设计要求移动,使复位准确有效,避免不必要的动作。施行正骨手法时要充分运用各种力学原理,掌握技巧,动作轻巧,切忌鲁莽粗暴。

5.到位

按照不同部位骨折对对位、对线的要求,达到解剖对位或功能对位的要求。

6.麻醉

伤后时间不长,上肢的简单骨折,估计整复较易者,选择骨折端的血肿浸润麻醉;如果伤后时间较长,或者是复杂骨折,估计复位有一定困难者,选择神经阻滞麻醉,也可采用全身麻醉。

(二)正骨十法

1.手摸心会

在整复骨折前,术者用手仔细在骨折局部触摸,结合 X 线片或者 CT 等辅助检查,明确骨折的移位情况和类型,明确导致骨折的暴力方向,明确所伤部位的解剖和功能特点,整复过程中,要反复进行"手摸心会",了解对位情况。这是施用手法前的首要步骤,且贯穿于正骨过程的始终。

2.拔伸牵引

拔伸牵引是正骨手法的基础,能纠正骨折后的短缩移位,恢复肢体的长度,以便进一步整复。有时需要数毫米的分离,才能进行侧方移位的矫正,即所谓"欲合先离,离而复合"(图 4-16)。

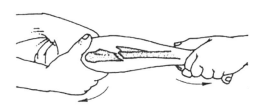

图 4-16　拔伸牵引

3.绕轴旋转

绕轴旋转用来矫正骨折断端旋转移位。骨折有旋转畸形时,可由术者在拔伸下围绕肢体纵轴施行向左或向右的旋转手法,使骨折轴线相应对位,恢复肢体的正常轴线。使用此手法时,应遵守"以子求母"原则,即用骨折远端去对骨折近端(图4-17)。

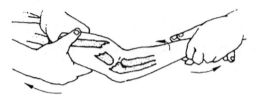

图 4-17   绕轴旋转

4.屈伸收展

屈伸收展用来矫正骨折断端成角移位。关节附近的骨折,容易发生成角畸形,这是因为短小的近关节侧的骨折端,受单一方向的肌肉牵拉过紧所致。对此类骨折,单靠牵引不但不能矫正畸形,甚至牵引力量越大成角也越大,只有将远侧骨折端连同与之形成一个整体的关节远端肢体共同牵向近侧骨折端所指的方向,成角才能矫正。如伸直型的肱骨髁上骨折,需在牵引下屈曲,而屈曲型则需伸直(图4-18)。

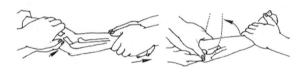

图 4-18   伸直型肱骨髁上骨折复位法

5.成角折顶

成角折顶用来矫正肌肉丰厚部位横断或锯齿形骨折的重叠移位。某些重叠移位骨折,仅靠拔伸牵引仍不能完全纠正时,可采用折顶手法,即以两拇指并列按压在突起的骨折端,其余四指环扣抵于下陷的骨折端,两手拇指用力下压,使骨折端成角加大;估计骨折两端的骨皮质已经对顶相接时,其余四指骤然上提反折,使之复位(图4-19)。

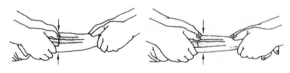

图 4-19   成角折顶

6.反向回旋

反向回旋是用于矫正斜形或螺旋形背对背骨折以及骨折断端间嵌有软组织

的骨折。大斜形或螺旋形骨折,经拔伸牵引后重叠移位虽已纠正,但由于骨折尖端部分相互抵触,仍阻碍复位。此时在助手牵引维持下,术者一手握骨折近端,另一手握远端,做反方向回绕动作,使背对背变成面对面(图 4-20)。骨折断端间有软组织嵌入时,常会影响复位,必须解除之。一般经拔伸牵引使周围软组织紧张,断端间隙增大后,软组织嵌入即可解除;如果仍未解除,就用回旋手法使之解除,操作时可根据骨擦音的有无、强弱来判断断面是否接触。

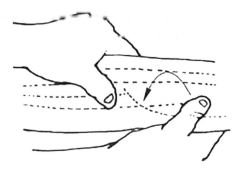

图 4-20 反向回旋

7.端挤提按

端挤提按用来矫正侧方移位的骨折。根据骨折远端移位的方向,可分为内、外侧移位和前、后侧移位,端挤法用于纠正内外侧移位,提按法用于纠正前后侧移位。操作时,端挤是以两手掌或拇指分别按压在骨折远端和近端,按骨折移位的相反方向做横向夹挤,使其复位;提按是以两拇指按压突起的骨端,同时其余四指环扣陷下的骨端上提,即可纠正前后侧移位,即所谓"陷者复起,突者复平"(图 4-21)。

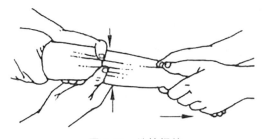

图 4-21 端挤提按

8.夹挤分骨

夹挤分骨用于矫正并列部位的多骨或双骨折移位。操作时,在牵引的基础上术者用两拇指和示、中、环 3 指分别在骨折部的前后面或掌背侧对向夹挤骨间隙,使骨间膜张开,骨折断端承受分力向两侧分开,成角及侧方移位随即纠正。由于骨间膜的张力,而使骨折断端更加稳定,此时并列的双骨折就会像单骨折一样容易复位(图4-22)。

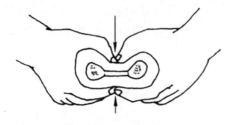

图 4-22 夹挤分骨

9.摇摆纵压

摇摆纵压用于检查横形或锯齿形骨折经整复后的复位效果。横断或锯齿形骨折断端之间经整复后可能仍有间隙,此手法可使骨折面紧密接触,有利于骨折复位后的稳定。横断骨折发生在干骺端松、密质骨交界处时,骨折整复固定后可用一手固定骨折部的夹板,另一手轻轻叩击骨折远端,使骨折断面紧密嵌插,整复可更加稳定(图4-23)。

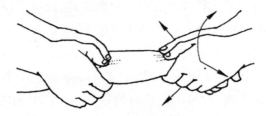

图 4-23 摇摆纵压

10.顺骨捋筋

顺骨捋筋用于骨折整复后理顺软组织的手法。"伤骨必伤筋",在骨折整复后,施以轻柔的顺骨捋筋手法,用拇指及示、中指沿骨干周围上下轻轻推理数次移位、歪曲、反折的肌肉和肌腱,使骨折周围扭转曲折的肌肉、肌腱等软组织归位并舒展条顺。

五、上髎手法

上髎手法是指整复关节脱位的手法。晋代葛洪著《肘后备急方》在世界上最早记载了下颌关节脱位口腔内整复的方法:"令人两手牵其颐已,暂推之,急出大指,或咋伤也。"唐代蔺道人所创手牵足蹬法、椅背复位法等至今仍为临床所用。

(一)使用原则

上髁手法使用时,应根据各关节的不同结构、骨端脱出的方向和位置,灵活地选用各种手法,本着欲合先离、原路返回的原则,利用杠杆原理,将脱位的骨端轻巧地通过关节囊破口返回原来的位置。

(二)要求和适应证

对急性外伤性脱位,应争取早期手法复位。绝大多数关节脱位的患者都可以通过闭合手法复位而获得满意的效果,即使某些合并骨折的脱位,骨折在关节脱位整复后也会随之复位。对陈旧性脱位者,如无外伤性骨化性肌炎、骨折、明显的骨质疏松等并发症,也可试行手法复位,或先行持续牵引后再行手法复位。对于大关节的脱位,在麻醉下进行复位,可提高复位的效率和减少患者的痛苦。

(三)常用上髁手法技巧

(1)手摸心会:在阅读 X 线片后,用手仔细触摸脱位部位,进一步辨明脱位的程度、方向和位置,了解局部软组织的张力,做到心中有数。

(2)拔伸牵引:操作时助手固定脱位关节的近端,术者握住伤肢的远端做对抗牵引,牵引的方向和力量要根据脱位的部位、类型、方向、程度以及患肢肌肉丰厚和紧张程度而定。必要时可用布带协助牵引,也可采用手拉足蹬同时进行。

(3)屈伸收展:在适当地拔伸牵引下,若能根据脱位的部位、类型,使用屈曲、伸直、内收、外展等手法,缓解某部肌肉和关节囊的紧张,就可促使脱位的骨端循原路返回而复位。屈伸收展手法可联合应用,亦可单独运用,或联合旋转回绕手法。

(4)端提挤按:是指在拔伸牵引的配合下采用端提挤按的手法,将脱出的骨端推送至原来的位置。如肩关节脱位时,在助手的牵引配合下,术者两拇指挤按肩峰,其余四指端提肱骨头入臼即可复位。

(5)摇晃松解:是用于陈旧性脱位的手法。对陈旧性脱位,因关节囊及关节周围软组织粘连挛缩,手法复位应在适当的麻醉下持续牵引,反复旋转摇晃脱位关节,然后再进行受伤关节的屈伸、收展等被动活动。活动范围由小至大,力度由轻至重,动作缓慢而稳健,直至脱位关节周围软组织的粘连得以充分松解。这是整复陈旧性脱位的关键步骤。

(6)理顺筋络:当脱位整复成功后,要施以轻柔的理筋手法,理顺筋络,并向关节稳定的方向做适当的被动活动,以达到解剖复位。

第三节 手 术 疗 法

手术治疗骨伤科疾病在我国有着悠久的历史,随着现代骨科临床手术疗法的发展,手术疗法已成为中西医结合骨伤科学治疗骨伤科疾病的重要方法之一。

一、清创术

开放损伤的伤口,需要及时清创处理,以减少创口感染的机会,促进伤口愈合。清创术的内容包括止血、清除异物及污染、切除失去活力的组织、清洗伤口和消毒、修复损伤的组织和器官、及早关闭伤口,以达到防止感染、修复组织、覆盖创面的目的。开放性损伤,应争取在伤后 6 小时以内尽快实施清创术。先用肥皂水擦洗除伤口周围外的整个肢体,清除伤口周围皮肤的污垢,然后用安尔碘消毒伤口周围。用过氧化氢溶液和生理盐水冲洗伤口 3 次。由浅及深,从皮肤、皮下组织、筋膜,应按组织层次有序地深入,清除异物、血凝块、已损毁的坏死组织,止血。先清创,并观察创口的污染情况、组织损伤程度,以及重要的血管神经和肌腱、肌肉、骨骼等组织器官的损伤情况。对神经、肌肉的断裂,彻底清创后应尽量缝合;不能一期缝合者,可先用黑丝线将神经两端按原位置悬缝在一起,待伤口愈合后再行二期缝合。

二、植骨术

植骨术,是利用患者自身的骨质(自体骨)或经过特殊处理的同种异体骨,移植于患者身体上指定部位的手术。主要适用于治疗骨折不连接、骨缺损或关节植骨融合等。这些植骨材料,最好来自患者自身的松质骨,如髂骨。还有来自特制的异体松质骨。混合自体骨,对异体骨植入生长有帮助。带有骨形态发生蛋白(BMP)的同种异体骨,相对于普通的同种异体骨,有较好的促进骨愈合作用。

三、截骨术(切骨术)

截骨术是将肢体的骨折通过手术的方法截断,重新调整骨骼的位置、力线及固定,以达到改变力线、改变长度、矫正畸形等目的的手术。截骨术有楔形截骨术、旋转截骨术、移位截骨术、肢体延长术等。截骨术一般与内固定术一起,用于骨折畸形愈合或肢体的先天畸形。行截骨术前,应根据 X 线、螺旋 CT 片,准确地测定畸形的位置和角度,以及相应的截骨位置、方向和角度。

四、人工关节置换术

人工关节置换术是用一些生物材料或非生物材料制成的关节假体,用以替代病变的关节结构,恢复关节功能的手术。目前,人工关节置换术是治疗关节强直、严重的骨关节炎、因外伤或肿瘤切除后形成关节骨端大块骨缺损等的一种有效方法。用于制作人工关节的生物医学工程材料有金属材料(如钴铬钼合金)、高分子聚乙烯、陶瓷材料、炭质材料等。

五、脊柱椎板切除减压术

椎板减压术适用于颈椎、胸椎、腰椎原发性或继发性椎管狭窄患者,手术常通过椎板切除的方式,达到扩大椎管、解除压迫的目的。

六、椎弓根钉内固定术

椎弓根螺钉器械经过不断地改善得到广泛的接受,应用椎弓根螺钉结合植骨融合逐渐成为相关疾病的治疗金标准。椎弓根是脊椎上最为坚强的部分,是对脊柱进行操作和制动的有效作用点。椎弓根器械可以在获得有效固定的同时,维持脊柱的正常解剖,最大限度地保留脊柱的运动节段。在同一器械的不同节段,可以分别进行牵开、压缩、旋转、恢复前凸以及椎体的向前和向后平移。椎弓根钉技术应用广泛,退变性疾病、滑脱性疾病、脊柱畸形需要矫形、脊柱骨折固定、脊柱肿瘤、感染结核等骨病需要固定者,均可采用椎弓根钉内固定技术。随着器械的进步及微创理念的普及,经皮微创椎弓根钉置钉技术已经成为主流。近期,我国自主研发的"天玑"机器人导航辅助下椎弓根钉植入技术,已经普及,能够提高椎弓根钉置钉的准确性,减少射线,降低并发症的发生。

七、闭合复位克氏针穿针固定术

闭合复位克氏针穿针固定术是在中医"筋骨并重,动静结合"的思想指导下,经过多年的临床实践逐步形成的一整套四肢骨与关节损伤手法复位经皮穿针内固定治疗技术。这些治疗方法具有操作简便,复位准确,损伤小,固定可靠,无手术切口瘢痕影响美观、并发症及后遗症少等优点,并且可大大减少患者的经济负担,在临床上应用广泛。

八、钢板内固定术

用金属螺钉、钢板、钢丝或骨板等物直接在断骨内或外面将断骨连接固定起来的手术,称为内固定术。这种手术多用于骨折切开复位术及切骨术,以保持折端的复位。内固定术的主要优点是可以较好地保持骨折的解剖复位,比单纯外固定直接而有效,特别在防止骨折端的剪式或旋转性活动方面更为有效。另外,有些内固定物有坚强的支撑作用,术后可以少用或不用外固定,可以减少外固定的范围和时间,坚强的内固定有利于伤肢的功能锻炼和早期起床,减少因长期卧床而引起的并发症(如坠积性肺炎、静脉血栓、膀胱结石等)。随着材料学的进步及对于骨折血运的关注程度的逐渐提高,骨折内固定的原则已经由 AO 原则(解剖复位、坚强的内固定,达到骨折的一期愈合)逐渐向 BO 原则转变(生物学固定,运用微创术式,通过改进内固定器材,达到保护骨与周围软组织血运的目的)。这与中医骨伤科学所提倡的"筋骨病重"理念相契合。

九、髓内钉技术

髓内钉技术科用于长骨骨干骨折、骨折不愈合、长骨干骨折后骨不连、长骨干骨折畸形愈合、长骨干骨折的骨延长/短缩、长骨中段的病理骨折、长骨关节端骨折(股骨颈骨折、股骨粗隆间骨折、股骨髁骨折)等多种用途,临床应用广泛。其具有可以控制骨折部位的轴向力线、带锁髓内钉可以防止骨折旋转畸形、降低了内置物断裂的风险;采用闭合及微创技术,减少了手术感染率;减少对骨膜血运的破坏、保留血肿内的有成骨作用的生长因子、扩髓碎屑具有自体植骨效应、肌肉收缩产生微动提供力学刺激等因素促进骨折愈合;中心固定、弹性固定、应力分散避免应力遮挡作用,再骨折发生率低;固定牢固可以早期练功和负重;内固定取出通过小切口,微创等优点。

十、内镜技术

(一)腰椎间盘经皮椎间孔内镜技术

随着脊柱内镜及手术器械的不断发展,经皮椎间孔内镜技术发生了重大的改变。它的主要手术方式是将直径适当的手术工作管道经椎间孔入路直接行椎间盘内或者椎管内突出或者脱出椎间盘的切除。随着器械及理念的进步,椎间孔镜技术的适应证逐渐由单纯的椎间盘突出向椎管狭窄转变,手术过程由"盲视"逐渐向"全程可视"转变。

(二)关节镜技术

关节镜技术以小范围切开关节,基本保持关节原生理及解剖情况为特点,达到动态观察及针对性治疗的手术技术。通过内镜在显示器监视下进行关节软骨面及滑膜的修整、半月板切除、游离体摘除、韧带重建等工作,目前已经广泛应用于膝、髋、踝、肩、肘等多处关节。

第四节 固 定 疗 法

固定是治疗损伤的重要措施之一。其主要目的是维持损伤整复后的良好位置,防止骨折、脱位及筋伤整复后再移位,保证损伤组织正常愈合和修复。

目前,临床上常用的固定分外固定和内固定两大类。外固定包括夹板固定、石膏固定和外固定支架固定以及支具固定;内固定包括切开复位内固定和闭合复位内固定。

一、夹板固定

骨折复位后选用不同的材料,如柳木板、竹板、杉树皮、纸板等,根据肢体的形态加以塑形,制成适用于各部位的夹板,并用扎带系缚,以固定垫配合保持复位后的位置,这种固定方法称为夹板固定。

(一)材料与性能

1.夹板

夹板是根据伤肢的部位、长度及外形,做成的不同规格及塑形的薄板,是外固定的主要用具。夹板要具备以下性能。

(1)可塑性:根据肢体外形可塑形,以适应肢体生理性弯曲和弧度。

(2)韧性:要有足够的支持力,能承受肢体的张力而不变形、不折断。

(3)弹性:能适应肢体肌肉收缩和舒张时所产生的压力变化,保持持续固定复位作用。

(4)吸附性和通透性:有利于肢体表面散热,避免发生皮炎和毛囊炎。

(5)X线穿透性:能被X线穿透,便于及时检查。

2.压垫

压垫,又叫固定垫,可使夹板的固定力集中放大,产生压力或杠杆力,作用于骨折断端可起到固定和复位作用。一般安放在夹板与皮肤之间。其形状、厚薄、大小应根据骨折的部位、类型、移位情况而定。常用的压垫有以下几种(图4-24)。

3.压垫的放置方法

压垫放置应根据骨折的类型、移位情况决定,常用的有一垫、两垫、三垫固定法。

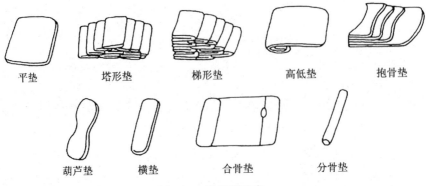

平垫　　　塔形垫　　　梯形垫　　　高低垫　　　抱骨垫

葫芦垫　　　横垫　　　合骨垫　　　分骨垫

图 4-24　固定垫种类

（1）一垫固定法：直接压迫骨折片或骨折部位。多用于移位倾向较强的撕脱性骨折分离移位或较大的骨折片，如肱骨内上髁骨折、外髁骨折（空心垫）、桡骨头脱位（葫芦垫）等。

（2）两垫固定法：适用于有侧方移位的骨折，骨折复位后，两垫分别置于两骨折端原有移位的一侧，以骨折线为界，两垫均不能超过骨折线，以防止骨折再发生侧方移位（图 4-25A）。

（3）三垫固定法：适用于成角移位的骨折。骨折复位后，一垫置于骨折成角的角顶处骨折线上，另两垫分别置于靠近骨干两端的对侧，三垫形成杠杆力，以防止骨折再发生成角移位（图 4-25B）。

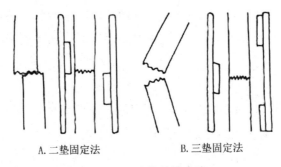

A. 二垫固定法　　　　B. 三垫固定法

图 4-25　固定垫放置方法

4.扎带

扎带的约束力是夹板外固定力的来源。扎缚的方法是：上肢骨折扎 3 条扎带，下肢扎 4 条扎带，依次捆扎中间、远端、近端，缠绕两周后打活结扎在前侧或外侧夹板上。捆扎时其松紧度要适宜，捆扎后要求能提起扎带在夹板上下移动 1 cm。

(二)适应证与禁忌证

1.适应证

(1)四肢闭合性骨折经手法整复成功者。股骨干骨折因肌肉发达、收缩力大,需配合持续牵引。

(2)关节内及近关节内骨折经手法整复成功者。

(3)四肢开放性骨折,创面小或经处理闭合伤口者。

(4)陈旧性四肢骨折运用手法整复者。

2.禁忌证

(1)较严重的开放性骨折。

(2)难以整复的关节内骨折和难以固定的骨折,如髌骨、股骨颈、骨盆骨折等。

(3)肿胀严重伴有水疱者。

(4)伤肢远端脉搏微弱,外周血运较差或伴有血管损伤者。

(三)固定方法

1.选用合适的夹板和压垫

夹板有不同的种类和型号,使用时,应根据骨折的部位、类型,按照患者肢体的长短、粗细,选用适合的夹板和压垫。

2.外敷药物

骨折复位后,两助手仍需把持肢体,以防骨折端再移位,术者将事先准备好的消肿止痛药膏敷在骨折部,外用绷带缠绕1～2圈,或以棉垫包裹患肢后用绷带缠绕固定,以防皮肤压伤。若皮肤有擦伤或已形成水疱,应在消毒后用消毒针头放空水疱,外敷消毒矾纱。

3.放置压垫

将做好的压垫准确地放在肢体的适当部位,用胶布固定在绷带外面。

4.安放夹板

根据各部骨折的具体要求,按照先前后、再两侧的顺序放置夹板。

5.捆绑扎带

最后术者用3～4条扎带按中间、远端、近端的顺序依次绕夹板外面缠绑2圈后扎紧,并检查松紧度。除简单包扎法外,临床常用续增包扎法,其优点是夹板不易移动,肢体受压均匀,固定较为牢靠。固定时放置固定垫后,先放置两块起主要作用的夹板,以绷带包扎两周,再放置其他夹板,亦用绷带包扎,最后绑缚扎带 3~4 条。

(四)夹板固定的注意事项

(1)观察患肢的血运,特别在固定后 3 天内更应注意观察肢端皮肤色泽、温度、感觉、肿胀、动脉搏动及被动活动情况。如发现肢端肿胀、疼痛、发凉、麻木、活动障碍和脉搏减弱或消失等,应及时处理,否则,肢体有发生缺血性肌挛缩,甚至坏疽的危险。

(2)调整扎带的松紧度,一般在固定后 4 天内,因复位的继发性损伤、部分浅静脉回流受阻、局部损伤性反应等,夹板内压力有上升趋势,应将布带及时放松一些;以后随着肿胀消退,夹板内压力日趋下降,扎带会变松,应及时调整,保持 1 cm 左右的正常移动度。

(3)若在压垫骨突起处出现固定性疼痛时,应及时拆开夹板进行检查,以防止发生压迫性溃疡。

二、石膏固定

石膏绷带有塑形好、固定可靠、便于护理、方便更换等特点。近代材料学的发展,出现了因冷热可变形高分子聚酯材料,用于骨折外伤的固定,因其比传统的石膏坚强、耐用、不怕水,可加热后调整形状,因而可以部分替代传统石膏应用。无论应用那种石膏,都需要应用衬垫保护以免压疮。

(一)常用石膏类型

1.石膏托

将石膏绷带按需要长度折叠成石膏条,即石膏托。一般上肢石膏托需用石膏绷带 12~14 层,下肢石膏托需用石膏绷带 14~16 层。石膏托的宽度一般以能包围肢体周径的 2/3 左右为宜。

2.石膏夹

按照做石膏托的方法制作石膏条,将两条石膏条带加衬垫分别置于被固定肢体的伸侧及屈侧或者内侧和外侧,再用绷带继续包缠而成。

3.石膏管型

石膏管型指用石膏绷带和石膏夹结合包缠固定肢体的方法,即在石膏夹板的基础上再用石膏绷带缠绕固定,使前后石膏条成为一个整体。

4.躯干石膏

躯干石膏指采用石膏条带与石膏绷带相结合包缠固定躯干的方法,常用的躯干石膏有头胸石膏、颈胸石膏、石膏围领、肩"人"字石膏、石膏背心、石膏围腰及髋"人"字石膏等。

5.其他类型

根据伤情或病情的需要,制成各种类型的石膏以达到外固定目的,如蛙式石膏、"U"形石膏等。

(二)固定方法

1.术前准备

石膏绷带浸泡水中10～15分钟后即开始凝结,因此,术前应做好准备工作,以免延误时间,影响固定效果。

术前要做好以下准备。

(1)材料准备:需用多少石膏绷带要预先估计好,拣出放在托盘内,用桶或盆盛40℃左右温水备用,其他用具如石膏剪、石膏刀、剪刀、衬垫、绷带、胶布及有色铅笔等准备齐全。

(2)患者肢体准备:将拟固定肢体用肥皂清洗干净,有伤口者应清洁换药,摆好伤肢关节功能位或特殊体位,并由专人扶持或置于石膏牵引架上。

(3)人员分工:大型石膏固定包扎要1人负责体位,1人制作石膏条并浸泡石膏,1～2人包缠及抹制石膏。一般包扎石膏人数的多少根据石膏固定部位的大小情况而定。

2.制作石膏条带

根据不同需要用石膏绷带来回反复折叠成不同长度、宽度和厚度的石膏条带,叠好后放入已准备好的温水中浸泡,待气泡冒净后取出,两手握住其两端,轻轻对挤,除去多余水分后,铺开抹平即可使用(图4-26)。

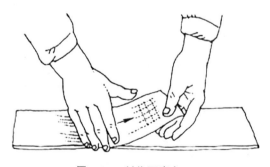

图4-26 制作石膏条

3.制作石膏衬垫

石膏固定前应在石膏固定部位,根据需要制作相应的石膏衬垫或在骨骼隆起部、关节部垫以棉垫,以免影响血运或致皮肤受压坏死而形成压迫性溃疡。

4.石膏包扎手法

一般于固定部位由上向下或由下向上缠绕,且以滚动方式进行,松紧要适度,每一圈石膏绷带应盖住前一圈绷带的 1/2 或 1/3。由于肢体粗细不等,当需要向上或向下移动绷带时,要提起绷带的松弛部并向肢体的后方折叠(图 4-27),切不可翻转绷带。操作要迅速、敏捷、准确,两手要互相配合,即用一手缠绕石膏绷带,另一手同时朝相反方向抹平。

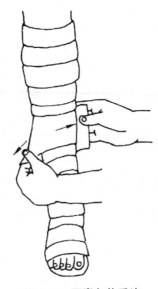

图 4-27　石膏包扎手法

(三)并发症

1.缺血性肌挛缩

石膏固定过紧,影响静脉回流和动脉供血,使肢体严重缺血,导致肌肉坏死、挛缩,甚至肢体坏疽。因神经受压和缺血可造成神经损伤,而发生肢体感觉和运动障碍。因而固定松紧应适当,术后应严密观察,及时处理。

2.压迫性溃疡

多因石膏凹凸不平或关节处塑形不良压迫而致压迫性溃疡。一般患者表现为持续性局部疼痛不适,以致石膏局部有臭味及分泌物,应及时开窗检查进行处理。

3.皮炎

石膏固定范围肢体的皮肤被长时间覆盖或汗液浸渍,常引起皮炎。有些因瘙痒而抓破皮肤引起感染。

4.失用性萎缩、关节僵直

长时间的关节固定,必定引起关节不同程度的僵硬,并引起肌肉的萎缩。

三、外固定器固定

外固定器固定指将骨圆针或螺钉钻入骨折两断端后,在皮外固定于外固定架上,利用物理调节使骨折两断端达到良好对位和固定的方法,又称外固定架固定。其主要类型主要有单边架、半环、全环与三角式外固定架、平衡固定牵引架等。

(一)单边架

在骨折的一侧上下端各穿一组钢针,穿过两侧骨皮质,但不穿越对侧的软组织。理想的单侧骨外固定装置,架子需轻巧而结实,装卸方便,固定稳靠,两端有加压和牵引设计;固定针的直径、长短合适可调,钻入骨质后咬合力强,与架子联成一体,固定力强,并有较好的抗旋转及抗屈伸剪力。

(二)半环、全环与三角式外固定架

这 3 种都属于多平面外固定架,是多平面穿针,属于较稳定的一种。它不会发生旋转与成角畸形,但结构复杂,安装较烦琐,体积也较大,因其连杆与针数较多,固定过于牢固,产生过大的应力遮挡效应,可能影响骨折愈合。国内孟和设计的全环式固定架除穿针较少外,还受到小夹板治疗骨折的启发,设计了几个能随意调整位置的压垫,以纠正其成角及侧方移位。国内李起鸿设计的半环式槽式固定架使用很方便,肢体完全可以平放在床上,便于处理开放伤口及护理。三角式外固定架为 AO 派所首创,可供 2～3 个方向的穿针,全针和半针相结合,以达到多向性固定,在欧洲广泛使用。

(三)平衡固定牵引架

其属于单针双边外固定架。是把单根斯氏针穿过股骨髁上,在大腿根部套一固定环,内外侧连接伸缩杆,治疗股骨干骨折。其特点是稳定性差,常需配合小夹板固定。

四、支具治疗

随着材料学的进步,支具疗法具有固定牢稳、轻便、舒适和透气性好的特点,其运用越来越广泛。支具是一种置于身体外部,限制身体的某项运动,从而辅助手术治疗的效果,或直接用于非手术治疗的外固定。另外,在外固定的基础上加

上压点,就可以成为矫形支具,用于身体畸形的矫正治疗。目前随着 3D 打印技术的进步,对于一些矫形支具,可量身定做。

(一)头颈胸背心外固定架

适应证:颈椎损伤(含寰枢椎骨折、齿状突骨折);颈椎畸形(术前、术中、术后应用);颈椎炎症(结核及其他炎症所致的不稳定);颈椎肿瘤(术前、术中、术后应用);因手术中其他原因所致颈椎不稳定。

(二)脊柱侧弯矫形器

适应证:主要用于胸、腰段(多用于 T_{10} 以下)的 Cobb 角＜45°的特发性脊柱侧弯患者。

使用说明:产品为订制品,需按大小或形状进行修改或调整通过额状面上的3点固定。加腹压产生对脊柱的牵引力来矫正脊柱。

(三)肩外展支架

适应证:主要用于肩关节术后固定、棘上肌腱断裂、肩关节骨折脱位整复后臂丛神经麻痹、急性肩周炎等,可将肩关节固定在外展(30°～170°)前屈位。

(四)长型膝锁定矫形器

适应证:长型膝锁定矫形器,稳定性更强,带多转动轴的关节铰链,可将膝关节固定多种角度,还可以防止膝关节过度伸展,适用于膝部韧带受损及膝部稳定性减弱需固定者。

另外,亦有颈椎支具、踝关节支具,以及针对截瘫患者的支具等。支具的佩戴必须合适,维持及时,以保持良好的固定与体位。防止压疮或血管、神经受压损伤,继发畸形等。

五、内固定术

内固定是在骨折复位后,通过置入金属固定物用来维持复位的一种方法。临床有两种置入方法:一是切开复位后置入;二是闭合复位后,在 X 线机等影像设备的监视下插入。

(一)材料与性能

目前常用的内固定材料有镍钼不锈钢、钴合金钢、钛合金钢、钴铬钼合金钢等,以钛合金的生物相溶性为佳。少数的骨折部位,如胫骨内踝骨折可用可降解的聚乙烯材料。

（二）器材与应用

常用的有螺钉、接骨板、髓内针、不锈钢丝、骨圆针、空心钉以及脊柱前后路内固定器材等。手术所用的特殊器械也需准备,如骨折内固定手术时所用的电钻、螺丝刀、固定器、持钉器、测钉针、持骨器、骨撬等,脊柱骨折内固定手术所用的一般为成套的脊柱复位和内固定器械。

第五节　练 功 疗 法

练功疗法,又称功能锻炼,古称导引,是指通过肢体运动防治疾病、促使肢体功能恢复、增进健康的一种有效方法。张介宾在《类经》注解中说:"导引,谓摇筋骨,动肢节,以行气血也。""病在肢节,故用此法。"练功疗法对骨与关节以及软组织损伤后康复有很好的促进作用,它不仅是中医骨伤科的重要疗法之一,在世界医疗体育史上也有相当的地位。

近代医家在不断总结前人经验的基础上,逐步充实提高,而将导引发展成为强身保健、防治疾病的方法。内容丰富多彩,包括五禽戏、八段锦、易筋经、少林拳、太极拳等。

一、练功疗法的作用

练功疗法治疗骨关节及软组织损伤,对提高疗效、减少后遗症有着重要的意义。它对损伤的防治作用可归纳为:活血化瘀、消肿定痛;濡养患肢关节筋络;促进骨折愈合;防治筋肉萎缩;避免关节粘连和骨质疏松;提高整体机能,促进恢复。

二、应用原则以及注意事项

（一）内容和运动强度

练功的内容和运动强度,应根据患者的具体情况,因人而异、因病而异。并制定严格、合理的锻炼计划。

（二）动作要领

正确指导患者练功,是取得良好疗效的一个关键。上肢和下肢由于分工的不同,故在锻炼中侧重有所不同。

1.上肢

上肢练功的主要目的是恢复手的功能,凡上肢各部位的损伤,注意手部各关节的早期练功活动。特别要保护其灵活性,以防关节发生功能障碍。

2.下肢

下肢练功的主要目的是恢复负重和行走,保持各关节的稳定性。

3.循序渐进,持之以恒

练功时应根据患者的实际情况,在患者能承受的范围内,逐渐增强,次数由少到多,动作幅度由小到大,锻炼时间由短到长。只要不出现异常反应和意外,就必须严格按照制定的锻炼计划进行。

4.沟通和随访

锻炼前将锻炼的目的意义向患者说明,并告知可能出现的情况和处理方法,取得患者信任。锻炼过程中定期复查可了解患者恢复的情况,并及时调整练功内容和运动量,修订锻炼计划,从而获得满意的疗效。

三、各部位主要功能锻炼方法

(一)颈项部功能锻炼

预备姿势:两脚叉开,与肩同宽,头颈端正,两手叉腰,配合呼吸。

作用:增强颈项部肌肉力量和颈椎稳定性。可辅助治疗颈部扭伤,颈部劳损,颈椎肥大和颈椎病引起的头颈、项、背肌肉疼痛、麻木和头晕等,防止颈椎活动功能障碍。

1.抬头观天,低头看地

动作要领:吸气时充分抬头观天,呼气时还原;吸气时充分低头看地,呼气时还原。

2.与项争力,左右进行

动作要领:吸气时头颈充分向左侧弯;呼气时还原;吸气时头颈充分向右侧弯;呼气时还原。

3.往后观瞧,左右进行

动作要领:吸气时头颈充分向右后转,眼看右后方,呼气时还原;吸气时头颈充分向左后转,眼看左后方,呼气时还原。

(二)肩肘部功能锻炼

1.双手托天

预备姿势:两脚开立,两臂平屈,两手放在腹部手指交叉,掌心向上。

动作要领:反掌上举,掌心向上,同时抬头眼看手掌;然后还原。初起可由健肢用力帮助患臂向上举起,高度逐渐增加,以患者无明显疼痛为度。

作用:对恢复肩关节的功能,辅助治疗某些肩部陈伤有效,如手臂因劳损及风湿而不能前屈上举等。

2.肘部屈伸

预备姿势:两脚开立,两手下垂。

动作要领:右手握拳,前臂向上,渐渐弯曲肘部,然后渐渐伸直还原。左侧与右侧相同。

作用:增强上臂肌力,有助于恢复肘关节伸屈功能,适于治疗肘部骨折及脱位的后遗症。

(三)前臂及腕部功能锻炼

1.抓空握拳

动作要领:将手指尽量伸展张开,然后用力屈曲握拳,左右可同时进行。

作用:能促进前臂与手腕的血液循环,消除前臂远端的肿胀,并有助于恢复掌指关节的功能和解除掌指关节风湿麻木等症状。上肢骨折锻炼早期都从此开始。

2.拧拳反掌

动作要领:两臂向前平举时,掌心朝上,逐渐向前内侧旋转,使掌心向下变拳,握拳过程要有"拧"劲,如同拧毛巾一样(故称拧拳),还原变掌,反复进行。

作用:能帮助恢复前臂的旋转功能。

3.背伸掌曲

动作要领:用力握拳,作腕背伸、掌屈活动,反复多次。

作用:能锻炼腕背伸肌和腕掌屈肌的力量。

4.手滚圆球

动作要领:手握 2 个圆球,手指活动,使圆球滚动或变换两球位置,反复多次。

作用:增加手部力量和手指灵活性。

(四)腰背部功能锻炼

1.左右回旋

动作要领:双足开立,与肩同宽,双手叉腰,腰部作顺时针及逆时针方向旋转各 1 次,然后由慢到快、由小到大地顺逆时针,交替回旋 6～8 次。

2.俯卧背伸

动作要领:患者俯卧,头转向一侧。吸气时分别进行以下动作。

(1)两腿交替做背伸动作。

(2)两腿同时作背伸动作。

(3)两腿不动,头胸部背伸。

(4)头胸与两腿同时背伸,呼气时还原,反复多次。

(五)下肢功能锻炼

1.举屈蹬腿

动作要领:仰卧位,腿伸直,两手自然放置背侧,把下肢直腿徐徐举起,然后尽量屈髋屈膝背伸踝,再向前上方伸腿蹬出,反复多次。

作用:全面增强大腿、小腿的肌力。防治下肢关节和肌肉挛缩麻木,筋骨疼痛,腿力衰退。

2.股肌舒缩

动作要领:股肌舒缩即是指股四头肌舒缩活动。患者仰卧位,膝部伸直,作股四头肌收缩与放松练习,当股四头肌用力收缩时,髌骨向上提拉,股四头肌放松时,髌骨恢复原位,反复多次。

作用:增强股四头肌和伸膝装置的力量,防止肌肉萎缩和关节僵直。

3.半蹲转膝

动作要领:两脚立正,脚跟并拢,两膝并紧,两膝微屈,两手按于膝上。两膝分别做以下动作。

(1)自右向后、左、前的顺时针转摇。

(2)自左向后、右、前的逆时针回旋动作,反复多次。

作用:恢复膝关节功能,防治膝部疼痛和行走无力。

4.搓滚舒筋

动作要领:坐于凳上,患足踏在竹管或圆棒上,膝关节前后伸屈滚动竹管。

作用:恢复膝、踝关节骨折损伤后的伸屈功能。

5.蹬车活动

动作要领:坐在一个特制的练功车上作蹬车活动,模拟踏自行车。

作用:使下肢肌肉及膝、踝关节得到锻炼。

第六节 其 他 疗 法

一、牵引

牵引是指持续牵引而言,它是通过牵引装置,沿肢体纵轴利用作用力和反作用力原理,以缓解肌肉紧张和痉挛,预防和矫正软组织挛缩以及骨与关节畸形,辅助治疗骨折、脱位和筋伤的一种整复固定方法。

牵引的种类很多,临床常用的有皮肤牵引、牵引带牵引、骨牵引及布托牵引。

(一)皮肤牵引

皮肤牵引指用胶布粘贴于伤肢皮肤上,利用扩张板(方形木版),通过滑车连接牵引重锤进行牵引的方法。其牵引力是通过皮肤的张力,间接牵开肌肉的收缩力而作用于骨骼的。其特点是简单易行,对患肢基本无损伤,无穿针感染之危险,安全无痛苦。但由于皮肤本身所承受力量有限,同时皮肤对胶布粘着不持久,牵引力较小,故其适应范围有一定的局限性。

1.适应证

骨折需要持续牵引疗法,但又不需要强力牵引或不适于骨骼牵引、布带牵引的病例。临床常用于小儿下肢骨折、老年人的骨折、短期牵引、预防或矫正髋、膝关节屈曲、挛缩畸形等。

2.禁忌证

由于皮肤牵引需要胶布粘贴于皮肤,故皮肤对胶布过敏者、有损伤或炎症者、肢体有静脉曲张、慢性溃疡等血管病变者禁用。

3.操作方法

在骨突起处放置纱布,不使胶布直接接触该处,以免压迫皮肤出现溃疡;先持胶布较长的一端平整地贴于大腿或小腿外侧,并使扩张板与足底保持两横指的距离,然后将胶布的另一端贴于内侧,注意两端长度相一致,以保证扩张板处于水平位置;胶布外面自上而下地用绷带缠绕并平整地固定于肢体上,但绷带不要盖住其上端,也勿过紧。将肢体置于牵引架上,根据骨折对位要求调整滑车的位置及牵引方向。腘窝和跟腱处应垫以棉垫,勿使悬空(图 4-28)。

4.注意事项

(1)牵引重量一般不能超过 5 kg;牵引时间一般为 2～3 周。

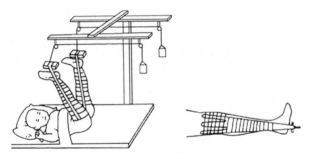

图 4-28 皮肤牵引

(2)胶布和绷带如脱落,应及时更换;若有不良反应,应及时停止牵引。

(二)骨牵引

骨牵引是指将骨圆针或牵引钳穿过骨骼内,通过牵引装置,进行牵引的方法。骨牵引可以承受较大的牵引重量,阻力较小,可以有效地克服肌肉紧张,纠正骨折重叠或关节脱位造成的畸形,保持骨折端不移位的情况下,可以加强患肢功能锻炼,防止关节僵直、肌肉萎缩,以促进骨折愈合。但骨圆针直接通过皮肤穿入骨质,如果消毒不严格或护理不当,易导致针眼处感染;穿针部位不当易损伤关节囊、神经和血管;儿童采用骨牵引易损伤骨骺。

1.适应证

骨牵引多用于肌肉发达的成年人和需要较长时间固定或较大重量牵引的患者。

2.禁忌证

牵引处有感染或开放性伤口创伤污染严重者、局部骨骼有肿瘤、结核等病变患者、局部需要切开复位者禁用。

3.常用牵引与操作方法

(1)颅骨牵引:用于颈椎骨折脱位,尤其是合并有颈髓损伤者。患者仰卧,头枕沙袋,剃光头发,画两侧乳突之间的一条冠状线,沿鼻尖到枕外隆凸的一条矢状线。将颅骨牵引弓的交叉部支点对准两线的交点,两端钩尖放在横线上充分撑开牵引弓,钩尖所在横线上的落点即为进针点;另一方法是由两侧眉外端向颅顶画两条平行的矢状线,两线与上述冠状线相交的两点,即为进针点。

在无菌和局部麻醉下,用尖刀在两点处各作一长约 1 cm 小横切口,深达骨膜,用带安全隔板的钻头在颅骨表面斜向内内侧约 45°角,以手摇钻钻穿颅骨外板(成人约 4 mm,儿童为 3 mm)。注意防止穿过颅骨内板伤及脑组织。然后将牵引弓两钉齿插入骨孔内,拧紧牵引弓螺丝钮,使牵引弓钉齿固定牢固,缝合切口并用酒精纱布覆盖伤口。牵引弓系牵引绳并通过滑车,抬高床头 20 cm 左右作为对抗牵引(图 4-29)。一般第 1~2 颈椎用 4 kg,以后每下一椎体增加 1 kg。复位后其维持重量一般为 3~4 kg。

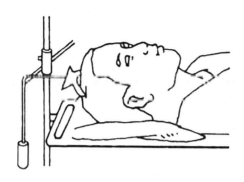

图 4-29　颅骨牵引

(2)尺骨鹰嘴牵引:用于肱骨外科颈、肱骨干骨折等。自尺骨鹰嘴尖端向远端 2 cm 处作一尺骨背侧缘的垂直线,再在尺骨背侧缘的两侧各 2 cm 处,画一条与尺骨背侧缘平行的直线,3 条直线相交两点即为牵引针的进出针点(图 4-30)。

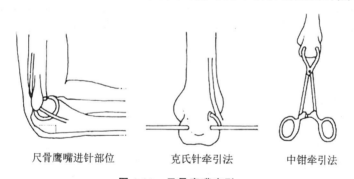

尺骨鹰嘴进针部位　　　　克氏针牵引法　　　　中钳牵引法

图 4-30　尺骨鹰嘴牵引

患者仰卧位,屈肘 90°,前臂中立位,在无菌和局部麻醉下,术者将固定在手摇钻上的骨圆针从内侧标记点刺入皮肤至骨,转动手摇钻将骨圆针穿过尺骨鹰嘴从外侧标记点穿出。穿针时应始终保持针与尺骨干垂直,不能钻入关节腔或损伤尺神经。安装牵引弓并拧紧固定即可。一般牵引重量为 2~5 kg,维持重量为 2~2.5 kg。

(3)股骨髁上牵引或胫骨结节牵引:用于股骨干骨折、转子间骨折等。股骨髁上进针处,自髌骨上缘作一与股骨干垂直的横线,再沿腓骨小头前缘与股骨内髁隆起最高点各作一条与髌骨上缘横线相交的垂直线,相交的两点即是。胫骨结节进针处,胫骨结节最高点向下 2 cm,再向后 2 cm 处外侧作为进针点。

患者仰卧位,伤肢置于布朗架上,使膝关节屈曲 40°,在无菌和局部麻醉后,以克氏针穿入皮肤,直达骨质,徐徐转动手摇钻,当穿过对侧骨皮质时,以手指压迫针眼处周围皮肤,穿出钢针,使两侧钢针相等,酒精纱布覆盖针孔,安装牵引弓,进行牵引。牵引时,应将床脚抬高 20 cm 左右,以作对抗牵引(图 4-31)。

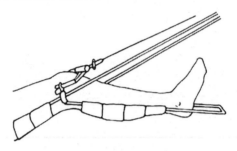

图 4-31　股骨髁上牵引

胫骨结节牵引时,从外向内进针,以免损伤腓总神经。牵引重量成人一般为体重的 1/8~1/6,年老体弱者为体重的 1/9 重量,维持量为 3~5 kg(图 4-32)。

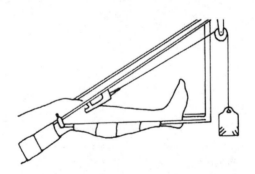

图 4-32　胫骨结节牵引

(4)跟骨牵引:用于胫腓骨不稳定性骨折、踝部粉碎性骨折等。自内踝尖到足跟后下方连线中点,或自内踝尖垂直向下 3 cm,再水平向后 3 cm,内侧进针点。

常规消毒足跟周围皮肤,局麻后,用手摇钻或骨锤将骨圆针自内侧标记点刺入,直达骨骼,穿至对侧皮外,酒精纱布覆盖针孔,安装牵引弓,进行牵引即可(图 4-33)。穿针时应注意针的方向,胫腓骨干骨折时,针与踝关节面呈倾斜 15°,即针的内侧进入处低,外侧出口处高,有利于恢复胫骨的正常生理弧度。跟骨牵引重量一般为 4~6 kg,维持重量为 2 kg。

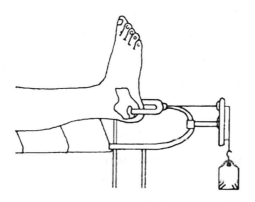

图 4-33 跟骨牵引

(三)特殊牵引

这类牵引是利用牵引带系于患者肢体某一部位,再用牵引绳通过滑轮连接牵引带和重量进行牵引的方法。也可称为牵引带牵引。临床上对骨折和脱位有一定的复位固定作用;还可用于缓解和治疗筋伤的痉挛、挛缩和疼痛。根据病变部位的不同,常用的有以下几种牵引方法。

1.颌枕带牵引

颌枕带牵引是利用枕颌带系于头颅的颌下与枕部,连接牵引装置牵引颈椎的一种方法。适用于轻度无截瘫的颈椎骨折或脱位、颈椎病、颈椎间盘突出症的治疗。常用坐位牵引,每天 1～2 次,每次 20～30 分钟,牵引重量 3～5 kg(图 4-34)。

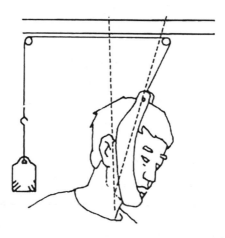

图 4-34 颌枕带牵引

2.骨盆悬吊牵引

利用骨盆悬吊兜将臀部抬离床面,利用体重使悬吊兜侧面拉紧向骨盆产生挤压力,对骨盆骨折和耻骨联合分离进行整复固定的方法,称为骨盆悬吊牵引。适用于骨盆环骨折分离、耻骨联合分离及骶髂关节分离等(图4-35)。

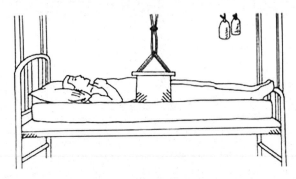

4-35　**骨盆悬吊牵引**

3.骨盆牵引带牵引

让患者仰卧于骨盆牵引床上,用束带分别捆绑于胸部和骨盆部,在束带上连接一定的重量或施加一定的力量进行牵引的方法,称为骨盆牵引带牵引。目前,电脑程控骨盆牵引床也已经得到普遍应用。适用于腰椎间盘突出症、腰椎小关节紊乱症、急性腰扭伤等症(图4-36)。

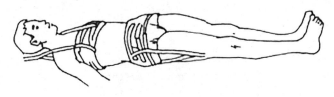

图4-36　**骨盆牵引带牵引**

二、封闭疗法

封闭疗法是根据不同疾病,将药物注射于某一特定部位或压痛点的一种治疗方法,具有抑制炎症渗出、改善局部血运和营养状况、消肿止痛等作用。全身各部位的肌肉、韧带、筋膜、腱鞘、滑膜等急慢性损伤或退行性变所引起的局部疼痛性疾病,都适合应用封闭疗法。有时也可用于疾病的诊断与鉴别诊断。封闭疗法对于骨关节结核、化脓性关节炎及骨髓炎、骨肿瘤禁忌使用;全身状况不佳,特别是心血管系统有严重病变者应慎用,因封闭的刺激可导致意外的发生。

目前封闭治疗的药物多以局部麻醉药物合并类固醇类药物为主,麻醉药物多选用 0.5％～1％利多卡因,类固醇类药物多选用复方倍他米松注射液,根据不同的目的,选择合适的配比,运用封闭治疗。另外亦有学者应用中药制剂如复方当归注射液、复方丹参注射液等或者维生素类药物如维生素 B_1、维生素 B_{12} 等,运用之前需注意选择合适的适应证,排除禁忌证。

三、物理疗法

物理疗法是利用各种物理因子(如电、磁、声、光、冷与热等)作用于机体,引起机体内一系列生物学效应,从而调节、增强或恢复各种生理机能,影响病理过程,以达到康复目的的一种疗法。

物理疗法在骨伤科疾病的治疗和康复中具有十分重要的作用,以物理因子引起局部组织的生物物理和生物化学变化的直接作用,以及因物理因子作用于人体后而引起体液改变,或通过神经反射,或通过经络穴位而发挥的间接作用。物理疗法对骨伤科疾病治疗的主要作用可消炎、镇痛、减少瘢痕和粘连的形成、避免或减轻并发症和后遗症等。

四、针灸疗法

针灸疗法是运用针刺或艾灸人体相应的穴位,从而达到治疗疾病目的的一种方法。针灸具有调和阴阳、舒筋通络、活血祛瘀、行气止痛、祛风除湿等作用。常用的针法有毫针法、电针法、水针法和耳针法等,灸法有艾炷灸、艾条灸和温针灸等,在应用时应根据临床病证的不同选择使用。针刺操作过程中要注意无菌操作,对胸、胁、背、腰等脏腑所居之处的腧穴,不宜直刺、深刺,以防损伤脏器。有继发性出血倾向的患者和损伤后出血不止的患者等不宜针刺。

五、针刀疗法

针刀疗法是以中医针刺疗法和西医学的局部解剖、病理生理学知识为基础,与现代外科有限手术和软组织外科松解理论相结合而形成的一种新的治疗方法。这种治疗方法"以痛为输",用小针刀刺入病所,以治疗肌肉、筋膜、韧带、关节滑膜等软组织损伤性疾病。

六、关节穿刺术

关节穿刺术是以空心针刺入关节腔,达到吸出关节内容物、注入药物或造影对比剂等目的的诊断或治疗方法。其对于关节病的诊断和治疗具有双重意义。当关节有病变时,常需吸出关节液做化验、细菌培养或细菌学检查,以明确诊断。为治疗关节病变,常需吸出关节液做引流,并同时注入药物进行治疗。另外为明确诊断,需行关节造影者,常在关节穿刺后注入造影对比剂,并摄片检查。

七、关节引流术

化脓性关节炎当经过穿刺抽液并注入抗菌药物治疗后,患者全身及局部情况仍不见好转,或关节液已成为稠厚的脓液,应及时行关节引流术。

第五章 骨伤病的创伤急救

第一节 急救技术

创伤,亦称外伤,是指各种物理、化学和生物等致伤因素作用于机体所造成的组织结构完整性损害或功能障碍。自然灾害、生产或交通事故以及战争发生时,都可能在短时间内出现大批伤员,需要及时地进行抢救。

创伤急救的目的是保护伤员的生命,避免继发性损伤和防止伤口污染。这就要求医护人员必须熟练掌握创伤急救知识与救护技能,力求做到快抢、快救、快送,尽快安全地将伤员转送至医院进行妥善地治疗。

创伤急救原则是先抢后救、检查分类、先急后缓、先重后轻、先近后远、连续监护、救治同步、整体治疗。

创伤救护步骤:先进行止血、包扎、固定,然后正确搬运和及时转送。同时应保持伤员的呼吸道通畅,对心跳与呼吸骤停复苏,及时救治创伤昏迷等危急重症患者,积极防治休克及多器官衰竭等并发症。

现代急救医学把保持呼吸道通畅、止血、包扎、固定、搬运合并称为现场急救的五大技术。

一、保持呼吸道通畅

对呼吸停止或呼吸异常的伤员,迅速使伤员仰卧,解开伤员衣领和腰带,将头部后仰,下颌向上抬起,及时清除口鼻咽喉中的血块、黏痰、呕吐物、假牙等异物,保持呼吸道通畅。对下颌骨骨折、颅脑损伤或昏迷伤员,有舌后坠及阻塞呼吸道者,可将舌牵出,用别针或丝线穿过舌尖固定于衣服上,同时将伤员置于侧卧位。对于呼吸道阻塞及有窒息危险的伤员,可插入口咽通气管或鼻咽通气管,或急用粗针头穿刺环甲膜通气,或行环甲膜切开插管、气管内插管及气管切开插管。对呼吸骤停者,可行口对口或经口咽通气管或鼻咽通气管行人工呼吸。

二、止血

出血是创伤的主要表现,而大出血是导致伤员死亡的重要原因之一,故对创伤出血首先必须及时止血,然后再作其他急救处理。常用的止血方法有以下几种。

(一)加压包扎止血法

此方法急救中最常用,躯干、四肢血管伤大多可用此法止血。先用较多无菌纱布或干净布类覆盖伤口,如出血伤口较深较大,可先用敷料充填,较多敷料环绕,再用外用绷带进行加压包扎。加压包扎以能止血,松紧合适,仍保持肢体远侧血液循环为度。包扎后应抬高患肢,密切观察出血和肢体远侧血液循环情况,并迅速送至有条件医院作进一步处理。

(二)指压止血法

对判断为肢体主要动脉损伤、出血迅猛需立即止血者,用手指或手掌压迫出血动脉的近心端,把血管压向深部骨骼。此方法仅适用于四肢及头面部的大出血急救,为止血的短暂应急措施,不宜长时间使用。如有条件可用止血钳夹住出血的大血管断端,连同止血钳一起包扎在伤口内,注意不可盲目钳夹,以免损伤邻近神经或组织。

(三)止血带止血法

此方法适用于四肢大血管出血用加压包扎法无效者。常用的止血带有橡皮管(条)与气压止血带两种,要严格掌握操作方法和注意事项。止血带缚扎时间不宜太长,避免引起肢体缺血性坏死而致残(图 5-1)。

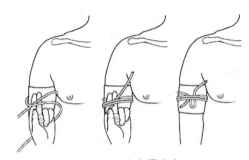

图 5-1　止血带止血

1.操作方法

上肢缚于上臂上 1/3 处,下肢缚于大腿中上 1/3 处,前臂和小腿禁用。扎止血带部位先用 1～2 层软敷料垫好,缚止血带时先将患肢抬高 2～3 分钟,尽量使静脉血回流。如用橡皮管止血,则用手握住橡皮管一端,拉长另一端缠绕肢体两圈,以不出血为度,在肢体外侧打结固定。如用气压止血带,缚上后充气,直至达到有效止血即可。

2.注意事项

使用止血带,以出血停止、远端无血管搏动为度。伤员必须有显著标志,并标明启用时间。应每隔 1.0～1.5 小时放松 9 次,每次放松时间为 3～5 分钟,或待肢体组织有新鲜血液渗出后,再重新扎上,若出血停止则个必重复使用。对失血较多者,应先补充血容量,输液、输血,预防休克和酸中毒等并发症的发生。对于严重挤压伤和远端肢体严重缺血者,要忌用或慎用止血带。

(四)血管结扎法

如无修复条件而需长途运送者,可先清创结扎血管断端,缝合皮肤,不上止血带,迅速转送后进一步处理,可降低感染率、防止出血和避免长时间使用止血带的不良后果。

三、包扎

包扎的目的是保护创面、减少污染、压迫止血、固定创面敷料、固定骨折与关节、减轻疼痛、有利于搬运和转送。常用的包扎材料是绷带、三角巾等。常用的包扎方法有以下几种。

(一)绷带包扎法

最普遍的一种伤口包扎法,包括环形包扎法、螺旋形包扎法(图 5-2)、螺旋反折包扎法、"8"字环形包扎法(图 5-3)。绷带包扎的要求:三点一走行,三点即起点、止点、着力点,一走行即绷带走行方向。

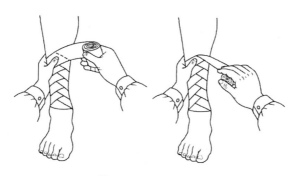

图 5-2 螺旋包扎法

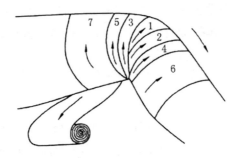

图 5-3　8 字包扎法

(二)三角巾包扎法

三角巾包扎简单、方便、灵活,包扎面积大,效果好,适用于头面、胸腹、四肢等全身各部位(图 5-4)。

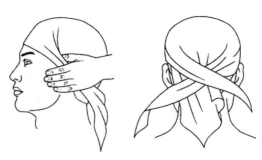

图 5-4　头部三角巾包扎法

(三)多头带包扎法

包扎时先将多头带中心对准覆盖好敷料的伤口,然后将两边的各个头分别拉向对侧打结。多用于头面部较小的创面和胸、腹部的包扎。

(四)急救包包扎法

拆开急救包,将包中备有的无菌敷料和压垫对准伤口盖住,再按三角巾包扎法包扎。多用于头胸部开放性损伤。

四、固定

在现场救护中,为了防止骨折端或脱位肢体活动刺伤血管、神经等周围组织造成继发性损伤,减少疼痛,便于搬动,对怀疑有骨折、脱位、肢体挤压伤和严重软组织损伤者必须作可靠的临时固定。临时固定的范围应包括位于骨折远近端

2个关节、脱位的关节和严重损伤的肢体;对开放性骨折应先止血、消毒、包扎,后固定骨折断端。固定物常为夹板、绷带、三角巾、棉垫等,救护现场也可采用树枝、竹竿、木棍、纸板等代替,如缺乏固定物,可行自体固定。固定时应露出指(趾)末端,便于随时观察血液循环。颈椎骨折时可使用颈托固定或在颈部两侧用枕头或沙袋暂时固定,脊椎骨折时,伤员仰卧用绷带将其固定于木板上。

五、搬运与转送

伤员经止血、包扎、固定等初步处理后,应尽快搬运到相对安全的区域或转送到急救中心或医院进行进一步治疗。运送时要求平稳、舒适、迅速,搬动要轻柔。在搬运与转送过程中,应观察伤者生命体征,必要时予镇痛药或抗感染药物,积极预防疼痛性休克和感染的发生,但颅脑损伤和未确诊的胸、腹部损伤患者不宜使用镇痛药物。

应根据伤情选择适当的搬运方法和工具,对怀疑有脊柱骨折的患者,禁止一人拖肩一人抬腿搬动患者或一人背送患者的错误做法,以免引起或加重脊髓损伤。正确的搬运方式采用平卧式搬运法,如人员不够时,可采用滚动式搬运法。如有昏迷或气胸的伤员,必须采用平卧式搬运法。运时昏迷伤员采用半卧位或俯卧位,应保持呼吸道通畅,防止分泌物和舌根后坠堵住呼吸道。骨折患者未作临时固定者禁止运送。

第二节 周围血管损伤

任何外来直接或间接暴力侵袭血管,均可能发生开放性或闭合性血管损伤。血管损伤的危险性在于大出血和肢体缺血坏死或功能丧失,严重者威胁患者生命。早期诊断、及时处理可降低死亡率和截肢率,可减少肢体因缺血引起的功能障碍。过去,四肢血管损伤常用结扎止血法以挽救生命,截肢率高达50%。现在随着血管外科技术的发展和休克、多发性损伤诊疗技术的提高,使四肢血管损伤的死亡率和截肢率明显下降。

一、病因、病机

在血管损伤中,作用力不同,其血管损伤情况各异。血管损伤不同程度的病理改变致使其临床表现和预后也不尽相同。一般说来,锐性损伤可造成血管的完全或部分断裂,以出血为主;钝性损伤可造成血管内膜、中膜不同程度的损伤,形成血栓,以阻塞性改变为主。间接暴力所致损伤中,要注意胸部降主动脉和腹部肠系膜动脉的疾驰减速伤,若救治不及时,常可导致伤员失血性休克和死亡。根据损伤原因和机制,血管损伤常见的病理类型有:血管壁完全和部分断裂,血管痉挛、挫伤、受压,假性动脉瘤和动静脉瘘。

(一)完全断裂

四肢主要血管完全性断裂,多有大出血,常伴有休克;由于血管壁平滑肌和弹力组织的作用,能使血管收缩、回缩,继发血栓形成,可使完全断裂的血管出血减少或自行停止。

(二)部分断裂

血管伤可有纵形、横形或斜形的部分断裂,由于动脉的收缩使裂口扩大,不能自行闭合,而发生大出血。因此,有时部分断裂比完全断裂的出血更为严重,即使出血暂时停止,也有再度出血的危险。

(三)血管痉挛

血管痉挛时远侧动脉搏动减弱或消失,肢体可出现麻木、发冷、苍白等缺血症状,而局部无大出血或张力性血肿现象,长时间血管痉挛可导致血管栓塞。

(四)血管挫伤

动脉受到挫伤后,可发生内膜和中膜断裂分离,动脉挫伤不但伤后可发生血管痉挛,血栓形成,还可因血管壁的软弱,发生创伤性动脉瘤,动脉内血栓脱落而成栓子,可阻塞末梢血管。

(五)血管受压

由于骨折、关节脱位和血、骨筋室综合征,甚至夹板及止血带等造成血管压迫,受压时间愈长,其预后愈严重,动脉严重受压可使血流完全受阻,血管壁也可受损伤,引起血栓形成及发生远端肢体坏死。

(六)动静脉瘘

由于伴行的动、静脉同时部分受伤,发生直接交通,动脉血直接流入静脉,形成动静脉瘘。

二、临床表现

(一)病史

如骨折、脱位、挫伤、火器伤或切割伤时,均应考虑是否合并血管损伤。

(二)症状与体征

1.出血

动脉出血为急速、搏动性、鲜红色出血。静脉出血为持续暗红色出血。内出血:深部组织和内脏损伤,血液由破裂的血管流入组织或脏器、体腔内,从体表看不见血。胸腹部血管损伤出血量大,易致急性血容量锐减。

2.血肿

如果出血流向纵隔则表现纵隔的增宽、呼吸困难、胸痛等;如果流向后腹膜则可出现腹痛、腹胀等。血肿特点为张力高、坚实和边缘不清;或者血肿与血管裂孔相沟通形成交通性血肿,该血肿具有膨胀性和搏动性。这是诊断钝性血管外伤的局部重要体征,如贸然切开,可引起灾害性后果。

3.肢体远端血供障碍

肢体动脉断裂或内膜损伤所致的血栓可使肢体远端发生明显的缺血现象。肢体远端血供障碍有以下表现。

(1)动脉搏动减弱或消失的无脉。

(2)远端肢体缺血导致持续性疼痛。

(3)皮肤血流减少发生苍白,皮温降低。

(4)肢体感觉神经缺血而出现感觉麻木、感觉异常。

(5)肢体运动神经失去功能出现肌肉麻痹,运动障碍。

静脉回流障碍主要表现在 12～24 小时内出现肢体严重水肿,皮肤发绀和温度下降。

4.震颤和杂音

当受伤部位出现交通性血肿以及动脉损伤部位有狭窄者,听诊可闻及收缩期杂音,触诊时感到震颤。在外伤性动静脉瘘时可闻及血流来回性、连续性杂音。

5.休克

一般患者均可发生不同程度的创伤性或失血性休克,大血管的完全断裂或部分断裂常使患者死于现场。

6.合并脏器和神经组织损伤的症状

当血管损伤合并其他脏器(如肺、肝、脑、肾等)或神经组织损伤,出现的症状是多种多样的。

(三)辅助检查

血管造影是诊断血管损伤的金标准,可以确定血管损伤的位置和程度。但动脉造影可引起严重并发症，应谨慎进行。通过造影可了解血管有无断裂、狭窄、缺损或造影剂溢出等损伤的表现。其他如多普勒血流检测仪、彩色多普勒血流图像和双功能超声扫描和超声波血流探测器等方法，对血管损伤的诊断有一定帮助。

三、治疗

四肢血管损伤的处理着重于及时诊断与止血，抗休克，挽救患者生命；其次是做好伤口的早期清创，正确修复损伤血管，尽早恢复肢体的血供，保全肢体，降低致残率；同时，认真处理好骨关节和神经等并发性损伤，密切观察和防治继发性出血、感染、血栓形成等继发症，最大限度地恢复肢体功能。血管损伤中动脉损伤是其主要矛盾，必须修复，大静脉要尽量修复。

(一)加压包扎止血法

四肢血管伤大多可用加压包扎止血，止血效果良好。紧急情况下，无消毒敷料和设备时，可用指压法。使用止血带止血要注意记录时间，防治并发症。

(二)休克和多发性损伤的处理

首先止血和输血输液，补充血容量与抗休克，纠正脱水和电解质的紊乱，同时迅速处理危及生命的内脏伤和多发性损伤。

(三)血管痉挛的处理

应注意预防，如用温热盐水湿纱布敷盖创面，减少创伤、寒冷、干燥及暴露的刺激，及时清除骨折及弹片压迫等。在没有伤口而疑有动脉痉挛者可试行盐酸普鲁卡因交感神经节阻滞；盐酸罂粟碱口服或肌内注射，此法往往效果不大，如无效应及早探查动脉。

(四)清创术

及时完善的清创术，是预防感染和成功地修复组织的基础。应争取 6～8 小时内尽快地做好清创术，去除污染、异物、失活及坏死组织，以防感染。

(五)血管损伤的修复

血管修复的成功与否，主要是认真、细致、正确的处理。不论完全或部分断裂、挫伤后栓塞，均以切除损伤部分、对端吻合效果最好。对大静脉如髂外静脉、股静脉和腘静脉伤，条件允许时应在修复动脉的同时，予以修复，以免血液回流不畅、肢体肿胀。如果仅血管壁部分损伤且创口不大，可行创口缝合或成形术。如动脉损伤缺损过多，可取健侧大隐静脉修补。注意移植时必须将静脉倒置，以免静脉瓣阻塞血流。如用静脉移植修复静脉则不需将静脉倒置。

(六)血管损伤的术后处理

术后最常发生的主要问题有血容量不足、急性肾衰竭、伤肢血循环障碍、伤口感染和继发性出血等。

(1)严密监护患者的呼吸、循环、肝肾、胃肠道功能,特别是应该注意防止ARDS、MODS、应激性溃疡等并发症。

(2)应用石膏固定肢体关节于半屈曲位4~5周,减少缝合处张力,以免缝线崩开造成出血和动脉瘤等合并症。

(3)体位:静脉损伤可适当抬高患肢,以免肢体静脉回流不畅。

(4)注意肢体循环情况,如脉搏、皮肤颜色和温度等,如有突然变化、肢体循环不良,多系血栓形成或局部血肿压迫,应立即手术探查,恢复肢体血流。

(5)警惕再发出血:如血管修复不够完善或继发感染、坏死,可发生再次出血,甚至大出血,必须严密观察,及时处理,以免发生危险。

(6)抗凝:术后可使用抗凝剂,防止血栓形成。

(7)防治感染:如有伤口感染,只要及时正确处理,如充分引流,使用适当抗菌药物等,仍有可能保持血管修复的效果。

(七)中医治疗

根据临床表现进行辨证论治。

1.寒滞经脉

四肢怕冷,发凉,疼痛,麻木,遇冷后症状加重,遇暖减轻,肤色或为苍白,舌淡紫,苔薄白,脉沉紧或涩。治则温经散寒、化瘀通络,方拟当归四逆汤合桃红四物汤化裁。

2.瘀阻经脉

肢体肿胀刺痛,局部瘀血瘀斑,舌质青紫,脉弦紧涩。治则活血化瘀、通络止痛,用桃红四物汤合圣愈汤化裁。

3.经脉瘀热

肢体灼热,疼痛,肤色或为紫暗,舌紫暗,有瘀斑,舌尖或红,苔薄黄,脉弦紧或濡。治则清热化瘀,用四妙勇安汤合桃红四物汤化裁。

4.湿热瘀阻

肢体红肿热痛,伤口黄色分泌物,舌红,苔黄燥,脉细数。治则清热利湿、活血消肿,方拟五味消毒饮、四妙散加味。

第三节 周围神经损伤

周围神经损伤是常见的外伤,可以单独发生,也可与其他组织损伤合并发生。周围神经损伤后,受该神经支配区的运动、感觉和营养均将发生障碍。临床上表现为肌肉瘫痪,皮肤萎缩,感觉减退或消失。

一、病因病机

(一)周围神经损伤原因

周围神经损伤的原因可分为以下几种。

(1)牵拉损伤:如产伤等引起的臂丛损伤。

(2)切割伤:如刀割伤、电锯伤、玻璃割伤等。

(3)压迫性损伤:如骨折脱位等造成的神经受压。

(4)火器伤:如枪弹伤和弹片伤。

(5)缺血性损伤:肢体缺血挛缩,神经亦受损;电烧伤及放射性烧伤。

(6)其他损伤:如药物注射、麻醉等医源性损伤。

(二)周围神经损伤分类

Ⅰ度:神经失用。神经受伤轻微,神经轴突和鞘膜完整,神经可发生节段性脱髓鞘改变,但不发生轴突变性。表现为暂时传导功能丧失,常以运动麻痹为主,感觉功能仅部分丧失,电生理反应正常,营养正常。大多可以在数天内自动恢复。

Ⅱ度:神经轴突断裂。神经受伤较重,神经轴突中断,但神经内膜仍保持完整,损伤的远侧段可发生瓦勒变性。表现为神经完全性损伤,但近端再生轴突可沿原来远端神经内膜管长至终末器官,因此可自行恢复。

Ⅲ度:神经轴突、髓鞘、神经内膜损伤,但神经束膜完整、正常。

Ⅳ度:神经轴突、神经内膜、神经束及束膜均损伤断裂,仅神经外膜连续性存在。

Ⅴ度:神经断裂。神经损伤严重,可发生完全断裂或不完全断裂。临床表现为运动、感觉完全丧失并有营养性改变,不完全断裂者表现为不完全性瘫痪,早期亦可表现为完全性瘫痪,日后部分恢复。神经断裂,不能自动恢复,必须修复神经,方能恢复功能。

(三)神经损伤后的病理变化

神经断裂后,近端出现近距离的逆行性变性,4～10天后,开始再生;神经远端在伤后12～48小时,出现沃勒变性。髓鞘收缩碎裂,神经细丝和细管排列混乱、断裂;48～72小时整条轴突同时断裂,大量吞噬细胞浸润,清除轴突和髓鞘碎片,需2～4周。神经损伤后,受其支配的肌纤维、感觉末梢(如感觉小体)等萎缩。若神经在1～2年内未恢复,肌纤维和感觉末梢最后被纤维组织代替,功能难以恢复。

二、临床表现

(一)常有外伤史

多合并有四肢骨折或关节损伤。

(二)肢体姿势

周围神经损伤肢体呈不同程度畸形。

(三)运动功能

根据肌力测定了解肌肉瘫痪情况,判断神经损伤及其程度。晚期可存在不同程度肌肉萎缩。

(四)感觉功能

感觉神经支配区皮肤痛觉和触觉等发生障碍。Tinel征感测神经再生到达的部位。

(五)自主神经功能

其支配区皮肤营养障碍,由早期无汗、干燥、发热、发红,到后期变凉、萎缩、粗糙甚至发生溃疡。

(六)反射功能

神经支配范围的肌腱反射减弱或消失。

(七)神经肌电图检查

神经肌电图检查有助于神经操作部位的确定,为判断损伤程度,预后及观察神经再生提供依据。

1.肌电图检查

肌肉收缩可引起肌肉电位的改变。神经断裂后,主动收缩肌肉的动作电位消失,2～4周后出现去神经纤颤电位。神经再生后,去神经纤颤电位消失,而表现为主动运动电位。

2.诱发电位检查

目前临床上常用的检查项目有感觉神经动作电位(SNAP)、肌肉动作电位(MAP)和体感诱发电位(SEP)等,其临床意义主要为神经损伤的诊断、评估神经再生和预后情况及指导神经损伤的治疗。

(八)体征

1.指神经损伤

指神经损伤多为切割伤,手指一侧或双侧感觉缺失。

2.桡神经损伤

桡神经损伤的体征有以下几种:①腕下垂,腕关节不能背伸;②拇指不能外展,拇指间关节不能伸直或过伸;③掌指关节不能伸直;④手背桡侧皮肤感觉减退或缺失;⑤高位损伤时肘关节不能伸直;⑥臂外侧及上臂后侧的伸肌群及肱桡肌萎缩。

3.正中神经损伤

正中神经损伤的体征有以下几种:①手握力减弱,拇指不能对指对掌;②拇、示指处于伸直位,不能屈曲,中指屈曲受限;③大鱼际肌及前臂屈肌萎缩,呈猿手畸形;④手掌桡侧半皮肤感觉缺失。

4.尺神经损伤

尺神经损伤的体征有以下几种:①拇指处于外展位,不能内收;②呈爪状畸形,环、小指最明显;③手尺侧半皮肤感觉缺失;④骨间肌、小鱼际肌萎缩;⑤手指内收、外展受限,夹纸试验阳性;⑥Froment试验阳性,拇内收肌麻痹。

5.腓总神经损伤

腓总神经损伤的体征有以下几种:①足下垂,走路呈跨越步态;②踝关节不能背伸及外翻,足趾不能背伸;③小腿外侧及足背皮肤感觉减退或缺失;④胫前及小腿外侧肌肉萎缩。

6.胫神经损伤

胫神经损伤的体征有以下几种:①踝关节不能跖屈和内翻;②足趾不能跖屈;③足底及趾跖面皮肤感觉缺失;④小腿后侧肌肉萎缩;⑤跟腱反射丧失。

三、治疗

(一)非手术治疗

(1)解除骨折端的压迫:骨折引起的神经损伤,多为压迫性损伤,首先应采用非手术疗法,将骨折手法复位外固定,以解除骨折端对神经的压迫,观察1~3月后,如神经未恢复再考虑手术探查。

(2)防止瘫痪肌肉过度伸展:选用适当夹板保持肌肉在松弛位置。如桡神经瘫痪可用悬吊弹簧夹板、足下垂用防下垂支架等。

(3)保持关节动度:预防因肌肉失去平衡而发生的畸形,如足下垂可引起马蹄足、尺神经瘫痪引起爪状指。应进行被动活动,锻炼关节全部动度,每天多次。

(4)应用神经营养药物:如单唾神经节苷脂、鼠神经生长因子等营养神经药物,促进神经功能恢复。

(5)高压氧治疗。

(6)理疗、按摩及适当电刺激保持肌肉张力,减轻肌萎缩及纤维化。

(7)锻炼尚存在和恢复中的肌肉,改进肢体功能。

(二)手术治疗

原则上越早修复越好。锐器伤应争取一期修复,火器伤早期清创时不作一期修复,待伤口愈合后3~4周行二期修复。锐器伤如早期未修复,亦应争取二期修复。二期修复时间以伤口愈合后3~4周为宜。但时间不是绝对的因素,晚期修复也可取得一定的效果,不要轻易放弃对晚期就诊患者的治疗。

常用的手术方式有以下几种:①神经松解术;②神经吻合术;③神经移植和转移术;④肌腱转移术和关节融合术。

(三)手法治疗和功能锻炼

有针对性地进行手法治疗和功能锻炼,保持肌张力,防治肌肉萎缩、肌纤维化、关节僵硬或关节萎缩及关节畸形等。手法由肢体近端到远端,反复捏揉数遍,强度以肌肉感觉酸胀为宜,可涂搽活血酒;瘫痪较重者用弹筋法和穴位推拿法。上肢取肩井、肩髃、曲池、尺泽、手三里、内关和合谷等穴,下肢取环跳、承扶、殷门、血海、足三里、阳陵泉、阴陵泉、承山、三阴交、解溪和丘墟等穴,强刺激以得气为度。最后,在患肢上来回揉滚1~2遍结束。

功能锻炼着重练习患肢各关节各方向的运动,待肌力逐步恢复,可训练抗阻力活动。

(四)针灸疗法

根据证候循经取,穴配以督脉相应穴位或沿神经干取穴,或兼取两者之长,用强刺激手法或电针。

(1)正中神经损伤:取手厥阴心包经穴,如天泉、曲泽、郄门、间使、内关、大陵、劳宫和中冲等。

(2)桡神经损伤:取手太阴肺经穴,如中府、侠白、鱼际和少商等。

(3)尺神经损伤:取足少阳胆经穴和足阳明胃经穴,如阳陵泉、外丘、光明、足窍阴、足三里、丰隆、解溪、冲阳和内庭等。

(4)胫神经损伤:取足太阳膀胱经穴和足太阴脾经穴,如委中、合阳、承筋、承山、阴陵泉、地机、三阴交、商丘、公孙等。

第四节　创伤性休克

创伤性休克是指在致伤因素打击下,迅速出现的以有效循环血量不足、组织器官微循环急剧恶化为基本原因,以组织细胞内广泛而严重组织氧合不全和代谢障碍为特征的急性循环功能衰竭综合征。

一、病因、病机

(一)病因

创伤性休克与大出血、体液渗出、剧烈疼痛、恐惧、组织坏死分解产物的吸收和创伤感染等一切导致机体神经、循环、内分泌等生理功能紊乱的因素有关。

1.失血

正常成人总血量为 $4\,500\sim5\,000$ mL。一次失血量不超过总血量的 15%(约 750 mL)时,机体通过神经体液的调节,可代偿性地维持血压于正常范围;如失血量达到总血量的 25%(约 1 250 mL)时,由于大量失血,有效循环血量减少,微循环灌注不足,全身组织和器官的氧代谢障碍,即发生轻度休克;当失血量达到总血量的 35%(约 1 750 mL)时,即为中度休克;当失血量达到总血量的 45%(约 2 250 mL)时,为重度休克。

2.神经内分泌功能紊乱

严重创伤和伴随发生的症状,如疼痛、恐惧、焦虑与寒冷等因素持续刺激神经中枢,致神经内分泌功能紊乱,引起反射性血管舒缩功能紊乱,出现末梢循环障碍而发生休克。末梢循环障碍还可致器官严重缺血缺氧,组织细胞变性坏死,引起器官功能不全,严重者可发生多器官衰竭。

3.组织破坏

严重的挤压伤,局部组织缺血坏死。当压力解除后,由于局部毛细血管破裂和通透性增高,可导致大量出血、血浆渗出和组织水肿,有效循环血量下降,组织细胞坏死后,释放出大量的肌红蛋白、酸性代谢产物和钾、磷等物质,又可引起电解质和酸碱平衡紊乱,肾功能障碍,其中某些活性物质可破坏血管的通透性和舒缩功能,使血浆大量渗入组织间隙中,造成有效循环血量进一步下降,导致休克的发生或加重休克的程度。

(二)病理

休克病理过程可分为休克代偿期、休克失代偿期(代偿衰竭期)和休克晚期(严重期)3 个阶段。如休克不能及时纠正,常可产生弥散性血管内凝血(DIC)现象,使微循环衰竭更加严重,预后甚差。

(三)中医病因病机

本病属于中医的厥脱证范围,由内伤脏气或亡津失血所致的气血逆乱、正气耗脱的病证。

二、临床表现

(一)病史

创伤性休克患者均有较严重的外伤或出血史。

(二)症状与体征

1.休克征

皮肤苍白、冷汗、神志淡漠、脉搏微弱及呼吸急促。

2.脉搏

脉率>120 次/分,出现心力衰竭时,脉搏又变缓慢且微细欲绝。

3.血压

在休克代偿期,血压波动不大,随着休克加重,出现血压降低,而血压的降低要参考患者的基础血压而定,当血压下降超过基础血压的 30%,脉压差低于 4.0 kPa时要考虑休克的发生。

4.尿量

尿量是观察休克的主要指标,正常人为 50 mL/h,休克时每小时尿量一般少于 25 mL。

5.中心静脉压

正常值为 6~12 cmH$_2$O,当出现休克与血容量不足时,中心静脉压降低。

(三)辅助检查

1.血红蛋白及血细胞比容

此二项升高,常表明血液浓缩,血容量不足。

2.尿常规、比重和酸碱度

这 3 个指标可反映肾功能情况,必要时可进一步作二氧化碳结合力及非蛋白氮的测定

3.电解质

休克可发现钾、钠及其他电解质丢失的情况,由于细胞损伤累及胞膜,可出现高钾低钠血症。

4.血小板计数、凝血酶原时间和纤维蛋白原含量

若此 3 项全部异常则说明休克可能已进入 DIC 阶段。

5.血儿茶酚胺和乳酸浓度测定

此 2 项在休克时浓度都升高,指标越高预后越差。

6.血气分析

休克时血气分析呈代谢性酸中毒改变。

(四)心电图

休克时常伴心肌缺氧而致的心律失常,严重缺氧时会发生局灶性心肌梗死,常表现为 QRS 波异常、ST 段降低和 T 波倒置。

三、治疗

积极抢救生命与消除不利因素,补充血容量与调整机体生理功能,防治创伤及并发症,纠正电解质和酸碱平衡紊乱。

(一)一般治疗

平卧位,头略低;保持安静,保暖防暑,清楚呼吸道异物,保持呼吸道畅通,适当给氧。

(二)控制出血

活动性大出血是导致创伤性休克的最主要原因,因此,及时有效的止血是首要任务。

(三)处理创伤

有开放性创伤的患者,经抗休克治疗情况稳定后,尽快手术清创缝合,防治感染,争取一期愈合。

(四)补充与恢复血容量

在止血的情况下补充与恢复血容量是治疗创伤性休克的根本措施。最初液体灌注应用等张电解质溶液。乳酸林格液是首选,其次是生理盐水。

(五)血管收缩剂与舒张剂的应用

为解除血管痉挛,改善组织缺氧状况,可在补足血容量情况下应用血管扩张剂;若血容量已补足,血管扩张剂已用过,血压仍低,或无大血管出血,为改善重要器官低血流量状态,可暂时使用血管收缩剂升高血压。

(六)纠正电解质和酸碱平衡的紊乱

休克可引起组织缺氧必然导致代谢性酸中毒,因而加重休克和阻碍其他治疗,因此,纠正电解质和酸碱平衡紊乱是治疗休克的主要方法之一。

(七)防治并发症

各重要器官功能的衰竭和继发感染是休克的常发并发症,在治疗创伤性休克的同时应及早考虑到各并发症的防治。

(八)中药治疗辨证论治

由于休克发病急骤,变化较快,故辨证主要为辨别虚实。一般地说,虚证属脱,实证属闭,临床分清脱闭二型,即可进行治疗。

第五节 脂肪栓塞综合征

脂肪栓塞综合征是指人体严重创伤骨折或骨科手术后,骨髓腔内游离脂肪滴进入血液循环,在肺血管床内形成栓塞,引起一系列呼吸、循环系统的改变,病变以肺部为主,表现为呼吸困难、意识障碍、皮下及内脏瘀血和进行性低氧血症为主要特征的一组综合征。本病是创伤的严重并发症,死亡率高,可达50%以上。

一、病因、病机

脂肪栓塞综合征常发生于严重创伤多发骨折和骨折手术之后,也偶见于普通外科手术、一些内科疾病、高空飞行、胸外心脏按压等。其发病机制以机械和化学的联合学说为目前所公认。

(一)机械学说

骨折后,骨髓内脂肪滴释出,由于骨折局部血肿形成,或骨科手术操作如髓内针固定造成髓腔内压力增加,使脂肪滴进入破裂的静脉血流中,因为脂肪滴进入血流和创伤后机体的应激反应,使血液流变学发生改变,如血小板、红细胞、白细胞和血脂质颗粒,均可聚集在脂肪滴表面。加之,组织凝血活酶的释放,促发血管内凝血,纤维蛋白沉积,使脂肪滴体积增大不能通过毛细血管,而在肺血管床内形成脂肪栓塞,造成机械性阻塞。

(二)化学学说

创伤骨折后,机体应激反应通过交感神经-体液效应,释放大量儿茶酚胺,使肺及脂肪组织内的脂酶活力增加。脂肪在肺脂酶作用下发生水解,产生甘油及游离脂酸,过多的脂酸在肺内积聚,产生毒副作用,使肺内毛细血管通透性增加,而致肺间质水肿,肺泡出血,致肺不张和纤维蛋白栓子形成的一系列肺部病理改变,即化学性肺炎。

脂肪栓塞综合征的发生与创伤的严重程度有一定关系。创伤骨折越严重,脂肪栓塞发生率越高,症状也越严重,甚至可以栓塞全身各脏器,但肺、脑、肾栓塞在临床上较为重要。

临床上通常分为暴发型、临床型(完全型或典型症候群型)、亚临床型(不完全型或部分症候群型)3个类型。

二、诊查要点

(一)诊断要点

1.主要诊断标准

呼吸系统症状和肺部 X 线多变的进行性肺部阴影改变,典型的肺部 X 线可见“暴风雪状”阴影(非胸部损伤引起);点状出血常见于头、颈及上胸等皮肤和黏膜部位;神志不清或昏迷(非颅脑损伤引起)。

2.次要诊断标准

血氧分压下降,低于 8 kPa;血红蛋白下降,低于 100 g/L。

3.参考标准

心动过速,脉率快(120 次/分以上);发热或高热(38~40 ℃);血小板减少;尿、血中有脂肪滴;血沉增快(>70 mm/h);血清脂酶增加;血中游离脂肪酸增加。

在上述标准中主要标准有一项,而次要标准和参考标准有四项以上时可确定临床诊断。无主要诊断标准,只有一项次要诊断标准及 4 项以上参考标准者,可诊断为隐性脂肪栓塞综合征。

(二)辨证分型

1.瘀阻肺络型

患者创伤骨折后出现胸部疼痛,咳呛震痛,胸闷气急,痰中带血,神疲身软,而色无华,皮肤出现瘀血点,上肢无力伸举,脉多细涩。

2.瘀贯胸膈型

患者创伤骨折后出现神志恍惚,严重呼吸困难,口唇发绀,胸闷欲绝,脉细涩。

3.瘀攻心肺型

患者创伤骨折后昏迷不醒,有时出现痉挛、手足抽搐等症状,呼吸喘促,面黑,胸胀,口唇发绀,颈侧方、腋下和侧胸壁出现瘀斑。

三、治疗

脂肪栓塞综合征轻者有自然痊愈倾向,而肺部病变明显的患者经呼吸系统支持疗法,绝大多数可以治愈。暴发型者,病情危笃,若不及时采取有力措施,则死亡率较高。

(一)呼吸支持疗法

(1)部分症候群可予以鼻管或面罩给氧,使氧分压维持在 $9.33\sim10.67$ kPa 即可,创伤后 $3\sim5$ 天以内应定期行血气分析和胸部 X 线检查。

(2)典型症候群应迅速建立通畅气道,暂时性呼吸困难可先行气管内插管,病程长者应行气管切开。进行性呼吸困难、低氧血症患者应尽早择用机械辅助通气。

(二)药物疗法

1.激素

激素主要作用在于降低毛细血管通透性,减轻肺间质水肿,稳定肺泡表面活性物质。因此在有效的呼吸支持下血氧分压仍不能维持在 8 kPa 以上时,可应用激素。一般采用大剂量氢化可的松,每天 $1.0\sim1.5$ g,连续用 $2\sim3$ 天,停药后不良反应小。

2.抑肽酶

其主要作用可降低骨折创伤后一过性高脂血症,防治脂肪栓塞对毛细血管的毒副作用。抑制骨折血肿内激肽释放和组织蛋白分解,减慢脂肪滴进入血流的速度,并可对抗血管内高凝和纤溶活动。治疗剂量,每天用 100 万 KIU,可获良好作用。

3.高渗葡萄糖

单纯高渗葡萄糖或葡萄糖加氨基酸,或葡萄糖加胰岛素,对降低儿茶酚胺的分泌,减少体内脂肪动员,缓解游离脂肪酸毒性均有一定效果。使用时可采用常规用量。

4.白蛋白

其能与游离脂肪酸结合,使脂肪酸毒性大大降低,故对肺脂肪栓塞有良好的治疗作用。

5.其他药物

肝素、低分子右旋糖酐、氯贝丁酯等的应用尚无定论,应用时必须严密观察。

6.抗生素

选用正确抗生素,按常规用量,预防感染。

(三)辅助治疗

1.脑缺氧的预防

为减少脑组织和全身耗氧量,降低颅内压,防止高温反应等作用,应给予头部降温(冰帽)或进行冬眠疗法。更重要的是纠正低氧血症。

2.骨折的治疗

需根据骨折的类型和患者的一般情况而定,对严重患者可做临时外固定,对病情许可者可早期行内固定。

(四)中医疗法

1.中药辨证施治

(1)瘀阻肺络者:宜活血化瘀、化痰通络,用化痰通络汤。

(2)瘀贯胸膈者:宜豁痰醒神,用安宫牛黄丸合半夏白术天麻汤加减。

(3)瘀攻心肺者:宜醒神开窍,其中亡阴宜益气养阴,用生脉饮加减;亡阳宜温阳固脱,用四逆汤和参附汤加减。

2.针灸

针灸可化瘀活血、通络化痰、调整阴阳。常选用涌泉、足三里、丰隆、血海、人中为主穴,内关、太冲、百会为配穴,昏迷则加十宣穴,呼吸困难则加素醪穴。

第六节　骨筋膜间隔区综合征

骨筋膜室由骨、骨间膜、肌间隔和深筋膜所构成。骨筋膜间隔区综合征又称急性筋膜间室综合征、骨筋膜室综合征,是指由各种损伤因素造成骨筋膜室区内组织压力升高,导致血管受压,血循环障碍,肌肉、神经因急性缺血、缺氧,甚至坏死而产生的一系列症状和体征。

一、病因、病机

(一)病因

1.骨筋膜室容积骤减

(1)外伤或手术后敷料包扎过紧。

(2)严重的局部压迫:肢体受外来重物或身体自重长时间的压迫。

2.骨筋膜室内容物体积迅速增大

(1)缺血后组织肿胀:组织缺血毛细血管的通透性增强,液体渗出、组织水肿、体积增大。

(2)损伤、挫伤、挤压伤、Ⅱ～Ⅲ度烧伤等损伤引起毛细血管通透性增强、渗出增加、组织水肿、容积增加。

(3)小腿剧烈运动,如长跑、行军。

(4)骨筋膜室内出血,血肿挤压其他组织。

(二)中医病因、病机

《诸病源候论·金疮伤筋断骨候》记载:"夫金疮始伤之时,半伤其筋,荣卫不通,其疮虽愈合后,仍令痹不仁也。"提出了"荣卫不通"的病机和"痹而不仁"的证候。

二、临床表现

(一)病史

患者常有挤压伤、火器伤、止血带时间过长、严重四肢骨折、断肢再植后、石膏外固定、不适当的小夹板固定等病史。

(二)症状与体征

1.局部

(1)肿胀疼痛，早期以肢体局部症状为主，以肢体张力性肿胀、疼痛难忍，肌腹压痛和手或足趾活动的牵拉性疼痛。

(2)感觉异常为肢体远端感觉明显减退，麻木，严重者感觉消失，其中两点分辨觉部消失和轻触觉异常较早出现，有诊断意义。

(3)肢体远端脉搏及毛细血管充盈时间异常：其表现为皮肤发绀及苍白，脉搏减弱或消失。

(4)肌力变化：早期肌力减弱进而功能逐渐消失，被动屈伸患肢可引起肌肉剧痛。

2.全身

全身出现发热、口渴、躁动，甚至休克等。

(三)辅助检查

(1)正常的前臂筋膜间隔区压力为 2.0 kPa，小腿为 2.0 kPa，如果压力达到 4.0 kPa 就可诊断，必须紧急切开深筋膜充分减压。

(2)B超检查：可以了解患肢血液循环是否受阻，供参考。

(3)实验室检查：主要表现为白细胞总数升高，中性粒细胞计数升高，并发挤压综合征时可出现肌红蛋白尿、高血钾、酸中毒、氮质血症等。

(四)中医辨证分型

1.瘀滞经络

患肢肿胀灼痛，屈伸无力，皮肤麻木，舌质紫暗，脉涩。

2.肝肾亏虚

筋肉拘挛萎缩，关节僵硬，舌质淡，脉沉细。

三、治疗

筋膜间隔区综合征的治疗原则是早期诊断，彻底减压，减少伤残，全身治疗。

(一)手术治疗

一旦确诊，应立即进行切开减压。

1.切开位置

通常沿肢体纵轴方向切开，深部筋膜切口应超过皮肤切口。

2.切开后的处理及注意事项

(1)尽量彻底清除坏死组织，暂不缝合切口。

（2）切口可加压包扎。

（3）创面用凡士林纱布或用盐酸纱布覆盖。

（4）预防破伤风与气性坏疽。

（5）严密观察伤肢远端血运。

（6）伤口分泌物多时，可将分泌物行细菌培养和药敏试验，以便选择有效的抗生素。

（二）对症治疗

给予抗感染、改善微循环、抗休克、换防肾功能不全等药物对症支持治疗。

（三）中药治疗

按照中医辨证分型选择不同的治疗方法。

1.瘀滞经络

治宜活血化瘀，疏经通络。方用圣愈汤加减，手足麻木者去白芍，加赤芍、三七、橘络、木通；肿胀明显者加紫荆皮、泽兰；刺痛者加乳香、没药。

2.肝肾亏虚

治宜补肝益肾，滋阴清热。方用虎潜丸加减，阴虚去干姜，加女贞子、菟丝子、鳖甲；阳虚者去知母、黄柏，酌加鹿角片、补骨脂、仙灵脾、巴戟天、附子、肉桂等。

损伤后期，瘀阻经络，肢体麻木，筋肉拘挛萎缩，关节僵硬，应祛风除痹，舒经活络，方用大活络丹、小活络丹等。若风寒乘虚入络，关节僵硬痹痛者，宜除风散寒，通利关节，方用蠲痹汤、宽筋散或独活寄生汤等。

（四）理筋手法

理筋疗法对恢复期的筋膜间隔区综合征用理筋手法治疗效果较好。

（五）练功疗法

上肢用健肢协助患肢作屈伸腕指关节、握拳与前臂旋转动作，下肢练习屈伸踝趾关节与站立行走。

第七节　挤压综合征

挤压综合征是指肌肉丰满的肢体被压1小时以上（或者长时间固定肢体被

固定部位的自压),而后引起身体一系列的病理改变,临床上主要表现为肢体肿胀及红蛋白尿、高血钾、肾衰竭为特点,如处理不及时其后果严重。此为广泛性软组织挫伤的伤者晚发性死亡的常见原因。外伤后,血液和组织蛋白破坏分解后的有毒中间代谢产物被吸收入血引起的外伤后急性肾小管坏死和由其引起的急性肾功能能衰竭。

一、病因、病机

(一)病因

挤压综合征常发生在重大自然或人为灾害中,如地震、塌方、车祸、房屋倒塌、交通事故等意外伤害中,偶见于昏迷与手术的患者,肢体长时间被固定体位的自压而致。躯干或肢体严重受压,筋膜间隔区内压力不断上升,致肌肉缺血性坏死;肌红蛋白、钾离子、酸性代谢产物等大量进入血流,出现肾功能障碍。

1.肌肉缺血坏死

患部组织受到较长时间的压迫并解除外界压力后,局部可恢复血液循环。但由于肌肉因缺血而产生类组织胺物质,使毛细血管床扩大,通透性增加,肌肉发生缺血性水肿,体积增大,必然造成肌内压上升,肌肉组织的局部循环发生障碍,形成缺血-水肿恶性循环。处在这样一个压力不断升高的骨筋膜间隔封闭区域内的肌肉与神经,发生缺血性坏死。

2.肾功能障碍

由于肌肉的坏死,肌红蛋白,钾、磷、镁离子及酸性产物等有害物质大量释放,在伤肢解除外部压力后,通过已恢复的血液循环进入体内,加重了创伤后机体的全身反应,造成肾脏损害。肾缺血和组织破坏所产生的对肾脏有害的物质,是导致肾功能障碍的两大原因,其中肾缺血是主要原因,肾缺血可能由于血容量减少,但主要因素是创伤后全身应激状态下的反射性血管痉挛,肾小球过滤率下降,肾间质发生水肿,肾小管功能也因之恶化。由于体液与尿液酸度增加,肌红蛋白更易在肾小管内沉积,造成阻塞和毒性作用,形成尿少甚至尿闭,促使急性肾衰竭的发生。

所以本症的发生主要是通过创伤后肌肉缺血性坏死和肾缺血2个环节,只要伤势足以使这2个病理过程继续发展,最终将导致以肌红蛋白尿为特征的急性肾衰竭。

(二)中医病因、病机

中医学认为,挤压伤可引起人体内部气血、经络、脏腑功能紊乱。隋代巢元方《诸病源候论·压连坠堕内损候》:"此为人卒被重物压连,或从高坠下,致吐下血,此伤五内故也。"

二、临床表现

(一)病史

详细了解肢体有受重物挤压或自压缺血较长时间,四肢严重骨折,止血带使用不当或火器伤史。

(二)症状与体征

1.局部表现

受伤部位有压痕,皮肤发硬有水疱,伤肢进行性肿胀,肌张力高,剧痛难忍且远端动脉搏动消失,肢体感觉减退。

2.休克

因挤压伤后强烈的疼痛刺激、组织广泛破坏,血浆大量渗出,可出现明显的休克症状,部分患者可出现脉压差变小而休克不明显。

3.肌红蛋白症与肌红蛋白尿

这是诊断挤压综合征的一个重要条件。多在伤后 1～2 次排尿时出现棕褐色尿,在伤肢解压后 3～12 小时达到高峰,持续 12～24 小时,持续时间越长,发生肾衰竭的机会越多。

4.高血钾血症

在少尿期血钾可以每天上升 2 mmol/L,甚至在 24 小时内上升到致命水平。高血钾同时伴有高血磷、高血镁及低血钙,可以加重血钾对心肌抑制和毒性作用,为少尿期死亡的主要原因。

5.酸中毒及氮质血症

非蛋白氮、尿素氮迅速升高,临床上可出现神志不清,呼吸深大、烦躁烦渴、恶心等酸中毒、尿毒症等一系列表现。若尿比重低于 1.018 者,是诊断的主要指标。

(三)辅助检查

1.尿液

早期尿量少,比重在 1.020 以上,尿钠 <60 mmol/L,尿素 >0.333 mmol/L。少尿或无尿期,尿量少或尿闭,尿比重低,固定于 1.010 左右,尿肌红蛋白阳性,尿中含有蛋白、红细胞或见管型。尿钠 >60 mmol/L,尿素 $<0.166\,5$ mmol/L,

多尿期及恢复期一般尿比重仍低,尿常规可渐恢复正常。

2.血色素、红细胞计数、血细胞比容

其为了估计失血、血浆成分丢失、贫血或少尿期水潴留的程度。

3.血小板、出凝血时间

其为了提示机体凝血、纤溶机制的异常。

4.谷草转氨酶、肌酸磷酸激酶

其为了了解肌肉坏死程度及其消长规律。

5.血钾、血镁、血肌红蛋白

其为了了解病情的严重程度。

三、治疗

挤压伤的救治措施主要是解除挤压、减轻受压部位组织坏死,防治休克和肾衰竭。

(一)现场急救

(1)抢救人员应力争及早解除重物压力,予以制动,妥善固定伤肢,禁止不必要的运动。

(2)伤肢不应抬高,有条件可适当降温、但要防冻,禁止按摩与热敷。

(3)防治休克,及时补充血容量、止血、止痛。

(4)保护肾脏,碱化尿液,凡受压伤员一律饮用碱性饮料(每8 g 碳酸氢钠溶于1 000～2 000 mL水中,再加适量糖及食盐),必要时可静脉注射呋塞米或静脉快速输入甘露醇,5％碳酸氢钠150 mL静脉点滴,碱化尿液。

(二)伤肢处理

1.早期切开减张

要求切开每一个受累的筋膜间隔区,充分减压,切开皮肝一般不予缝合,以防止张力过大而勉强缝合,失去减压作用,可用无菌纱布疏松填塞,外包敷料。

早期切开减张的指征如下。

(1)有明显挤压伤史。

(2)有1个以上筋膜间隔区受累,局部张力高,明显肿胀,有水泡及相应的运动感觉障碍者。

(3)尿液肌红蛋白试验阳性(包括无血尿时潜血阳性)。

2.截肢指征

(1)患肢无血运或严重血运障碍,估计保留后无功能者。

（2）全身中毒症状严重,经切开减张等处理,不见症状缓解,并危及患者生命者。

（3）伤肢并发特异性感染,如气性坏疽等。

3.中药治疗

挤压综合征应根据其临床特点,辨病与辨证相结合,辨证分型如下。

（1）瘀阻下焦证:伤后血溢脉外,恶血内留,阻隔下焦,腹中胀满,尿少黄赤,大便不通,舌红有瘀斑,苔黄腻,脉弦紧。治宜活血化瘀,通关开窍,清泄下焦。方用桃仁四物汤合皂角通关散,如皂角、知母、黄柏、小葱、路路通等。

（2）水湿潴留证:伤后二便不通,腹胀满,口干,苔厚腻,脉滑数。治宜化湿利水,益气生津,兼以活血化瘀。方用大黄白茅根汤合五苓散加减,如大黄、黄芪、芒硝、白茅根、桃仁等。

（3）气阴两虚证:伤后无尿或少尿,气短,乏力,盗汗,面色苍白,舌质红,无苔或少苔,脉虚细数。治宜益气养阴固肾。方用六味地黄汤合补中益气汤加减,如黄精、石斛、芡实、山萸肉、覆盆子、五味子、生黄芪、党参、甘草、广木香。

（4）气血不足证:肢体消瘦,面色苍白,乏力,舌淡苔薄,脉细缓。治宜益气养血,通筋活络。方用八珍汤加鸡血藤、肉苁蓉、红花、木香等。

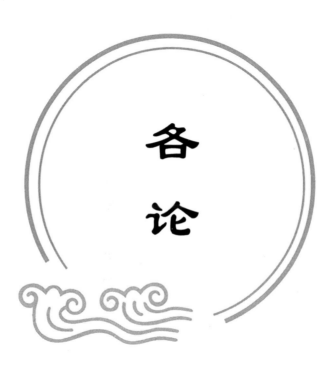

各论

第六章 骨 折

第一节 锁 骨 骨 折

锁骨又名锁子骨、柱骨、缺盆骨、井栏骨等。《医宗金鉴·正骨心法要旨·锁子骨》说："锁子骨，经名柱骨，横卧于两肩前缺盆之外，其两端外接肩解。"锁骨是唯一联络肩胛带与躯干的支架，它桥架于肩缝与胸骨之间，是呈"～"状，有两个弯曲的长管骨。锁骨内端接胸骨柄，构成胸锁关节，外连肩峰构成肩锁关节，为上肢带骨与躯干的骨关节联系。锁骨内侧 2/3 向前凸，外侧1/3 向后凹。骨干由内向外逐渐变细，部位表浅，无肌肉韧带保护，易受外伤，而致发生骨折。骨折多发生在外端扁圆骨内的圆形骨，两个弯曲的交界处，即锁骨中段。骨折后，由于受肌肉牵拉力的作用，内侧易向后上方移位，外侧易向前下方移位。因锁骨后下方有臂丛神经和锁骨下动脉、静脉，骨折移位严重或实施手法治疗不当，易造成神经及血管损伤。锁骨骨折多发生在青少年，成人次之。

一、病因、病机

《医宗金鉴·正骨心法要旨·锁子骨》说："击打损伤，或骑马乘车，因取物偏坠于地，断伤此骨……"锁骨骨折多为单纯横形或斜形骨折，复杂骨折较少见，其致伤原因多为间接暴力或直接暴力所伤。

（一）间接暴力

临床上以间接暴力多见，行走、跑、跳、骑车、玩耍或高处坠落而不慎跌倒，身体偏斜，一侧手掌或肘部着地，上肢外展，暴力沿远端向锁骨传达，与身体跌扑的重力相交于锁骨中段，而形成剪力，造成骨折。青少年骨折多为青枝型或单纯横形、斜形骨折。骨折多发生在中外 1/3 交界处（图 6-1）。骨折后，因受胸锁乳突肌的牵拉,内侧段向后上方移位,外侧段受胸大肌的牵拉、前锯肌的牵拉和伤肢重力的影响而多向前下方移位。同时因受暴力影响,可致重叠移位(图6-2)。

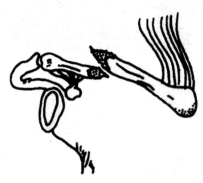

图 6-1　锁骨外 1/3 斜形骨折

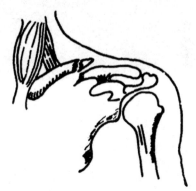

图 6-2　锁骨骨折典型移位

(二)直接暴力

直接暴力损伤断端多无明显移位。粉碎性骨折碎骨片可受暴力作用而向内下方移位,容易损伤臂丛神经或锁骨下血管。若刺穿胸膜损伤肺尖,可发生气胸或皮下气肿,但临床较少见。向前上方移位而刺破皮肤者,形成开放性骨折亦少见。

二、辨证诊断

(1)多有明显的外伤史,但儿童不能叙述病情,且青枝型骨折临床表现不明显,疼痛部位不能确定,患儿临床检查不配合。若在穿、伸衣袖及手托患儿腋下,有明显的拒绝现象或哭闹时,应考虑有锁骨骨折。

(2)锁骨部肿胀或有畸形,伤肢自主抬举有困难。检查时疼痛明显,可有骨摩擦音或异常活动。

(3)伤侧多有典型体征,即伤肢下垂。患者以健侧手托患肢肘部,头向患侧倾斜,下颌斜向健侧,呈保护性反应,以减轻因胸锁乳突肌牵拉而造成的疼痛。

(4)锁骨位置表浅,骨折后症状多较明显,皮下多能触及骨断端。但外1/3骨折易与肩锁关节脱位相混淆,应注意鉴别,以防漏诊。

(5)锁骨骨折全身表现较少,但应仔细检查患肢有无血管、神经损伤,患侧锁骨下有无皮下气肿,以便早期明确诊断,及时治疗。

(6)X线正位片即可明确诊断骨折的部位、类型和移位表现,并可了解是否合并其他骨折。如条件许可,最好行胸部 X 线检查,若有气胸,不致漏诊。

(7)典型体征、详细检查和 X 线检查即可明确诊断。

三、治疗

锁骨骨折,一旦明确诊断,即可给予适当治疗。

(一)治疗原则

(1)儿童青枝型骨折或无移位的骨折,可不需施手法治疗,只需局部加一压垫用胶布加压固定,三角巾悬吊前臂于颈即可(前臂屈曲90°)。

(2)成人单纯骨折先行手法复位治疗,以三角形绷带固定即可。

(3)合并其他损伤时,应遵循先急后缓的治疗原则,先治疗较危重的损伤,然后治疗锁骨骨折。如发生粉碎性骨折,碎骨片无明显移位者,可行手法捏挤,捺平。若碎骨片直立或移位严重,不要强行复位,可不予治疗,让其自然愈合;或行手术切开,将骨片复位或摘除;或用克氏针 2.5 mm 刺入异位骨片处,以针拨正骨片(使用此法应特别慎重,以免损伤臂丛神经、血管和胸膜),然后按闭合性骨折治疗。

(4)内治按三期辨证用药。

(5)分期指导患者进行功能锻炼。

(二)治疗方法

锁骨骨折的治疗方法很多。不同类型的骨折可根据不同的情况进行不同的治疗。

明代朱橚《普济方·折伤门》接骨手法中指出:"缺盆骨损折法,令病者正坐,提起患人胳膊,用手揣捏骨平正。用乳香消毒散数贴,以软绢掩如拳大,兜于腋下。上用一薄板子,长寸阔过半软纸包裹按定。止用膺爪长带子拴缚定。七天换药。内服乌金散定痛,疼肿消后。次伸舒手指。以后骨可如旧。"《医宗金鉴·正骨心法要旨·锁子骨》云:"断伤此骨,用手法先按胸,再将肩端向内合之,揉摩断骨令其复位,然后用带挂臂于项,勿令摇动……其证可愈。"说明了锁骨骨折在施牵引手法时,要固定近端,按动远端,以对其位,上两种治疗方法,至今仍常应用于临床。

1.复位手法

(1)儿童锁骨骨折有移位者,可让成人取坐位,揽抱怀中,双腿夹住患儿两腿。一助手协助,用一手抵于患儿背部,一手按住锁骨近段,勿使移动。术者将患儿上肢顺势牵引,然后屈肘于胸部,一手固定肩峰,握肘的手上推肘部,使肩部充分向后上提拉、外展。然后将握肘之手缓出,以捏挤、按捺手法整复锁骨的移位。若锁骨重叠错位,充分牵开后,即施捺压手法。矫正上下移位。复位满意后,使患儿挺胸、端坐,进行固定。

(2)成人锁骨骨折的整复:令患者抬头挺胸端坐一方凳上,一助手立于健侧后方;一手抵住患者背部,一手固定锁骨近段。术者立于患侧前方,顺势牵引患肢,然后使患肢屈肘贴于胸壁,手放于健侧肩部。术者一手固定肩,一手托于肘部,双手用力,推肩向后上方,推肘向上,使肩部充分向后上方提拉,以牵开重叠错位的锁骨。若仍不能牵开重叠错位的锁骨,可用托肘的手握拳顶于患侧腋下,然后照前方向用力,即可牵开。牵开后,腋下手抽出,以捏挤法纠正骨折两断端的侧方移位,握肩的手不能放松。为防止再发生两骨折断端重叠移位,以三角形绷带固定法进行固定。

2.固定方法

(1)胶布固定法:儿童锁骨青枝型骨折或移位骨折复位后,即外敷接骨膏药,然后置适当大小的压垫于内断端,以拮抗胸锁乳突肌向上的拉力,用两条约3 cm宽的胶布自后向前胸交叉加压固定,长度以背侧不超腰部,前侧不低于肋下缘为宜。固定后屈肘,悬吊前臂于胸前。然后用绷带绕胸背4~6周,以固定患侧上臂、下臂于躯干。悬吊以减轻患侧肢体下垂力,固定于躯干以限制患侧肢伸屈,旋转,减少再错位的可能性。

(2)三角形绷带固定法:成人锁骨骨折复位后先在局部外敷接骨膏药,然后置一适当大小压垫于内骨折断端(压垫以不出现皮肤压伤为宜,一般垫长3~4 cm,宽1.5 cm,厚0.5~1 cm),可限制因胸锁乳突肌向上的拉力而造成的向上成角。用两条胶布3~4 cm宽,自背后向前胸交叉加压固定,保持原整复姿势(即挺胸抬头,患肢屈肘,贴于胸壁,手放于健侧肩)进行固定。用双胶绷带,一端接一个10 cm的圆环,长约100 cm,自患侧绕颈后,出健侧进行悬吊肘部,圆环套于肘部,可用棉花,纱布衬垫,出健侧的绷带一端,穿肘外侧环,用力上拉,以能耐受为度,结于环上。用另一绷带悬吊前臂于颈,再用绷带绕胸背5~6周,固定患侧上臂于躯干。然后在患侧由背后向前胸固定锁骨,固定是以绕胸绷带为固定点,将绷带经过锁骨上压垫,从患肘下回环,再经锁骨上压垫向背后,如此反复4~6次,固定牢靠(图6-3)。固定方法之优点是不固定患侧肢体,使其能够在固定期内生活自理,并且应用此法固定比其他方法舒适,痛苦较小,疗效可靠。

3.药物治疗

锁骨骨折按三期辨证用药物内服。早期宜消肿止痛,用消肿定痛汤;中期宜接骨续筋,用接骨丹;后期补肝肾壮筋骨,舒经活络,用伤骨再生Ⅰ号、六味地黄丸,以及中药烫洗。

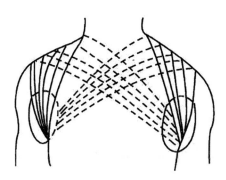

图 6-3　三角形绷带固定法

4.功能锻炼

锁骨骨折经整复固定后,即可开始功能锻炼。早期先锻炼手指与腕部,主要是握拳及腕背屈、掌屈活动。中期可做肩上提,推肘助力,意念屈肘活动。后期解除外固定后,便可做肩关节外展,前臂后伸,上举环转活动,并配以中药汤烫洗肩部及按摩理疗等。

(三)调护

锁骨骨折整复固定后要注意观察患肢(指)血运,感觉情况,检查桡动脉搏动情况,如有血管神经压迫现象应及时处理。必要时可解除固定,在血运及神经功能恢复后再重新固定。一周内再行X线检查以观察复位情况,如再移位,可及时调整。应用胶布应注意皮肤压迫和过敏现象以及时处理。固定后取半仰卧位。

四、转归及预后

锁骨骨折愈合率极高,因锁骨仅起支撑作用,故即使有轻度移位及成角,也不至影响功能。临床不必强求解剖复位,故锁骨骨折预后良好,但因为固定及局部血肿的原因,后期可并发肩关节周围炎,故固定时间不宜过长,并应重视功能锻炼和后期中药内服及外敷的治疗。

第二节　肱骨外科颈骨折

肱骨外科颈位于解剖颈下 2～3 cm,相当于大、小结节移行于肱骨干的交界处,此处为松质骨与密质骨交界部位,最易发生骨折,故名肱骨外科颈骨折,多见于青壮年和老年人。

一、病因、病机

肱骨外科颈骨折多为间接暴力所致,受伤时手掌或肘部触地,暴力沿肢体向上传导至肱骨外科颈,在颈部形成剪力、扭转力或屈曲力而致骨折。也可因直接暴力所致,如跌倒时肩部触地或遭受外力打击而发生骨折,临床较少见。根据受伤后骨折的移位情况分为以下 4 种类型(图 6-4)。

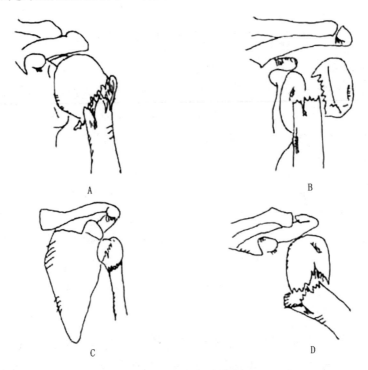

图 6-4 肱骨外科颈骨折

A.无移位型骨折;B.外展型骨折;C.内收型骨折;D.肱骨外科颈骨折合并肩关节脱位

(一)无移位型骨折

此类包括裂纹骨折,无移位的嵌插骨折。裂纹骨折多为直接暴力造成,为骨膜下骨折,可合并肱骨大结节骨折。嵌插骨折多由间接暴力所致,跌倒时上肢伸直,肩关节轻度外展,手掌触地,骨折后两断端相互嵌插而无移位。

(二)外展型骨折

肱骨外科颈外展型骨折是由于间接暴力所造成。跌倒时,上肢处于外展位,身体向受伤侧倾斜,手掌触地,暴力沿肢体传导至肩部,形成剪切力,而发生骨折。骨折后近段肱骨头内收,远段肱骨干外展。远端外侧骨皮质可插入近端内侧,或远近两断端向近断端内侧移位,形成向前向内的成角畸形。

(三)内收型骨折

肱骨外科颈内收型骨折是由于间接暴力所造成。临床较少见,与外展型骨折相反。跌倒时上肢是内收位,身体向致伤侧倾斜,手掌或肘部触地,暴力沿上肢纵轴向肩部冲击,加上肌肉牵拉,致骨折产生内收移位。肌肉牵拉常是骨折移位的持续因素,骨折近端的肱骨头外展,骨折远端的肱骨干内收。内收的骨干上端与骨折近端的外侧嵌插或重叠移位于骨折近端的外侧,在远近两断端之间形成向前向外的成角畸形。

(四)肱骨外科颈骨折合并肩关节脱位

肱骨外科颈骨折合并肩关节脱位是由于较严重的暴力所造成,临床较少见。跌倒时上肢处于外展外旋位。暴力造成外展型骨折后,因断端嵌插,暴力继续作用于骨折端,压迫肱骨头向前下方脱位。站起后,由于患肢下垂,造成肱骨头关节面朝向内下方,骨折面朝向外上方,远断端在外侧,从而形成严重的侧方移位。此型骨折的治疗较困难,如处理不当,可造成严重的后遗症。目前有学者认为,这种骨折脱位是由于外力的作用,造成肩关节脱位后,暴力不能消失,而并发肱骨外科颈骨折。

二、辨证诊断

患者多有明显的外伤史,应详细的了解受伤经过及受伤时的姿势体位,再根据局部症状及体格检查,即可作出明确诊断。骨折后肩部肿胀、疼痛、压痛,肩关节功能障碍或丧失,除无移位骨折外,肩部都有畸形、骨摩擦音或异常活动,有青紫瘀斑。外展型骨折肩部饱满,肩下方稍有凹陷,在腋下能摸到移位的骨折端或向内的成角畸形,由此可与肩关节脱位相鉴别。

(一)内收型骨折

肩下方可摸到移位的断端或向外的成角畸形。合并肩关节脱位者,局部肿胀,紫斑较严重,呈方肩畸形,腋下摸到肱骨头,但无弹性固定,将患肢手放于健肩,肘部可贴近胸壁(搭肩试验阴性),以此与单纯肩关节脱位相鉴别。

(二)裂纹骨折

局部无肿胀及瘀斑,有压痛,在健肢的扶持下可举起,能支撑。但患肢降至水平位时则无支撑能力,肢体突然下落。嵌插型骨折不能上举,上举不能支撑。

行 X 线检查可协助诊断,了解骨折类型及移位情况。对侧穿胸位片可了解肱骨头部有无旋转移位。

三、治疗方法

无移位型骨折,不需要整复。青枝型或单纯裂纹型骨折,局部外敷接骨膏药,三角巾悬吊伤肢于胸前 1～2 周。嵌入型骨折,成角在 30°以内者,局部外敷接骨膏药,三角巾悬吊伤肢于胸前 3～4 周。外展型骨折,有嵌入,或有轻度成角,或侧方移位者,特别是老年人,也不必整复,局部外敷接骨膏药,内收位固定 3 周即可。以上类型骨折进行固定后,即可早期进行功能锻炼和药物治疗。移位较大的骨折需做整复固定。

(一)手法复位

1.外展型

整复时患者取坐位,上一助手用牵引带自患侧肢下绕过,向肩内上方提拉。屈肘 90°,前臂中立位,下助手握肘部及前臂,肩关节外展 30°～45°,向外下方顺骨折远端纵轴方向做顺势对抗牵引,以纠正重叠移位及旋转畸形(图 6-5)。术者立于患侧,两拇指按于大结节部,以固定近端,其余手指环握骨折远端内侧,两拇指用力向内上方顶按骨折近端。其环握骨折远段之手向外提拉骨折远端。下助手在牵引下内收患肘达胸前,并使之贴紧躯干,以纠正内向的成角畸形及侧方移位(图 6-6)。这时,助手固定好位置,术者用一手自前方近端向后方按压,一手自骨折远端后方向前提捺,以纠正骨折的向前成角和前侧方移位。助手同时屈曲肘关节,使患侧手搭在健侧肩部,然后外敷接骨膏药,以三角形绷带固定法进行固定。

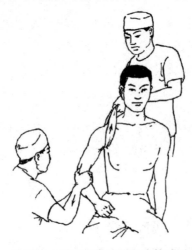

图 6-5 纠正重叠移位及旋转畸形

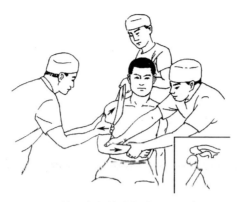

图 6-6　纠正内向的成角畸形及侧方移位

2.内收型

整复体位及助手准备同上。助手将患肢顺骨折远端纵轴的方向做顺势牵引,然后逐渐外展肩关节至 70°时,做对抗持续牵引。术者两手拇指压按骨折远端向内,其余手指提拉骨折近端向外(图 6-7),令助手在持续牵引下,继续外展肩关节直至复位,较重时可使患肢外展过顶。术者用推按扳提法使之复位。然后,术者一手置于患肩后,一手置于前侧骨折远端,用力矫正向前成角及侧方移位。复位满意后,顺肱骨干的纵轴叩击肘部数下,使之相互嵌插,以增强稳定性。然后逐渐将患肢放下,局部外敷接骨膏药,用超肩外科颈夹板固定。

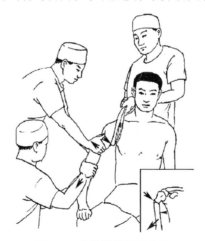

图 6-7　内收型骨折复位法

3.肱骨外科颈骨折合并肩关节脱位

整复时患者取仰卧位,助手准备情况同前,下助手在肩关节外展 90°时,做顺势对抗牵引,术者两手拇指按压肩峰部,其余手指扣在腋下,扳住肱骨头,在轻度外展牵引下,术者用力向外后上方扳拉肱骨头,助手在外展位做旋转法,并逐渐内收患肢。如此可将脱位的肩关节整复,肩关节复位后,按外展型骨折整复固定。

(二)固定方法

1.三角形绷带固定法

用一端带环的双胶绷带,同锁骨骨折。悬吊患侧肘部,肩关节轻度内收,肘关节屈曲,用另一绷带悬吊前臂,再用绷带环胸缠绕,交叉于患侧外科颈部,并逐渐向下,6～8周进行固定,腋窝置一拳大小的软垫于外科颈部。此法适用于外展型骨折。

2.超关节外科颈夹板固定法

取适宜的杉树皮 4 块,按需要制成超肩夹板,其中 3 块长度自肘至肩上5 cm,内侧板长度自腋窝至肱骨内上髁,做好备用。复位后,在患侧上臂贴一贴超肩关节膏药,先用一根扎带固定 4 块夹板,待夹板位置调整适宜后,于内侧板的远端、外侧板的近端及前后板的近端各放置一适当压垫,然后分 3～4 道扎带绑扎固定。超肩部分用胶布带扎缚固定。扎带的两头从胸、背绕至健侧腋下,系扎在置好的棉垫部,以防损伤皮肤。用三角巾悬吊前臂于胸前。固定完毕后,用绷带环胸背固定 5～6 圈,两周后解除,以防早期锻炼时由于上臂肌肉舒缩而造成再移位。此方法适用于内收型骨折。

(三)药物治疗

早期应用消肿定痛汤,以活血止痛,利于血肿的吸收,防止因血肿机化引起肩关节僵硬。中期以益气活血,强筋壮骨,利于骨折愈合,并提前进入后期药物治疗,及早投入舒筋活络药物。可加服伸筋丹和伤骨再生Ⅱ号。应及早解除外固定,达到临床愈合即可。加强功能锻炼,应用中药五加皮汤烫洗。肱骨外髁骨折临床愈合较快,极少有不愈合。但后期肩关节功能的恢复,应高度重视。我们认为应用中医中药治疗,一般都能恢复功能。但烫洗的同时进行功能锻炼是关键。要医患合作,以利肩关节功能早期恢复。

(四)功能锻炼

固定1～2周内,加强手及腕部的活动。2周后,开始做肘部活动及上臂肌肉舒缩锻炼。3周后,骨折对位较理想,已出现纤维连接,可解除固定。增加肩关节的适当活动量,但必须在健肢的保护下进行。内服舒筋活络药物,外用五加皮汤烫洗,直至功能恢复。

四、调护

早期要注意观察,患肢远端血运、感觉情况;中期,随时注意固定松紧度;后期及时指导患者进行功能锻炼。

五、预后

保守疗法预后较好,一般不留任何后遗症。但合并肩关节脱位者或年老体弱者,往往有不同程度的肩关节活动受限。通过功能锻炼及中药内服、外洗,一般均能改善。如效果仍不佳者,可配合理疗、按摩等方法治疗。

第三节 肱骨干骨折

肱骨又名臑骨。《医宗金鉴·正骨心法要旨》记载:"臑骨,即肩下肘上之骨也……一名肱,俗名胳膊,乃上身两大支之通称也。"肱骨干是指肱骨外科颈下2 cm处至肱骨髁上2 cm处的一段管状骨。一般将肱骨干分为三段,中上1/3段交界处,外侧为三角肌附着处,中段骨干较细,骨皮质坚固,但弹性较小,着力大,易发生骨折。肱骨干中下段后外侧有桡神经沟,内有桡神经通过。内侧肱二头肌与肱三头肌之间有上臂的主要血管神经通过。如该处发生骨折,易伤及桡神经或上臂血管神经。肱骨干中下交界处,有骨干滋养孔,肱骨干的滋养动脉由此进入骨干内。如在滋养孔下平面发生骨折,可能伤及滋养动脉,导致骨折后血液供给受阻,易出现迟缓愈合。肱骨干骨折临床较常见,多发于青壮年,男性多于女性。骨折好发于骨干的中部,下部次之,上部最少。

一、病因、病机

肱骨干骨折多因直接暴力造成,下段骨折可由间接暴力造成,"或坠车马跌碎,或打断,或斜裂,或截断,或碎断"。凡打击、撞压,跌扑闪挫,机器绞轧,均可出现肱骨干骨折。直接外力导致骨折多为横形、粉碎型,有时可造成开放性骨折。间接暴力如跌扑闪挫,暴力沿肢体传导致肱骨干下段骨折,多为大斜形或螺旋形骨折。儿童受伤后,由于骨质柔韧,骨膜较厚,多为青枝骨折或无移位骨折。

骨折后,由于上臂肌肉的牵拉,不同部位的骨折有不同的移位倾向(图6-8)。①骨折发生在三角肌的止点以上时,骨折近端因受胸大肌、背阔肌和大圆肌的牵拉而向内向前移位,骨折远端因三角肌、喙肱肌、肱二头肌和肱三头肌的牵拉,而向上向外移位。②三角肌止点以下的骨折,近端因三角肌及喙肱肌的牵拉而出现向外向前的移位,远端因肱二头肌、肱三头肌等的牵拉而向上移位。

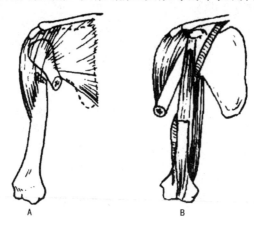

图 6-8 肱骨干骨折移位

A.骨折处在三角肌的止点以上;B.骨折处在三角肌的止点以下

二、辨证诊断

有明显的外伤史,患臂肿胀,不能活动,功能丧失,有明显的畸形,局部压痛、叩击痛。触诊时,有骨摩擦音及异常活动,即可做出诊断。伤肢活动,肘部畸形可随之改变,尤其成角畸形更为明显。小儿青枝骨折或裂纹骨折,做纵向叩击时,可加重局部疼痛,局部压痛特别明显。若为中下段骨折,应详细检查骨折远端感觉、血运情况,了解有无桡神经及血管损伤。行 X 线检查可帮助了解骨折部位、类型及移位情况。

三、治疗方法

肱骨干青枝骨折、裂纹骨折不需整复,上臂外敷接骨药,杉树皮夹板外固定,前臂中立位悬吊胸前 3～4 周,适当进行功能锻炼。有移位的骨折,需行手法复位,小夹板和绷带固定。

(一)手法整复

患者取坐位,上助手两手环握患肢三角肌部固定上断端,下助手一手握患肢肘部,另一手使患肢前臂屈曲 90°,并保持与肘平行,同时调正上臂轴线,与上助手进行对抗牵引。若为三角肌止点以上骨折,需在内收位牵引。术者两手拇指按压在骨折远断端,其余手指环握于骨折近断端,在持续牵引下,施按压端提法复位(图 6-9)。若不能完全牵开,即采用折顶法,先加大成角,以挤捏或提按法使其复位。

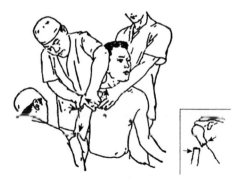

图 6-9 三角肌止点以上骨折的复位法

如骨折在三角肌止点以下,须以外展位牵拉,术者两手拇指按压在骨折近断端,其余手指环握于骨折远断端,同样施按压端提法复位(图 6-10)。若仍有前后移位,施捏挤摇晃法,矫正前后及侧方移位。

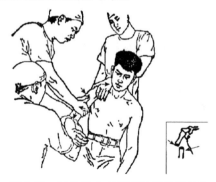

图 6-10 三角肌止点以下骨折的复位法

如整复后骨折再度移位或骨折端有滑动现象时,应考虑骨折两断端有软组织嵌入,采用弹拨手法松解软组织,使软组织分离后再复位。如失败可令下助手过度牵引施抖法,并施以轻度的左右旋转,使嵌入的软组织分离出来。如系螺旋形骨折,轻度的旋转可分离出嵌入的软组织,也可使两个螺旋断面紧紧咬合。如大斜面骨折复位后,只要不残留成角及旋转畸形,重叠在 2 cm 以内者,可不必再次整复。整复过程中,手法要轻巧,不可粗暴反复,以防损伤神经、血管。如骨折在三角肌止点以下,牵引时不可过度用力,以防造成断端分离。

(二)固定方法

骨折整复满意后,两助手需在牵引下维持固定。然后外敷接骨膏药,使用四块杉树皮夹板,不超上下关节的局部外固定,分 3～4 段绑扎。固定前,应反复观察移位情况,适当放置加压垫;固定后,两助手同时缓慢放松牵引,并令患者主动放松紧张的肌肉,同时下助手在保持上臂轴线的同时缓缓放至中立位,使前臂屈曲 90°,悬吊前臂于颈。再用一带环套的绷带悬吊肘部,但不要太紧。以限制因前臂的下垂力可能造成的断端分离,并在肘后方垫一软棉垫。然后用绷带环胸绑扎将上臂、前臂固定于前胸 5～6 周。增强整复固定后两断端的稳定性,并限制前臂的不自主旋转、伸屈活动,限制可能出现的旋转移位。横断骨折固定后,沿上臂的轴线纵向叩击肘部,使两断端牢固的嵌插,利于骨折愈合(图 6-11)。

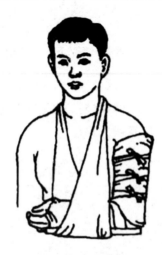

图 6-11　肱骨骨折固定法

(三)功能锻炼

早期固定后即进行手指和腕部的活动。1 周后,肿消痛减,患肢肌肉松弛;为防止骨折两断端再移位,将松了的绑扎带扎紧。嘱患者做推肘提肩运动,以做主动的肌肉舒缩运动为主。再以健侧手推患肘向上,在不致出现断端成角的情况下(斜形骨折、螺旋形骨折、粉碎性骨折不宜用此法)尽量推动肩部向上,适用于横断及小斜面、两断端嵌插紧密的骨折。3 周后即可解除绷带,在夹板固定下,做上臂及肩部的功能锻炼。4 周后解除固定,用中药烫洗,并加大上肢及关节功能锻炼的范围。

(四)药物治疗

按三期辨证灵活用药。早期内服消肿定痛汤、跌打丸、三七伤药片。中后期服益气活血、通络、调理肝肾的药物,佐以健运脾胃的药物。中下 1/3 骨折,应加服伤骨再生Ⅰ号、伤骨再生Ⅱ号、六味地黄丸等药物,以促进骨折愈合。

四、调护

及时观察整复固定后,患肢远端的血运及感觉情况,随时调整固定松紧度,加强营养。正确指导患者进行功能锻炼。

五、并发症的处理及预后

早期肢体损伤后,若合并桡神经损伤,应仔细检查正确判断其损伤程度。若为挫伤,一般骨折整复固定后,治疗2～3个月神经功能即可恢复。但如为刺破伤或横断伤,应早期进行手术探查,并配合中药治疗。此类损伤预后不良,一般都有不同程度的后遗症。单纯骨折,如有正确的整复固定、药物治疗和功能锻炼,一般都能按期愈合,不出现后遗症。但若整复不当,或固定不牢或过紧,可出现两断端分离而影响愈合,轻则出现肌挛缩,重则可造成循环障碍,甚至固定以下肢体坏死,造成不可逆的后遗症。消除不良因素后仍能愈合。

第四节　肱骨髁上骨折

肱骨髁上骨折又名臑骨下端骨折,下端指肱骨下端内的两髁之上2 cm处,皮质骨与松质骨交界处的骨折。该处前有冠状窝,后有鹰嘴窝,故是前后扁、内外宽的薄型骨端,所以容易发生骨折。下端内侧为滑车,也称内髁;外侧为肱骨小头,亦称外髁。内髁上部、外髁上部称为内上髁、外上髁。两髁连成一块与肱骨长轴形成向前30°～50°的前倾角;肱骨滑车略低于肱骨小头,故当肘关节伸直后,呈现10°～15°的携带角(图6-12)。当肘关节屈曲时,此角即消失。骨折后,多出现此角的改变。如整复不良,骨折愈合后,可发生畸形,以致影响肘关节的屈伸活动。当肘关节伸直时,肱骨内外上髁与尺骨鹰嘴三点在一条连线上。屈肘90°时,三点构成一等腰三角形,该三角骨性标志,对鉴别骨折与脱位有临床实际意义。

在肱骨下端,16岁以前有四个骨化中心,骨化点周围组织比较脆弱,受伤后,易出现骨折或骨骺分离。在阅读X线片时,切勿将骨骺线误认为成骨折线。

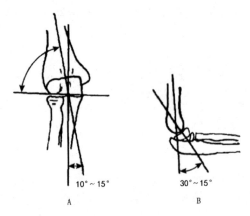

图 6-12　肱骨下端的携带角和前倾角

A.携带角；B.前倾角

在肘关节前方,有肱动脉、肱静脉。正中神经自上臂肱二头肌筋膜下通过,进入前臂。如肱骨髁上伸直型骨折,骨折近端向前移位,容易刺伤或被挤压在肱二头肌筋膜和骨折端之间的血管和神经,从而造成前臂缺血性挛缩或正中神经损伤。在肘部,除肱动脉外,侧支循环比较丰富。骨折后出血较多,引起的肿胀多较严重。尺神经和桡神经深支接近肱骨内、外髁而下行,当骨折出现严重的侧方移位时,亦容易被挫伤。肱骨髁上骨折,多见于 10 岁以下儿童。

一、病因、病理

肱骨髁上骨折因为产生骨折暴力的来源和方向不同,所以骨折后发生不同的移位。肱骨髁上骨折可分为伸直型和屈曲型。

(一)伸直型

伸直型(图 6-13)骨折为间接暴力所致,临床较多见,占肱骨髁上骨折的90％以上。跌倒时,肘关节在半屈曲或伸直位,掌心先着地,暴力沿前臂传达到肱骨下端,将肱骨髁推向后方。身体重力由上而下将肱骨平推向前方,两种力量作用于肱骨下端骨质最薄弱处,形成剪切力,而造成骨折。骨折线由肱骨下段前下方斜向后上方造成骨折。移位严重者,易损伤肘前方的神经、血管。肱骨髁上伸直型骨折,断端除遭受到前后方的暴力外,还易收到来自侧方的暴力影响,故可出现尺偏型移位和桡偏移位。

1.尺偏型移位

来自肱骨髁前方的暴力,造成了肱骨骨骺后内侧的骨折。骨折远端发生向内向后移位和向外成角畸形。骨折时内侧骨皮质首先产生压缩塌陷,因近端向前外侧移位,故此处骨膜易出现断裂,而后内侧骨膜仍保持完整,但多被掀起而与骨皮质分离。肱骨髁上尺偏型(图 6-14)骨折复位后,内侧骨质受破坏,骨折部易出现尺侧偏斜,愈后易出现肘内翻畸形。

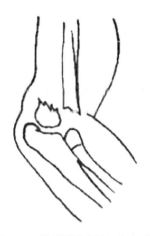

图 6-13　肱骨髁上骨折(伸直型)

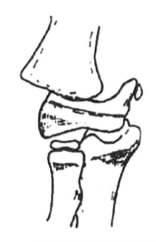

图 6-14　肱骨髁上骨折(尺偏型移位)

2.桡偏型移位

桡偏型移位(图 6-15)与尺偏型移位相反,暴力来自肱骨骺前内侧,造成骨折远端向外后侧移位和向内成角畸形。骨折后外侧骨皮质压缩塌陷,近端向前内侧移位,造成前内侧骨膜断裂,后外侧骨膜分离。肱骨髁上骨折,桡偏型移位与尺偏型移位不同,此型骨折即使不能解剖复位,也极少产生严重的肘外翻畸形。

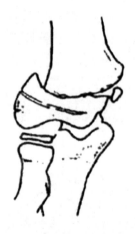

图 6-15　肱骨髁上骨折(桡偏型移位)

(二)屈曲型

屈曲型骨折为直接暴力所致,临床较少见。跌倒时,肘关节在屈曲位,肘后侧着地,暴力作用于肱骨下端,造成由肱骨下段后下方斜向前上方的骨折线,形成骨折远端向前上方的移位(图 6-16),很少损伤神经、血管。因为暴力的作用方向不同,亦可形成尺偏型或桡偏型移位。

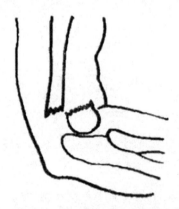

图 6-16　肱骨髁上骨折(屈曲型)

以上两种类型骨折遭受的暴力较小时,可出现青枝骨折、移位不大的裂纹骨折,或仅呈轻度的屈曲伸直型移位。

二、辨证诊断

患者多为儿童,有明显的外伤史,伤后肘部疼痛、肿胀,甚或出现张力性水泡,肘关节功能丧失,局部压痛明显,有异常活动及骨摩擦音。伸直型骨折,肘关节呈屈曲位,向后突出呈"靴形"改变,有如关节脱位,肘三角仍保持正常关系。在前面可触摸到突起的骨折近端。尺偏型移位,骨折处内侧凹陷,外侧突起,桡偏型相反。行 X 线检查可明确骨折形态及移位情况。若骨折严重时,应特别注意检查前臂动脉搏动、末梢循环、手指运动和感觉情况,以确定有无动脉、静脉及神经损伤。肱骨髁上骨折注意与肘关节脱位、肱骨小头骨骺分离相鉴别。

三、治疗方法

(一)治疗方案

(1)无移位的青枝骨折、裂纹骨折,或仅有轻度前后成角而无侧方移位者,外敷接骨膏药后,使用肘"∞"字绷带固定法,前臂屈曲 110°拇指外翻位固定 2～3 周即可。

(2)有移位的新鲜骨折,若肿胀不甚严重,无血管、神经损伤者,均可立即采用手法复位,绷带外固定。

(3)若骨折后局部肿胀严重者,可用理筋活血手法将血肿向周围扩散后进行整复。若有张力性水泡出现,须在无菌条件下,将水泡刺破收净,然后用白酒调和跌打丸局部外敷 1～2 天后祛除,进行手法复位及外固定。

(4)若疑有神经、血管损伤,必须立即给予适当整复,解除压迫后,严密观察恢复情况,血液循环、感觉恢复后再重新整复及固定。若不能恢复者,最好及时切开探查。术中即可将骨折对位后行内固定治疗。

(二)手法整复

有移位的骨折必须给予完善的整复(图 6-17),使畸形能够完全纠正。复位时,患者取坐位,一助手握住患肢上臂,固定于整复位,术者一手握住患肘部内、外髁,一手握前臂近腕部,屈曲 60°,并顺 60°的方向用力对抗牵引,握肘之手顺上臂方向牵拉,矫正重叠缩短移位后,术者将握肘部的手调正,拇指仍握压外上髁,其余四指握骨折近断端,手掌鱼际部抵压鹰嘴部,于牵引下屈曲肘部关节,同时握骨折近断端的手指用力向后扳拉,手掌鱼际部用力向前推挤骨折远端。若骨折为尺偏型,则着重用鱼际着力,手指向后内侧扳拉,屈肘的同时握前臂于近腕部的手使前臂外旋至掌心向上。若骨折为桡偏型,重用鱼际力,手指向后外侧扳拉,屈肘的同时内旋前臂。肱骨髁上骨折的多种整复手法常综合运用,并且靠术者一人来完成。手法熟练,复位可在瞬间完成,患者不知其苦。可在纠正外髁前后成角移位的时候,将尺偏、桡偏移位,成角畸形也一起纠正。

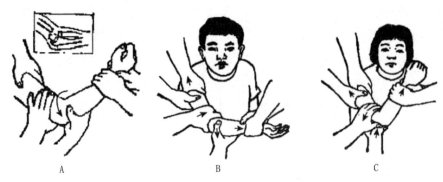

图 6-17 伸直型肱骨髁上骨折复位法
A.矫正旋转移位;B.矫正侧方移位;C.矫正前后移位

复位后,尺偏型骨折,可过度外旋前臂使桡侧尽量嵌插,减少尺侧承受的旋转力,并于屈肘 110°～120°外旋位,掌心向上,使用外旋"∞"字绷带固定,桡偏型则相反。如屈曲型骨折,采用相反的手法即可复位,复位后固定肘关节于半屈曲位。

(三)固定方法

骨折复位后,如局部情况允许,即外敷接骨膏药,使用"∞"绷带固定法,一般采用 6～8 cm 宽的绷带两卷。

1.外旋"∞"字固定法

先在上臂由内前方向外后方缠绕 3～4 周后,由上臂前内侧向前臂的外后侧,再出前臂内前侧向上臂外后侧,如此环绕,固定前臂于屈曲外旋位。由于接骨膏药的黏附力和绷带的固定作用,限制了前臂的自主内旋。或用"哑铃形"柔韧筒状硬纸壳固定,上端的宽度与上臂周径相等或少 1～2 cm,用绷带缠绕后不易松动,长度至上臂中段为宜。前臂纸壳的长至腕关节,宽于前臂周径 3～5 cm,外压内绷带缠绕后,再用肘"∞"字绷带固定法。此法,对于限制前臂旋转效果亦佳。固定牢固后,检查患者神经、血液及感觉有无异常,悬吊前臂于胸前,再用绷带将患肢固定于躯干。

2.内旋"∞"字固定法

绷带缠绕方向与外旋时相反。屈曲型骨折在肘关节屈曲位,使用肘"∞"绷带固定法,7～10 天内一般卧床休养,然后逐渐屈曲肘关节,下床后悬吊前臂于胸前。

(四)功能锻炼

肱骨髁上骨折,经整复固定后,便可做手指的活动,首先用力握拳,尽量伸指,拇指做各方向的运动,3～5 天后做掌背屈腕活动。2 周后,在固定下做肘关节的活动,尺偏型做外旋活动,桡偏型做内旋活动,屈曲型做伸屈活动,伸直型做屈曲活动。肘关节的固定绝对不能超过 3 周。14 岁以下儿童,3 周内一定解除固定,在药物治疗的同时,加强功能锻炼。后期,经 X 线检查后,如骨痂形成较好,应嘱患者做肘关节的被动屈伸活动。

(五)药物治疗

骨折早期,肿胀严重,给予三七片、丹参消肿汤、当归活血汤内服,待肿胀消减后,给予活血化瘀、通络舒筋药物,如伸筋丹、舒筋活血片等。解除固定后,用五加皮汤烫洗。如此期功能恢复不良时,可内服养血舒筋散瘀汤,并用药渣烫洗配合,进行主动、被动的功能锻炼,一般均能治愈。

四、调护

早期应做好皮肤护理,严密观察固定后伤肢远端的血运及感觉情况。正确指导患者进行功能锻炼。后期配合患者做好功能恢复的治疗。

五、预后

肱骨髁上骨折经正确的治疗后,一般在 3 周内均能达到临床愈合,由于采用"∞"字绷带,不会压到肘前神经、血管,故不会出现压迫性前臂缺血肌挛缩。我们在临床实践中,采用内旋、外旋肘"∞"字绷带固定法,从未出现一例明显的肘内翻畸形患者。应用中药内服、外洗加上早期解除固定,及时进行功能锻炼,正确的整复与固定,一般不会出现骨化性肌炎及其他并发症或后遗症。故我们对肱骨髁上骨折的预后是比较乐观的。

第五节 尺骨鹰嘴骨折

尺骨鹰嘴骨折又名肘骨骨折、鹅鼻骨骨折。《医宗金鉴·正骨心法要旨》记载:"肘骨者,胳膊中节,上、下支骨交接处也,俗名鹅鼻骨。若跌伤,其肘尖向上突出,疼痛不止。"尺骨鹰嘴是弯曲状,前侧为平面切迹,与肱骨滑车构成肱尺关节,是肘关节伸屈活动的枢纽,具有较强的稳定性。尺骨鹰嘴是肱三头肌的附着处,其两侧有坚强的肱三头肌腱膜支持,当肱三头肌强力收缩时,可使尺骨鹰嘴发生骨折。尺骨鹰嘴骨折多见于成年人。

一、病因、病机

尺骨鹰嘴骨折多数由间接暴力造成。跌倒时肘关节突然屈曲,手掌着地,肱三头肌急骤收缩,将尺骨鹰嘴撕脱,造成尺骨鹰嘴骨折,骨折线为横形或斜形。骨折块多由于肱三头肌的牵拉而向上移位。直接暴力亦可造成骨折,如肘尖部直接遭受暴力打击,或屈肘位跌倒,肘尖着地,如发生骨折,多为粉碎性,因不破坏肱三头肌腱膜,故骨折多无移位。如投掷过猛,肱三头肌强烈收缩,也可造成鹰嘴骨折,但较少见。直接暴力和间接暴力合并损伤,造成的尺骨鹰嘴骨折,多系有移位的粉碎性骨折。尺骨鹰嘴骨折除轻微的撕脱骨折外,骨折线大多波及尺骨半月切迹,而形成关节内骨折。

二、辨证诊断

尺骨鹰嘴骨折有明显的外伤史。肘后部肿胀疼痛,肘关节伸屈障碍,不能做自由伸屈活动,肘关节呈半屈曲位。患者多以健手托住伤肢前臂。尺骨鹰嘴骨折分离移位较大时,肘后部可触及一空隙。撕脱的尺骨鹰嘴尖部有异常活动,按压有骨摩擦音。肘后三角关系破坏。行 X 线检查能了解骨折的类型及移位的情况。

三、治疗方法

(一)治疗原则

(1)尺骨鹰嘴骨折线多数波及关节面,因此要求复位时,对位对线必须正确。

(2)尺骨鹰嘴裂纹骨折及无移位的尺骨鹰嘴骨折可用接骨膏药外敷,伸直位固定 2～3 周即可。

(3)尺骨鹰嘴有分离移位的骨折时必须进行手法整复,尽量求得解剖对位,以恢复关节面的完整和平滑。

(二)手法整复

《医宗金鉴·正骨心法要旨》云:"用手法翻其臂骨,拖肘骨令其合缝。其斜弯之筋,以手推摩,令其平复。"整复时,令患者处于坐位。上助手固定患肢上臂于肩外展 60°以上。术者一手握患肢前臂,微曲肘,将前臂置于旋后位,令患者主动放松肱三头肌,另一手以拇指、示指、中指固定尺骨鹰嘴骨折块的内、外、后侧,用力向远端推挤,使两断端合拢。然后固定,并做轻微的肘关节伸屈活动,使两骨折面咬合严密,在肱骨滑车的轻微运动下使关节面平整。

(三)固定

尺骨鹰嘴骨折整复后,外敷接骨膏药于尺骨鹰嘴尖的后方置一纸压垫,以限制因肱三头肌收缩可能造成的两骨折端再分离移位,用绷带加压固定于伸直位。三周后,逐渐轻微的屈曲肘关节。四周后解除外固定,用中药烫洗。加强功能锻炼。注意两个月内,不能做突然的肘关节屈曲动作。

(四)药物治疗

按骨折法,三期辨证用药的原则进行药物内服治疗。早期用具有消肿止痛、活血祛瘀的消肿定痛汤。中期内服具有接骨续筋作用的家传接骨丹。后期内服壮腰健肾、活血通络的伤骨再生1号、六味地黄丸、伸筋丹。解除外固定后,用五加皮汤烫洗。

(五)功能锻炼

尺骨鹰嘴骨折复位固定后,三周内做手指及腕关节的各种活动,并逐渐屈曲肘关节。解除固定后,肘关节活动范围逐渐增大,但禁止被动强行屈曲肘关节。

四、预后及调护

尺骨鹰嘴骨折整复固定后,早期应卧床休养,抬高患肢,以利肿胀消退,及时检查固定松紧度。定期进行X线检查。尺骨鹰嘴骨折预后较好,无后遗症存在,但粉碎性骨折一般难免。

第六节　尺骨上 1/3 骨折

尺骨上 1/3 骨折合并桡骨头脱位是临床上较常见的一种前臂骨折、脱位的联合损伤。这种损伤又称为"孟氏骨折",是指尺骨半月切迹下方的上 1/3 骨折。桡骨头同时自肱桡关节、上桡尺关节内脱出。肱桡关节是由桡骨上端的蝶形凹陷与肱骨小头构成上桡尺关节,由桡骨头周围的环状关节面与尺骨桡切迹构成。由于关节臼较浅,关节囊松弛,必须依靠环状韧带的约束来维持关节的稳定性。前臂在旋转活动时,桡骨头在尺桡切迹里旋转,上桡尺关节囊(即方形韧带)可限制桡骨头,不致旋转过度;桡侧副韧带可限制肘关节内收。当暴力损伤以上韧带时,可发生桡骨头脱位。尺骨上 1/3 骨折并桡骨头脱位可发生于任何年龄,但儿童少见。

一、病因、病机

直接暴力和间接暴力均可造成尺骨上 1/3 骨折并桡骨头脱位,而以间接暴力所致伤者为多。根据暴力的作用方向和骨折移位情况,临床上可分为伸直型、屈曲型和内收型 3 种类型。

(一)伸直型

伸直型(图 6-18)比较常见,多见于儿童跌倒时,肘关节伸直或过伸位,前臂旋后,掌心着地,传达暴力沿尺桡骨干向前上方聚集,先造成尺骨上 1/3 骨折,残余暴力转移于桡骨近端,迫使桡骨头冲破或滑出环状韧带,向前外侧脱出,骨折端随之向前外侧成角。在成人,外力直接打击尺骨近端的后内侧,亦可造成伸直型骨折,骨折多为横断型或粉碎型。

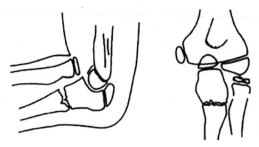

图 6-18　尺骨上 1/3 骨折合并桡骨头脱位(伸直型)

(二)屈曲型

屈曲型(图 6-19)多见于成年人。跌倒时,肘关节微屈,前臂旋前,掌心着地,传导暴力沿桡尺骨干传向外上方,首先造成尺骨上 1/3 骨折,残余暴力转移至桡骨远端。由于肘关节在半屈曲位,迫使桡骨头冲裂环状韧带并向后外侧脱位,尺骨骨折随之向后外侧成角。

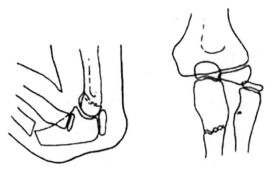

图 6-19　尺骨上 1/3 骨折合并桡骨头脱位(屈曲型)

(三)内收型

内收型(图 6-20)多见于幼儿和儿童。跌倒时,肘关节处于伸直内收位,前臂旋前,身体向患侧倾斜,掌心着地,暴力传导至肘内侧,再推向外侧,造成尺骨喙突部干骺端发生横断或纵行臂裂骨折。两骨折端向外侧成角,迫使桡骨头向外侧脱位。

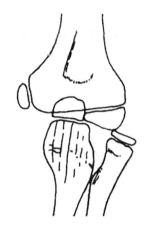

图 6-20　尺骨上 1/3 骨折合并桡骨头脱位(内收型)

二、辨证诊断

有明显的外伤史。受伤后,前臂和肘部疼痛肿胀畸形,前臂旋转功能障碍。检查时,骨折和脱位部有明显的压痛,可触摸到脱出原位的桡骨小头及骨折处的成角畸形。完全骨折有明显的骨摩擦音及异常活动。被动旋转前臂时,疼痛加重。行 X 线检查可帮助明确诊断,并能了解骨折类型。行 X 线检查时要包括肘关节,以免漏诊。阅读 X 线片时要注意肱桡关节的解剖关系。正常桡骨头与肱骨小头相对,桡骨干纵轴线向上延伸通过肱骨小头中心。如向上或向外偏移,即可按"孟氏骨折"诊断。肱骨小头骨骺一般在 1～2 岁出现,对于 1 岁以内的小儿发生骨折时,最好增加健侧 X 线检查,便于对照,以利诊断。

对于 X 线检查显示仅有尺骨远端骨折而无桡骨头移位者,应详细询问病史,认真检查桡骨头部有无压痛。对于桡骨头脱位后自行还纳者,治疗时应按尺骨上 1/3 骨折合并桡骨小头脱位进行处理,如忽略对桡骨头的固定可导致再次脱位。

三、治疗方法

新鲜的尺骨上 1/3 骨折合并桡骨头脱位均可用手法整复、外敷膏药、小夹板外固定进行治疗。由于桡骨头向外侧脱位约占尺骨上 1/3 骨折合并桡骨头脱位的 1/10,因桡骨头的牵拉而合并桡神经深支挫伤。一般整复脱位后,桡神经多能自行恢复。

(一)手法复位

一般先整复桡骨头脱位,再整复尺骨骨折。桡骨头复位后,以桡骨做支持,尺骨骨折整复则容易得多。但若尺骨有背向移位或向外侧成角较大而影响桡骨头的复位时,则应先整复尺骨骨折,骨折复位后桡骨小头有时可自行复位;反之亦给整复桡骨小头脱位创造了条件。

1.伸直型整复方法

患者取坐位,肩外展 70°～90°,前臂中立位,一助手固定肘上部,一助手把持腕部,于伸直位顺势牵引 3～5 分钟。术者立于患肢外侧,用两手拇指放在桡骨头前外侧,用力向后内挤压,并嘱助手屈曲肘关节至 90°,桡骨头即可复位。桡骨头脱位复位后,令下助手用一手固定桡骨头,另一手维持牵引,此时术者按单纯尺骨近端骨折,分别以分骨、捏按、摇摆手法进行整复。

2.屈曲型整复法

患者取坐位,肩关节外展 70°～90°,前臂取中立位,两助手固定肘上部及前臂腕部,于半屈曲位顺势牵引 3～5 分钟。术者立于患肢外侧,两手拇指安放在桡骨头部外侧,用力向前内侧挤压,同时令助手拉直患肢肘关节,使桡骨头复位(图 6-21)。有时可听到桡骨头复位的滑回声。然后以桡骨做支撑,按尺骨近端骨折,分别以分骨、提按、摇摆等手法将成角及侧方移位矫正。

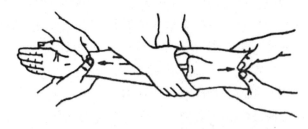

图 6-21 屈曲型骨折的整复

3.内收型整复法

患者取坐位。肩关节外展 70°～90°,肘关节半屈曲或伸直位,前臂旋后,两助手分别固定肘上部及前臂腕部,行对抗牵引。术者在患肢外侧,以两手拇指,按在桡骨头外侧,其余手指放在尺骨近端内侧,拇指向内推压桡骨头,使之复位(图 6-22),并令助手在牵引下,外展肘关节,使尺骨向外成角畸形得以矫正。

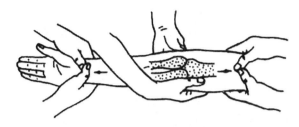

图 6-22　内收型骨折的整复

(二)固定方法

尺骨上 1/3 骨折合并桡骨头脱位整复后,外敷接骨膏药,杉树皮夹板外固定,固定前分别放置不同的压垫(图 6-23)。伸直型在桡骨小头前外侧各放一压垫,骨折部前侧放一压垫;屈曲型在桡骨头内外侧各放一压垫,骨折部后侧放一压垫;内收型在桡骨头外侧放一压垫。用扎带固定夹板,伸直型前臂屈曲 90°,中立位悬吊胸前。屈曲型伸直位固定 2～3 周,逐渐将肘关节屈曲悬吊。

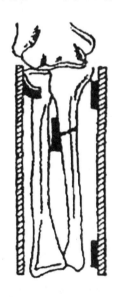

图 6-23　尺骨上 1/3 骨折合并桡骨头脱位的固定

(三)辨证用药

按骨折三期辨证用药原则,同尺桡骨干双骨折。

(四)功能锻炼

整复固定后,即可做手指及腕部的活动,一周后开始做肩关节的锻炼。三周后逐渐进行肘关节的屈伸活动,3周后骨折、脱位均已稳定,可适当进行前臂的轻微旋转活动。4周后解除外固定。在配合中药烫洗的同时逐渐加大肩、肘、腕关节的活动量。

四、调护

整复固定后,应注意患肢远端的血运、感觉。伸直型骨折嘱患者卧床抬高患肢,随时调整固定绑扎带的松紧度,并注意压垫的位置及皮肤有无压伤。正确指导患者进行功能锻炼,随时行X线检查,以观察对位情况及是否桡骨头再脱位。

第七节　桡骨下1/3骨折

桡骨下1/3骨折合并下桡尺关节脱位又称盖氏骨折,是常见的前臂骨折脱位联合损伤。桡骨下1/3较粗大,内侧有桡骨尺切迹,与尺骨小头构成下桡尺关节。关节间隙0.5~2.0 mm,三角纤维软骨横隔于其间。它的尖端附着在尺骨茎突,底附着在桡骨下端尺切迹边缘,前后与关节膜相连贯。下桡尺关节的稳定性,主要依靠三角纤维软骨与较薄弱的掌背侧下桡尺韧带维持。此类骨折脱位可发生于儿童和成年人,临床以20~40岁的男性多见。

一、病因、病机

(一)暴力分型

直接暴力和间接暴力均可造成桡骨下1/3骨折合并下桡尺关节脱位,但以间接暴力所致损伤者较多见。

1.直接暴力

多因前臂被重物打击或机器绞轧所致。桡骨多为横断骨折或粉碎性骨折,偶尔合并尺骨下1/3骨折,或尺骨向背、向尺侧成角畸形。在儿童,尺骨远端骨骺分离代替了桡尺关节脱位,分离的骨骺随桡骨远端骨折段移位。

2.间接暴力

由传达暴力造成骨折时和桡骨远端骨折相似。跌倒时,身体前扑,手掌着地,暴力通过腕关节传达至桡骨下1/3时发生骨折。骨折线多为斜形或横形。骨折后,桡骨远端向上移位,前臂旋前位时,可向背侧移位,并将三角软骨盘和尺骨腕韧带撕裂,尺骨茎突撕脱,造成下桡尺关节脱位。

骨折后骨折远端因受拇短伸肌、外展长肌及旋前方肌的影响而向前内侧移位,并有旋前的倾向(图 6-24)。

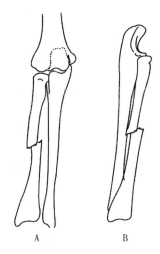

图 6-24 桡骨中下 1/3 骨折合并下桡尺关节脱位

A.正位;B.侧位

(二)临床分型

桡骨下 1/3 骨折合并下桡尺关节脱位的病理变化比较复杂,为适应治疗上的需要,根据骨折的稳定程度和移位方向,临床上将其分为 3 型。

1.稳定型

桡骨下 1/3 青枝骨折合并尺骨下端骨骺分离,皆发生在儿童;或桡骨下 1/3 横形骨折无移位合并下桡尺关节脱位。

2.不稳定型

桡骨下 1/3 斜形或螺旋形骨折,骨折移位较多,下桡尺关节脱位明显,多由间接暴力造成,多见于成年人。

3.特殊型

桡骨下 1/3 骨折并桡尺关节脱位合并有尺骨干骨折或弯曲畸形,多为机器绞轧伤。

二、辨证诊断

有明显的外伤史。前臂及腕部疼痛、肿胀,桡骨下段可有畸形,腕关节有桡偏畸形,前臂旋转功能障碍。骨折处有压痛、叩击痛、骨摩擦音及异常活动,下桡尺关节松弛且有压痛。行 X 线检查可明确诊断。X 线检查要包括腕关节,检查时不要只注意骨折而忽略下桡尺关节脱位,以免造成漏诊。

三、治疗方案

(一)治疗原则

(1)对于稳定性骨折,按桡骨远端骨折处理。

(2)对于不稳定性骨折,先整复下桡尺关节脱位,然后按前臂单纯骨折进行整复。

(3)对于特殊类型骨折,若尺骨有弯曲畸形,应先将尺骨的弯曲畸形矫正,然后将桡骨骨折和下桡尺关节脱位一起复位。

(二)手法整复

患者取坐位。肩外展 70°～90°,屈肘 90°,前臂中立位。一助手握住肘上部;一助手一手握住患者拇指,另一手握住其余四指。两助手进行持续对抗牵引3～5 分钟。术者立于患侧,用两手拇指压在尺骨小头背侧,其余手指环握桡侧,用力将尺骨小头向桡掌侧推按、扣紧。复位后,让助手用一手固定,一手继续牵引,然后术者用分骨、提按或折顶、回旋等手法,使桡骨骨折复位。

(三)固定方法

桡骨下 1/3 骨折合并下桡尺关节脱位经整复后立即固定。固定时,外敷接骨膏药,在小夹板下垫置半环形压垫,压在尺骨小头尺背侧,以免发生再移位;然后按骨折移位情况及稳定程度,在骨折部放置适当压垫,绑带结扎后,前臂中立位悬吊胸前。

(四)辨证用药

按骨折三期辨证用药原则,参见桡尺骨干双骨折。

(五)功能锻炼

整复固定后,即可进行手指及掌指关节的活动;一周后活动肘关节;两周后开始进行腕关节的伸屈及前臂旋转活动,但要有节制,逐渐加大活动范围;四周后解除固定,用药烫洗,在烫洗的同时增加腕关节的活动量。

四、调护

固定后,注意观察手指血运、活动功能,随时调整固定松紧度,定期行 X 线检查复查骨折对位情况,正确指导患者进行功能锻炼。

五、预后

对下桡尺关节脱位，一般愈合后关节功能不稳定，建议患者长时间应用护腕，以防工作劳动中发生扭伤。

第八节　桡尺骨干双骨折

桡尺骨干双骨折又名臂、辅两骨断折，手骨两胫俱断、正辅骨骨折、前臂双骨折等。《仙授理伤续断秘方》说："前臂有两胫。"《医案金鉴·正骨心法要旨》指出："臂骨者，自肘至腕有正辅二根，其在下形体长大，连肘尖者为臂骨；其在上形体短细者为辅骨，俗名缠骨。叠并相依，具下接于腕骨焉。"前臂由尺骨和桡骨两骨干组成，桡骨在外侧，尺骨在内侧，两骨并列，尺骨上端彭大而下端细小，为构成肘关节的重要组成部分。桡骨相反，上端细小而下端彭大，为构成腕关节的重要组成部分。桡尺骨均为略呈弧形弯曲的长骨。从正面看，尺骨较直，桡骨干约有9.3°的弧度突向桡侧，侧面看，二骨干均有约6.4°的弧度突向背侧。桡、尺二骨借上、下桡尺关节和悬张于骨干间的骨间膜紧密相连。

上、下桡尺关节的联合活动，形成了前臂独有的旋转活动，前臂旋转时，以尺骨为基点，以桡骨小头为中心，以尺骨茎突为轴心，桡骨小头在尺骨切迹里旋转，桡骨尺切迹围绕尺骨小头自外上向内下旋转，总旋转范围可达150°。

骨间膜为一坚韧致密的纤维组织，附着于桡尺骨间嵴，其纤维组织由桡骨起，斜向内下至尺骨止，几乎连系桡尺骨干的全长。骨间膜除供肌肉附着外，对稳定上、下桡尺关节及维持前臂旋转活动起着重要的作用。当前臂中立位时，骨间隙最大，尺、桡骨干中部距离最宽，为1.5～3.0 cm。骨间膜上下一致紧张，桡尺骨干的骨间嵴相互对峙。当前臂旋前旋后时，骨间隙缩小，骨间膜上、下松紧不一致，骨间嵴不再相互对峙，两骨间的稳定性消失。

前臂上2/3肌肉丰富，下1/3移行为肌腱，故外观上粗下细，呈椭圆形。前臂肌肉可分为四组，分别起于肱骨内髁的屈肌和起于外髁的伸肌，此二组肌肉的牵拉力，可造成骨折端的重叠移位。另有旋后肌、肱桡肌、肱二头肌和旋后圆肌、旋后方肌，是造成骨折端发生移位的重要因素。桡尺骨干双骨折多见于儿童及青壮年。

一、病因、病机

直接暴力和间接暴力均可造成桡骨、尺骨骨干双骨折（图 6-25）。《普济方·折伤门》："凡两手臂骨打断者有碎骨，跌断者无碎骨。"《医案金鉴·正骨心法要旨》指出："凡臂骨受伤者，多因迎击而断也。或断臂辅二骨，或唯断一骨，瘀血凝结疼痛。"桡尺骨干双骨折临床比较常见，多发生在中 1/3 或下 1/3 处。

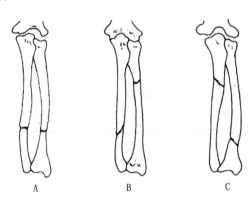

图 6-25　桡尺骨干双骨折
A.直接暴力；B.间接暴力；C.扭转暴力

直接暴力损伤，如前臂遭受打击、挤压或碰撞等造成的骨折，骨折线位在同一平面上。以粉碎、横形骨折为多见，偶见多段骨折。常合并软组织严重损伤，或为开放性骨折。

间接暴力损伤主要为传导暴力或扭转暴力。跌倒时手掌着地，暴力由桡骨纵轴向上传达，致桡骨中段骨折或桡骨上 1/3 发生横断或锯齿状骨折；然后残余暴力通过骨间膜向尺骨转移，造成尺骨斜形骨折。骨折线不在同一平面，桡骨骨折线在上，而尺骨骨折线在下。骨折线多有较大的移位和成角，但软组织损伤不严重，成角较大时可致开放性骨折。

在儿童多发生在下 1/3 处，多为青枝骨折。桡骨的骨折线高于尺骨的骨折线，两骨的成角畸形方向一致。桡骨骨折后所出现的成角角度比尺骨骨折的成角大。扭转暴力损伤多因为前臂被旋转的机器绞轧伤，或前臂在遭受传达暴力的同时，又受到扭转外力的损伤，如跌倒时手掌着地，躯干向一侧倾斜，前臂突然扭转，造成两骨的螺旋形骨折，骨折线方向一致，多由尺骨内上 1/3 斜向桡骨外下方，但骨折平面不同，尺骨骨折线在上，桡骨骨折线在下。

尺、桡骨骨干骨折后，暴力作用和肌肉的牵拉力，可使骨折端重叠、成角、旋转和侧方移位。治疗时必须给予正确的对位，将畸形全部矫正，恢复正常位置，使骨折愈合后不影响前臂的旋转功能。

二、辨证诊断

有明显的外伤史,前臂疼痛、肿胀,功能丧失,动则疼痛加剧,有明显的压痛。完全骨折有移位者,前臂有缩短、成角、旋转畸形,有纵向叩击痛、明显的骨摩擦音及异常活动。被骨折端刺破皮肤的开放性骨折,伤口比较小,外露的骨折端有时可自行还纳至伤口内。儿童青枝骨折,仅有成角畸形,压痛,纵向叩击痛。行X线检查可了解骨折类型、移位方向及是否合并桡尺骨关节脱位和骨折旋转情况。

三、治疗方法

(一)治疗原则

(1)桡骨、尺骨骨折的治疗原则主要是恢复前臂的旋转功能。

(2)无移位的骨折,应用接骨膏药外敷、小夹板固定治疗。有移位的骨折,应用手法整复、外敷接骨膏药、小夹板外固定治疗。

(3)开放性骨折若伤口不大,清创缝合后,按闭合性骨折处理。

(4)尺、桡骨干双骨折要求尽量给予解剖对位。以轻巧的手法将旋转、成角畸形矫正。禁用粗暴的手法反复整复,争取一次复位成功。

(二)手法整复

整复前应根据患者的受伤机制,结合X线检查显示的骨折移位方向、骨折类型和部位,确定手法复位的步骤。对于中1/3骨折,若有一骨干为稳定性骨折而另一骨干为不稳定性骨折或粉碎性骨折,应先整复稳定性骨折,以此为支架,再整复不稳定性骨干骨折。若桡骨、尺骨骨干均为不稳定性骨折,对上1/3骨折则首先整复尺骨折,因该段骨干较粗,整复后较稳定,然后以此为支架,再整复桡骨;对于下1/3骨折,则根据两骨的相对稳定性拟订方案,按先后顺序整复尺骨、桡骨骨折。若两骨干骨折后的稳定性相同,一般先整复容易在皮下触摸到的尺骨。若有背向移位,则在不牵引时以单骨干旋转手法,使两断端恢复常位。以捺正法矫正侧方移位。

整复时,患者取坐位,肩外展70°～90°,前臂屈曲30°～50°,置于中立位。两位助手分别把持固定上臂与手腕部。术者站于伤肢外侧,然后进行整复。临床上一般采用下列方法。

1.牵引

一助手两手环握肘横纹部,一助手两手握患肢手大小鱼际处,顺前臂纵轴方向进行对抗拔伸 3~5 分钟,以纠正骨折的重叠及成角畸形。牵引时要用力持续固定,切忌用力不均,忽紧忽松,左右摇摆。在牵引力的作用下,使成角重叠的畸形纠正后,再根据骨折旋转移位的情况将远端适当旋转后再牵引 1 分钟左右。

2.分骨

分骨手法是整复前臂骨折的重要手法(图 6-26)。术者的两手拇指、示指、中指分别置于前臂掌侧与背侧尺桡间隙,沿前臂纵轴方向从上至下进行夹挤分骨,使向中间靠拢的桡骨、尺骨的断端向两侧分离,以恢复骨间膜的正常位。施分骨手法时,各手指要与皮肤紧密相贴,切忌来回摩擦,以免损伤皮肤。

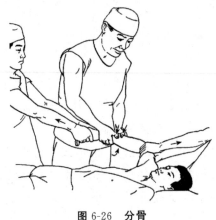

图 6-26　分骨

3.折顶

前臂肌肉比较丰满发达,加之骨折后出血、肿胀、疼痛、肌肉痉挛,有时单靠牵引不能将重叠移位完全牵拉开,此时可采用折顶手法(图 6-27),较省力地矫正残余的重叠畸形及侧方移位。

折顶手法是在分骨的情况下,术者两拇指由背侧推按突出的骨折断端,其他手指提托向掌侧下陷的骨折的另一端,在牵引下,加大原来的成角(切忌粗暴的用力过大的牵引,牵引力越大,越增加手法折顶成角的困难)。残余重叠越多,成角亦越大。待突出的骨断端皮质与下陷的骨断端皮质相对顶后,骤然向回反折,反折时各手指仍用力推按,提托移位的骨折断端,其用力的大小与方向依据骨折移位的程度和方向而施。中段及下段的骨折,以此手法,其重叠与侧向移位均可获得较满意的复位。对上 1/3 骨折,因肌肉丰厚,骨间隙狭小,以分骨折顶法整复后,尺骨较易整复,但桡骨远端易向桡骨背侧旋转移位,远端则向尺掌侧旋转移位,在这种情况下,改为旋转后位牵引:术者立于伤肢内侧,用一手将桡骨远端向桡背侧推按,一手将骨折近端向尺掌侧推按,移位便可矫正。

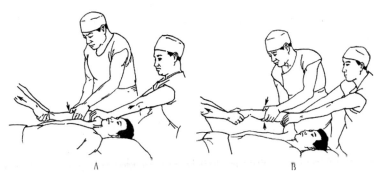

图 6-27　折顶

A.加大成角；B.向背侧托提反折

4.回旋

斜形骨折或螺旋骨折有背向重叠移位时,可采用回旋手法。即两助手固定伤肢上下,暂不用力牵引,术者一手固定骨折近端,另一手将骨折远端按照背向移位的原路径紧贴骨折近端,逆向回旋将背向移位矫正,使两骨折面对合,然后再进行牵引、分骨、撩正,即可复位。

5.提按

横断骨折或斜形骨折有侧方移位者,可用提按手法。在持续牵引下,术者在分骨的同时,用一手固定骨折近端,另一手提按骨折远端,矫正桡骨、尺骨断端侧方移位(即内外侧移位)须向中心挤按突向桡尺侧的骨折断端;掌背侧移位(即前后移位)须向上提托下陷的骨折端。若同时合并前后、内外的侧方移位,提按时需斜向用力。

6.摇摆

对于横断骨折,骨折线呈齿状者或仍残存轻度侧方移位时,须用摇摆手法。术者在牵引下,用两手固定已整复的骨折端,令下助手先做小幅度的旋转,然后在桡、尺侧的左右方向进行轻度的摇摆。术者捏紧骨折端向前后内外做微微的摆动,使已复位的骨折端更紧密地接触,待两骨折端骨摩擦音消失,并有一定的稳定感,骨折亦完全复位。

7.顶挤

待骨折整复对位稳定后,术者固定骨折端,两助手平稳地将骨折上、下端进行纵向顶挤,使骨折端相互嵌插、吻合,更有利于骨折复位后的稳定性。不稳定性骨折不宜用其法。

8.理筋

术者在分骨的情况下,一手固定已复位的骨折端,另一手由下而上沿骨干纵轴揉骨理筋,以调正软组织的旋转曲折,并可起到消肿止痛、舒筋活血的作用。

对于儿童青枝骨折有成角畸形者,可在两助手的牵引下,术者采用分骨、折顶手法将其矫正。

(三)固定

骨折复位成功后,即可进行外固定。固定时,需准备好与前臂长度一致,宽于前臂周径的膏药一贴,与前臂长度相等的杉树皮夹板四块。临时用一条扎带固定于前臂,安放分骨垫与小压垫。然后将小夹板结扎固定,再用一超腕纸板,用绷带轻松固定于前,后悬吊胸前,并保持前臂于中立位。

(四)辨证用药

按骨折三期辨证用药治疗,早期用干性或微温性的活血化瘀、消肿止痛药物,给予消肿定痛汤、跌打丸内服;中期接骨续筋,内服接骨丹;后期通经活络,壮腰健肾,益气养血。内服伤骨再生Ⅰ号、六味地黄丸、伸筋丹。解除外固定后,应用五加皮汤烫洗。

(五)功能锻炼

骨折整复固定后,即可进行手指的屈伸活动并用力做握拳活动。一周后开始活动手指腕关节;两周后适当进行肩部及肘部的功能锻炼;三周后若为稳定性骨折,可在保护下解除悬吊,进行肘部功能锻炼;四周后解除外固定,逐渐进行前臂的旋转活动。

四、调护

整复固定后,应定期行 X 线检查,随时调整固定的松紧度。严密观察手指血运及感觉情况,正确指导患者进行功能锻炼。

五、预后

注意防治筋膜间隔综合征。对肿胀较重者,应抬高患肢,调整中药,并加大剂量,严密观察。若能做到正确对位、合理用药,一般无明显后遗症出现。

第九节　桡骨远端骨折

桡骨远端骨折又称辅骨下端骨折,是指桡骨远端 2～3 cm 范围内的骨折。

明代朱橚著《普济方·折伤门》首先记载了伸直型桡骨远端骨折的移位特点,采用超腕关节小夹板固定。清代胡廷光编著《伤科汇纂》则将桡骨远端骨折分为背侧移位和掌侧移位,亦采用了合理的整复与固定。

桡骨下端彭大,与腕骨组成桡腕关节,其横断面略呈四方形,由松质骨构成,松质骨与皮质骨交界处形成原力上的弱点,故此处容易发生骨折。桡骨下端具有掌、背、桡、尺四个面。掌面光滑凹陷,有旋前肌附着;背面稍凸,有 4 个骨性腱沟,容纳伸肌腱,伸肌腱在此通过;桡侧面向远侧延伸,形成桡骨茎突,肱桡肌附着其上,并有拇短伸肌和拇长伸肌通过此处的骨纤维腱管;尺侧面有凹陷的关节面与尺骨小头形成下桡尺关节,为前臂旋转活动的枢纽。桡骨下端远侧为凹陷的桡腕关节面,正常的桡腕关节面,向掌侧倾斜 $10°\sim15°$,向尺侧倾斜 $20°\sim25°$。桡骨茎突比尺骨茎突长 $1\sim1.5$ cm。当桡骨远端发生骨折时,正常解剖关系被破坏,不但桡腕关节面的角度改变,背侧腱沟也会扭曲错位,若复位不良,则可造成腕与手指的功能障碍。桡骨下端骨骺在 1 岁时出现,$18\sim20$ 岁融合。20 岁以前的患者,损伤多为桡骨下端骨骺分离。桡骨远端骨折较常见,多见于青壮年及老年人。

一、病因、病机

桡骨远端骨折多因间接暴力所致。根据受伤姿势和骨折移位方向可分为伸直型和屈曲型两种类型。

(一)伸直型骨折(克雷氏骨折)

患者向前跌扑,前臂旋前,腕关节于背伸位,手掌触地,身体向下的重力与地面的反作用力交集于桡骨远端而致发生骨折。暴力较轻时,骨折端嵌插而无移位;暴力较大时,骨折端移位,致腕关节的正常解剖关系被破坏。骨折远端向桡背侧移位,桡腕关节面向背侧倾斜,尺侧倾斜角变小或消失,甚或出现桡侧倾斜角。严重移位时,骨折端可有重叠移位,手腕部出现餐叉样畸形(图 6-28)。桡骨远端的骨折移位常合并有下桡尺关节脱位及尺骨茎突骨折。如合并尺骨茎突骨折,下桡尺关节的三角纤维软骨盘可随骨片移向桡侧、背侧;尺骨茎突不骨折而桡骨骨折远端移位严重时,三角纤维软骨盘可被撕裂。老年人骨质疏松,骨折可呈粉碎型而波及关节面,若复位不良而致畸形愈合时,因掌侧屈肌腱和背侧伸肌腱在桡骨远端的骨性腱沟内移位或发生扭转,可影响肌腱的滑动,对手指尤其是拇指的功能及腕关节功能亦产生严重影响。桡腕关节面的改变及下桡尺关节脱位可出现腕背伸、掌屈及前臂旋转功能障碍。直接暴力损伤所致的骨折多为粉碎性的,如农用机摇把打伤等,临床较少见。

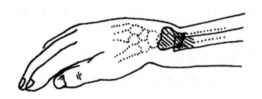

图 6-28　伸直型骨折("餐叉"样畸形)

(二)屈曲型骨折(史密斯骨折)

屈曲型骨折较少见。跌倒时腕关节处于掌屈位,手背着地,暴力作用于桡骨远端,使腕关节急骤掌屈而发生骨折。骨折后,桡骨远端向掌侧及桡侧移位,桡腕关节面向掌侧倾斜。有时骨折远端呈锥形,尖端向上,基底向下方于掌侧。骨折移位严重时,腕部呈"锅铲"样畸形(图 6-29)。

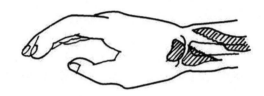

图 6-29　屈曲型骨折("锅铲"样畸形)

二、辨证诊断

伤后腕关节上方肿胀、疼痛,腕关节功能障碍或功能丧失,桡骨远端压痛,有纵向叩击痛,握拳活动时疼痛加重。有移位时常有明显的典型畸形。伸直型骨折正面呈"枪刺"样畸形,侧面呈"餐叉"样畸形;屈曲型骨折侧面呈"锅铲"样畸形。行 X 线检查可明确骨折移位方向及是否伴有尺骨茎突骨折、下桡尺关节脱位。

三、治疗方法

无移位的骨折或不完全骨折不需整复,外敷接骨膏药,用杉树皮小夹板固定、三角巾中立位悬吊 2~3 周即可。有移位的骨折必须按骨折类型进行手法整复。

(一)手法整复

1.伸直型骨折

患者取端坐位,肩关节外展 90°,屈肘 90°,前臂中立位。一助手双手环握肘部,固定前臂。术者站于患肢外侧,以相应的手握住患者伤肢的手掌部,另一手大鱼际压在桡骨远端骨折背侧,其余四指环握骨折近端掌侧。术者握患肢手掌之手以爆发力拔伸牵引;同时,握骨折近断端之手,四指上提近端;握近端背侧手拇指向掌侧按压骨折远端,握患肢手掌的手迅速掌屈,待骨折远端背侧与近骨折端背侧相平,按压骨折远端的拇指仍不减力,做掌屈的手即在拔伸牵引下,使掌屈的手骤然伸直腕关节,骨折便可复位。术者嘱另一助手一手握住患肢手拇指大鱼际部,另一手握手掌及其余四指,维持牵引。术者以两手拇指按压在骨折桡侧骨折远端,其余手指扳骨折近端尺侧,用推拉法矫正骨折桡侧移位。整复满意后,以挤压法将下桡尺关节向中心挤压一次,然后进行固定。

2.屈曲型骨折

患者取坐位,准备姿势同前。一助手固定肘部;另一助手一手握持拇指及大鱼际部,一手握持手掌及其余四指进行顺势对抗牵引。术者在患肢对侧取下蹲位,两手拇指按压在骨折远端掌侧,其余手指握于骨折远端背侧。在牵引下,先轻轻掌屈腕关节,然后骤然用力背伸腕关节,同时两拇指用力向背侧推按骨折远端,握骨折远端的手指向掌侧扳拉,并突然将腕关节伸直,骨折便可复位(图 6-30)。再纠正桡侧移位,并同时挤压下桡尺关节,然后固定。

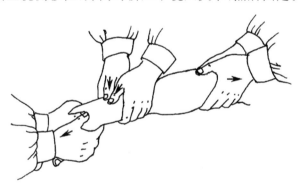

图 6-30 屈曲型骨折复位法

(二)固定方法

在维持牵引下,局部外敷接骨膏药,用四块杉树皮夹板(掌背侧各一块,并要求宽于桡尺侧板)进行固定,夹板远端必须到腕关节,一般不需压垫。远端第一扎带系于腕关节,使腕关节等张拉开,产生自身牵引力,以限制骨折远断端回缩甚或嵌插,以免影响关节面的正常角度。第二扎带系于骨折近端上 1～2 cm 处以限制近骨折端向掌侧移位的可能。然后扎系第三、四、五扎带。再在尺侧(从肘至小鱼际基部）放置一块纸壳板，用绷带绑扎，取中立位，屈肘 90°，中立位悬吊，凭自身重力自然向尺侧偏垂。

(三)药物治疗

按骨折三期辨证用药原则治疗。早期宜给予平性或微温性活血化瘀、消肿止痛的药物，内服消肿定痛汤。中期给予益气养心、接骨续筋的药物，当归活血汤配接骨丹内服。后期给予补气养血、通经活络之品，内服伤骨再生Ⅰ号、六味地黄丸、伸筋丹。解除固定后，用五加皮汤烫洗。

(四)功能锻炼

骨折复位后，即可让患者做手指关节的活动。1 周后开始活动肩肘关节。3 周后适当活动腕关节。4 周解除固定，在以药物烫洗的同时，加强腕关节的功能锻炼。

四、调护

注意观察伤肢血运、远端感觉情况，及时调整固定的松紧度，正确指导功能锻炼。

第十节　腕舟骨骨折

腕舟骨骨折又名高骨骨折、龙骨骨折，是较常见的腕骨骨折。《医宗金鉴·正骨心法要旨》曰："腕骨，……其上并接臂辅两骨之端，其外侧之骨名高骨，一名锐骨，亦名踝骨，俗名龙骨，以其能宛屈上下，故名回腕。"腕舟骨是近排腕骨中最长、最大的一块，呈长弧形，其状如舟，骨块细长，但不规则，其远端越过近排腕骨而平头状骨的中部，其腰部相当于两排腕骨间关节的平面。舟骨周围有五个关节面，远端呈凹面与头状骨构成关节，近端有凸面与桡骨构成关节；尺侧与月骨、桡侧与大多角骨、小多角骨分别构成关节，其表面大部分被关节软骨覆盖，仅有背侧腰部的桡腕韧带和掌侧结节部的桡腕韧带附着，并为营养血管进入的孔道，故舟骨腰部骨折时，近侧骨块甚易发生缺血性坏死。正常腕关节的活动，一部分通过桡腕关节(此处的活动量最大)，另一部分通过两排腕骨、骨间关节及第一、二掌骨。舟骨腰部骨折后，舟骨远端的骨块就与远排腕骨一起活动，两排腕骨骨间关节的活动就成了通过舟骨骨折线的活动,故舟骨的折线部承受的剪力很大。剪力大和血运不良是造成舟骨骨折后迟缓愈合或不愈合的重要因素。腕舟骨骨折多发生于青壮年。

一、病因、病机

腕舟骨骨折多为间接暴力所致。跌倒时手掌着地,腕关节极度桡偏背伸,暴力由舟骨结节向上传达,舟骨被锐利的桡骨关节面背侧缘或茎突缘切断而发生骨折。按骨折部位分类可分为舟骨腰部骨折、舟骨结节部骨折及舟骨近端骨折(图 6-31),其中以舟骨腰部骨折最常见。

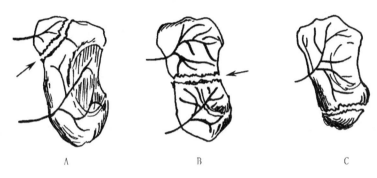

图 6-31 腕舟骨骨折的类型

A.结节骨折;B.腰部骨折;C.近端骨折

二、辨证诊断

有明显的外伤史。鼻烟窝处肿胀、疼痛,压痛明显,腕关节功能受限。桡侧腕关节及第二、三掌骨头叩击疼痛剧烈。行腕关节正侧位、斜位或尺偏位X线检查可协助诊断。若 X 线检查显示骨折线不清,而根据临床症状怀疑舟骨骨折时,须在两周后重新行 X 线检查复查,此时骨折端骨质吸收,骨折线亦可辨认清楚。

三、治疗方法

无移位的舟骨骨折外敷接骨膏药、内服中药治疗 6～8 周,一般便可愈合;有移位的骨折,须于整复后再行固定治疗。

(一)手法复位

患者取坐位。一助手固定前臂中立位,术者一手握住拇指掌部及大鱼际,进行尺偏位牵引,一手拇指在鼻烟窝处以按压法向尺侧、掌侧按压。同时,使腕关节轻微尺偏、桡偏活动,骨折即可复位。

(二)固定方法

整复后,外敷接骨膏药,在鼻烟窝处放一压垫,在桡侧用一长夹板绷带缠绕固定,腕关节轻度尺偏位,前臂旋前位悬吊胸前。一般固定 7～10 周。

(三)药物治疗

骨折早期应用平性或微温性的活血化瘀、消肿止痛药物,给予消肿定痛汤,内服治疗一周后,接骨续筋、益肾壮腰之药宜早投之;以益气养血类的益肾壮腰、接骨续筋、通经活络、健运脾胃的药物治疗,以伤骨再生Ⅰ号、Ⅱ号、Ⅳ号,六味地黄丸,接骨丹等加减治疗。服药时间不少于两个月,接骨膏药每月更换一次。解除固定后,应用五加皮汤烫洗。

(四)功能锻炼

早期可进行肩、肘关节的功能锻炼,解除外固定前严禁腕关节活动。

四、调护

腕舟骨骨折愈合较慢,固定时间要相应地延长。注意观察固定的牢固程度,鼓励患者坚持服用中药治疗。

五、预后

舟骨腰部骨折后,因局部承受剪力较大,且血运不良,骨折愈合缓慢,有时出现不愈合及缺血性坏死。舟骨结节部骨折一般均能愈合,个别病例出现创伤性关节炎。临床经验证明,只要辨证的应用中药治疗,一般均能愈合,甚至出现骨坏死者也有愈合的可能。

第十一节 掌 骨 骨 折

掌骨骨折又称驻骨骨折、壅骨骨折,是常见的手部骨折之一。掌骨是组成手掌的五块小管状骨,上接腕骨,呈放射状排列,下接指骨,上、下两端较粗,上端名基底部,下端名头部。第一掌骨短而粗,腕掌关节为鞍状关节,活动范围较大,可伸屈、内收、外展,骨折多发生在基底部,还可合并腕掌关节脱位,临床较常见。第二掌骨至第五掌骨基底部,被掌横韧带紧密维系,活动范围较小。掌骨头部则由 4 个掌指关节的侧副韧带侧缘互相联系成一横索,各掌骨小头横韧带较松弛地系住掌骨头。掌指关节为球窝关节,能屈、伸、内收、外展、环转,但不能旋转。掌指关节两侧的侧副韧带在伸直位时,关节和侧副韧带均较松弛,屈曲位则呈紧张状态,故将掌指关节固定于伸直位,有防止关节粘连、韧带挛缩的作用,且有利于手部功能的恢复。第一掌指关节仅能做屈伸活动,第二、三掌骨长而细,第四、五掌骨短而细。握拳击物或遭受打击时,易发生骨折。手部周围的肌肉、肌腱较多,作用亦甚复杂,有些肌肉的收缩作用,对掌骨骨折后的移位影响较大。掌骨骨折多发生于成人,儿童较少见,男性多于女性。

一、病因、病机

直接暴力和间接暴力均可致掌骨骨折,临床常见的掌骨骨折有以下几种。

(一)第一掌骨基底部骨折

该骨折多因间接暴力所致。如跌倒时,拇指触地或外力击于第一掌骨头部,使第一掌骨基底部受到纵向暴力冲击,于基底部远侧 1 cm 处发生横形骨折。骨折远端受拇长屈肌、拇短屈肌、拇内收肌的牵拉而出现掌尺侧移位。骨折近端则受外展拇长肌的牵拉向背桡侧移位,骨折端出现向桡背侧的成角畸形。在尺侧可出现骨折端的相互嵌插(图 6-32)。

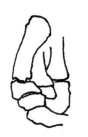
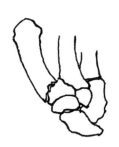
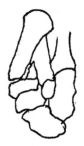

图 6-32　第一掌骨基底部骨折

(二)第一掌骨基底部骨折合并脱位

该骨折为间接暴力所致,亦可由于跌倒时拇指受纵向暴力冲击或握拳时纵向打击第一掌骨头而致。骨折线呈斜形,由掌骨基底内上方斜向外下方而进入腕关节内,掌骨基底部内侧形成一个三角形骨折块,为关节内骨折。此骨块因有掌侧韧带相连仍留在原位,而骨折远端从大多角骨关节面上滑向背侧或外侧,同时因外展拇长肌的牵拉和屈拇长肌、屈拇短肌的收缩造成腕骨关节脱位和掌屈(图 6-33)。

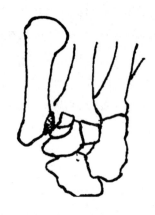

图 6-33　第一掌骨基底部骨折合并脱位

(三)掌骨干骨折

该骨折多由直接暴力所致,多为单根骨折或多根骨折。如打击或挤压伤等,可造成横形或粉碎性骨折;因扭转或传达暴力所致者,多为螺旋形或斜形骨折。骨折后,由于骨间肌和屈指肌的牵拉,骨折向背侧成角及侧方移位。掌根骨折移位较轻,而多根骨折的移位较重。有时因出现重叠移位而缩短(图 6-34),骨间肌亦可造成不同程度的损伤。

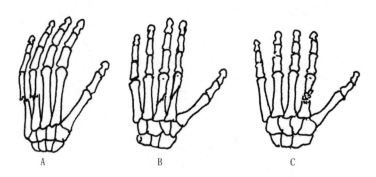

图 6-34　掌骨干骨折

A.横断骨折;B.螺旋或斜形骨折;C.粉碎骨折

(四)掌骨颈骨折

间接暴力和直接暴力均可致掌骨颈骨折损伤,但以间接暴力所致者多见,第五掌骨颈骨折最常见,其次是第二、三掌骨。掌骨颈骨折常见于斗殴或拳击运动中,因握拳打击对方而致骨折,故名"拳击骨折"。骨折后,骨折远端因受骨间肌与蚓状肌的牵拉而多向背侧成角移位,掌骨头向掌侧旋转移位。骨折近断端受背伸肌的牵拉而向背侧移位,或因掌指关节过伸而出现半脱位(图 6-35)。

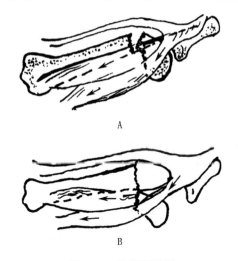

图 6-35　掌骨颈骨折

A.受骨间肌和蚓状肌牵拉产生背侧成角畸形;B.因手指背伸肌腱
牵拉引起掌指关节过伸,近节指骨向背侧移位

二、辨证诊断

有外伤史。伤后局部疼痛、肿胀,功能障碍,有明显的压痛、纵向挤压痛或叩击痛。如有重叠移位,则有缩短畸形,并见掌骨头凹陷。第一掌骨基底部骨折或骨折脱位时,拇指内收、外展、对掌功能受限,可摸到向背、桡侧的移位及成角畸形。掌骨颈和掌骨骨折的掌指关节均有屈伸功能障碍,常可出现骨摩擦音及异常活动。行手部正、斜位 X 线检查能了解骨折部位和移位方向。

三、治疗方法

按照不同类型的骨折给予不同的整复、固定。

(一)手法整复

1.第一掌骨基底部骨折

术者一手握住腕部,将拇指压在第一掌骨基底部骨折处,一手捏住拇指远端向桡背侧牵引。然后向桡背侧扳按,同时另一手拇指向掌尺侧顶压,基底部骨折处的突起对位后,同时纠正向桡背侧的成角畸形。

2.第一掌骨基底部骨折合并脱位

可采用与上法相同的手法进行整复,但应注意:在使拇指外展、背伸的同时,必须使第一掌骨亦同时外展、背伸,否则脱位难以整复。

3.掌骨干骨折

整复时,令助手握住前臂,术者一手牵引患指,在牵引下屈曲患指,同时用另一手指按骨折端,先矫正成角畸形及前后移位。然后应用分骨手法矫正侧方移位。

4.掌骨颈骨折

整复时,术者用手指捏住骨折近端,另一手将患指掌关节屈曲至 90°时稍施纵向牵引,并将尺骨头向上顶,然后按压近断端背侧(图 6-36),骨折即可复位。

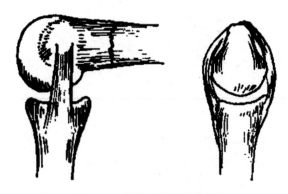

图 6-36　掌骨颈骨折的整复法

(二)固定方法

(1)第一掌骨基底部骨折或骨折合并脱位:整复后保持拇指外展、背伸位,先外敷接骨膏药,在骨折端桡背侧放置一压垫,用弧形外展板置于拇指桡背侧,近端到前臂中段,远端越过指尖,用绷带绑扎(图 6-37),将拇指固定于外展背伸位,时间约为 4 周。

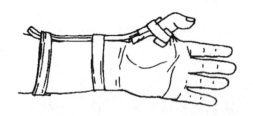

图 6-37　第一掌骨基底部骨折与骨折脱位弧形夹板固定

(2)第二掌骨至第五掌骨骨折整复后,外敷接骨膏药,掌心置一绷带,不论单根或多根骨折,均将四指置屈曲位,背侧加一压垫,用绷带缠绕(图 6-38)固定之,不固定拇指。颈部骨折时,屈曲度至 90°或超过 90°。

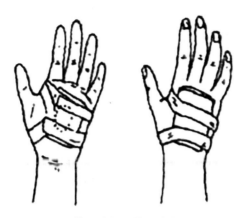

图 6-38　第二掌骨至第五掌骨骨折固定

(三)药物治疗

按骨折三期辨证用药施治。早期应用活血化瘀、消肿止痛之消肿定痛汤;中期用接骨续筋的当归活血汤、接骨散;后期应用壮腰健肾、通经活络的六味地黄丸、伤骨再生Ⅰ号、伸筋丹。解除固定后,用五加皮汤烫洗。

(四)功能锻炼

整复固定后,避免做手指的活动。早期可活动肩关节、肘关节。一般 4 周后解除固定,逐渐加强手指的功能锻炼,但应禁止做被动背伸活动及拇指的内收、对掌活动。

四、调护

整复固定后,注意观察固定松紧度,定期行 X 线检查复查骨折两断端的位置。对不稳定性骨折尤应注意。

第十二节　指　骨　骨　折

指骨骨折又名竹节骨骨折,是手部常见的骨折。指骨共十四节,为较小的管状骨,每节指骨的近端称基底部,远端为头部。除指骨末节远端外,每节指骨的基底部与头部都有关节面覆盖。指骨周围有很多肌肉、肌腱附着,伸指总肌腱附着于末节指骨基底部的背侧。屈指伸肌腱附着于末节指骨基底部的掌侧,屈指浅肌腱附着于中节指骨的中部掌侧。骨间肌起于掌骨中部而止于指背筋膜和近节指骨背面。骨折后,由于这些肌肉、肌腱的牵拉作用,可影响骨折移位。治疗时,如处理不当,可发生骨折畸形愈合或关节囊挛缩、粘连、僵硬,对手指功能的影响很大。指骨骨折可发生于近节、中节或末节,可单发也可多发,指骨骨折多见于成年人。

一、病因、病机

直接暴力和间接暴力均可致指骨骨折。直接暴力所致者多见,而且多为开放性骨折。闭合性骨折多为横形骨折或斜形骨折,开放性骨折多为粉碎性骨折。

(一)近节指骨骨折

该骨折多由间接暴力所致,多为骨干骨折。骨折后近端受骨间肌、蚓状肌的影响多向掌侧形成成角畸形(图 6-39)。若为颈部骨折,可出现远端关节面朝向背侧的旋转畸形,使骨折远端的背侧与近端骨折面相对,加之肌肉的牵拉,造成骨折的整复困难。

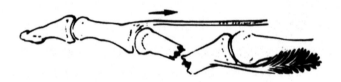

图 6-39 近节指骨骨折

(二)中节指骨骨折

直接暴力和间接暴力均可导致。骨折部位不同,可有不同的畸形。指屈浅肌腱止点近端发生骨折后,断端多向背侧成角畸形。在肌腱止点,远端骨折后,骨折近端多向掌侧移位而成向掌侧的成角畸形(图 6-40)。

(三)指骨末节骨折

该骨折多为直接暴力所致,如重物砸伤或挤压伤等。轻者为裂纹骨折;重者多为粉碎性骨折,且常为开放性骨折,骨折多无明显移位。间接暴力使末节指骨突然屈曲,由于伸指肌腱的牵拉,可发生指骨末节基底部背侧的撕脱骨折。骨折后末节指关节屈曲,呈典型的锤状指骨畸形(图 6-41)。

二、辨证诊断

伤后局部肿胀、疼痛,伤指功能障碍。有移位的骨折可出现骨摩擦音、异常活动,并伴有不同程度的畸形。末节指骨基底部撕脱骨折则呈锤状指畸形,手指不能伸直。X线检查可以明确诊断。

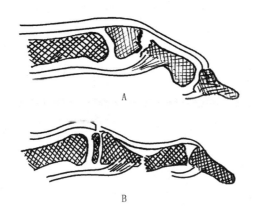

图 6-40　中节指骨骨折

A.骨折位于屈指浅肌止点的近侧产生向背成角;B.骨折位于屈指浅肌止点的远侧产生向掌侧成角

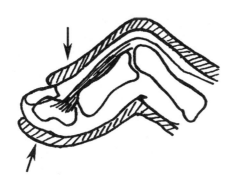

图 6-41　指骨末节骨折

三、治疗方法

指骨骨折应尽量给予解剖复位,矫正成角、旋转和重叠移位。恢复肌腱的正常活动,以利于手指功能的灵活性。

(一)手法复位

1.近节指骨骨折

整复时患者取坐位,术者用一手拇指和示指捏住骨折近端,一手的第二指至第四指握住手指远端,拇指压在骨折端。骨干骨折时,先行牵引,矫正重叠移位,并用其法对正骨折断端,调正侧方移位。然后屈曲,同时上托下压矫正向前成角和前后移位,骨折即复位。颈部骨折时,应在牵引下,先加大成角,迅速屈指,同时上托骨折近端,拇指下压骨折远端,令其复位(图 6-42)。

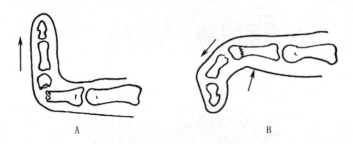

图 6-42 近节指骨骨折的整复法
A.整复方法;B.整复后

2.中节指骨骨折

整复时患者取坐位,术者一手捏住骨折近端,另一手捏住骨折远端,先牵引,然后在内外侧和掌背侧挤压,同时向远端牵拉,使侧向移位和掌背侧移位得到纠正。

3.末节指骨骨折

末节指骨骨干及粗隆部骨折后,可适当捏挤使其复位。基底部背侧撕脱骨折时,应将近节指间关节屈曲,远端指间关节过伸、挤压,使骨折复位。

开放性骨折行清创术后,按闭合骨折治疗;粉碎骨折片影响复位或考虑复位后不易愈合者应切除;指甲撕脱或甲板损伤者可将指甲除掉,以免影响复位。

(二)固定方法

无移位骨折或裂纹骨折,局部外敷接骨骨折膏药,功能固定 3 周;有移位的骨折整复后,按不同类型的骨折分别给予适当固定。

1.近节指骨骨折

整复后均在屈曲功能位固定。固定时掌心放一卷绷带,背侧防止一小压垫,用绷带将相邻手指固定,以免其他手指活动而影响骨折固定后的稳定性。

2.中节指骨骨折

骨折线在屈指浅肌腱止点近端者,应在伸直位用 4 块小杉树皮夹板固定;骨折线在屈指浅肌腱止点远端时,同近节指骨骨折固定法。

3.末节指骨骨折

骨干或粗隆部骨折时,固定方法同近节指骨骨折,但一般不固定相邻手指。

基底部背侧撕脱骨折,应固定患肢的近节指间关节屈伸、远端指间关节过伸位,可应用膏药纸壳固定或用石膏固定。

(三)药物治疗

按骨折三期辨证用药规则施治,同掌骨骨折。

(四)功能锻炼

早期应禁止患指及相邻手指活动,中期相邻手指可适当活动,但以不影响固定为宜。骨折愈合、解除固定后,及时进行患肢的屈伸活动,并尽量配合中药烫洗。

第十三节　股骨颈骨折

股骨颈骨折是指股骨头下至股骨颈基底部的骨折。《医宗金鉴·正骨心法要旨》说:"环跳者,髋骨外向之凹,其形似臼,以纳髀骨之上端为杵者也。"这里说的"髀骨之上端为杵者",包括股骨头、股骨颈和大小转子。

股骨颈、股骨头和髋臼构成髋关节。股骨头呈球形,朝向上、内、前方。关节囊起自髋臼边缘,前面止于转子间线,后面止于股骨颈中下 1/3 交界处。因此,股骨颈前面全部在关节囊内,后面仅有 2/3 在关节囊内。股骨颈和股骨干之间形成一个内倾角,或称颈干角,正常值在 110°~140°。颈干角随年龄的增加而减小,儿童平均为 151°,而成人男性为 132°,女性为 127°。颈干角大于正常值为髋外翻,小于正常值为髋内翻(图 6-43)。股骨颈的中轴线与股骨两髁中点间的连线形成一个角度,称前倾角或扭转角,初生儿为 20°~40°,随年龄增长逐渐减少,成年人为 12°~15°(图 6-44)。治疗股骨颈及转子间骨折时,必须注意保持这两个角度(尤其是颈干角),否则会遗留髋关节畸形,影响髋关节的功能。

股骨头、颈部的血运主要来自 3 个途径(图 6-45):①关节囊的小动脉来源于旋股内动脉、旋股外动脉,臀下动脉和闭孔动脉的吻合部到关节囊附着部,分为骺外动脉、上干骺端动脉和下干骺端动脉进入股骨颈,供应股骨颈和大部股骨头的血运。②股骨干滋养动脉仅达股骨颈基底部,小部分与关节囊的小动脉有吻合支。③圆韧带的小动脉较细,仅能供应股骨头内下部分的血运,与关节囊小动脉之间有吻合支。本病多见于老年人,女略多于男。

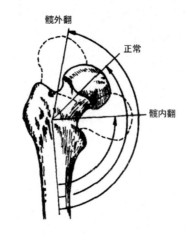

图 6-43　股骨颈内倾角

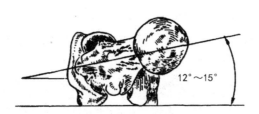

图 6-44　股骨颈前倾角

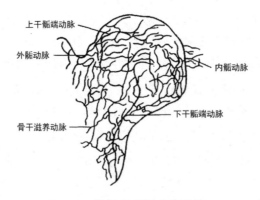

图 6-45　股骨头、颈的血液供应

一、病因、病机

　　股骨颈部细小,处于疏松骨质和致密骨质交界处,负重量大,老年人因肝肾不足,筋骨衰弱,骨质疏松,有时仅受较轻微的旋转外力便可引起骨折。典型的受伤姿势是平地滑倒、髋关节旋转内收,臀部先着地。青壮年、儿童多由车祸、高处坠下等强大暴力而导致。

股骨颈骨折按其部位的不同,可分为头下部、中央部和基底部骨折(图 6-46)。前两者骨折线在关节囊内,故又叫囊内骨折,后者因骨折线的后部在关节囊外,故又叫囊外骨折。而股骨头的血液供应主要依靠关节囊和圆韧带的血管,如损伤其一,可通过另一血管的吻合支代偿,维持股骨头的血运,如股骨颈的骨折线越高,越易破坏颈部的血液供应。因而骨折不愈合、股骨头缺血性坏死和创伤性关节炎的发生率就越高。

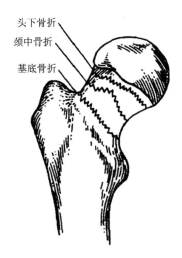

头下骨折
颈中骨折
基底骨折

图 6-46 股骨颈骨折的部位

按 X 线表现可分为外展型骨折和内收型骨折(图 6-47)。外展型骨折多在头下部,移位少,或呈嵌插骨折,骨折线与股骨干纵轴的垂直线所成的倾斜角往往<30°,骨折局部剪力小,较稳定,血运破坏较少,故愈合率较高。内收型骨折的颈干角小于正常值,骨折线与股骨干纵轴的垂直线所成的倾斜角往往>50°。此类骨折很少嵌插,移位较多,骨折远端多内收上移,血运破坏较大,骨折愈合率低,股骨头缺血性坏死率较高(图 6-48)。

股骨颈骨折在 X 线片上虽有"外展"和"内收"之分,但骨折线形态均呈螺旋形,只是承受暴力的程度不同,骨折移位过程中不同阶段的表现,而在 X 线投影上出现不同的角度。在刚承受暴力(或较轻力量)而骨折时,断端会表现为嵌插型,骨折线接近水平位;当暴力持续下去,嵌插就变成分离,骨折线也变成接近垂直位。因此,外展嵌插型骨折若不给予有效的制动或固定,亦可转变为严重移位的内收型骨折。

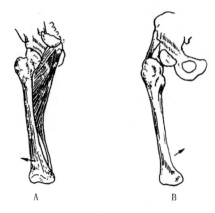

图 6-47　股骨颈骨折的类型

A.外展型；B.内收型

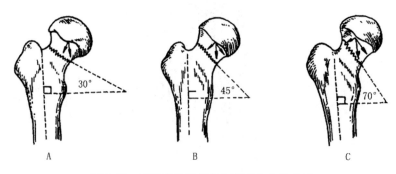

图 6-48　骨折线的倾斜角与剪式伤力的关系

二、辨证诊断

伤后有髋部疼痛，髋关节任何方向的被动或主动活动都能引起局部剧烈疼痛，有时疼痛沿大腿内侧向膝部放射。腹股沟中点附近有压痛和纵轴叩击痛。囊内骨折有关节囊包裹，局部血液供应差，其外为厚层肌肉，故肿胀瘀斑不明显。囊外骨折则肿胀较明显，或伴有瘀斑。伤后即不能站立行走，髋关节功能丧失。但部分嵌插骨折仍可能站立或跛行，检查时应加以注意。有移位骨折，患肢呈外旋、缩短畸形，髋、膝关节轻度屈曲。囊内骨折受关节囊的束缚，外旋角度较小，范围在 45°～60°，囊外骨折则外旋角度较大，常达 90°，并可扪及股骨大转子上移。大转子上移的表现为大转子在髂坐骨结节连线之上，大转子与髂前上棘水平线间距离较健肢缩短(图 6-49)。临床上要注意与髋关节脱位相鉴别。

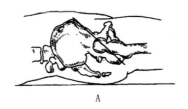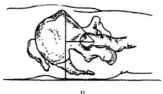

图 6-49 测量股骨大转子上移的方法

A.髂坐骨结节连线;B.大转子与髂前上棘水平线的距离

老年人伤后气血更加虚弱,常出现神色憔悴、面色苍白、倦怠懒言、胃纳呆滞、舌质淡白、脉细弱等。津液亏损,中气不足,舟无水不行,可出现大便秘结。长期卧床还可出现压疮、泌尿系统感染、结石、坠积性肺炎等并发症。老年患者感染发热,有时体温不一定很高,而仅出现低热,临床应加以注意。

行髋关节正侧位 X 线检查可明确骨折部位、类型和移位情况,对决定治疗及估计预后均有帮助。若受伤后,临床症状可疑,初次 X 线检查虽未发现明显骨折线,仍应行健侧 X 线检查对比,或两周后再行 X 线检查。

根据受伤史、临床表现和 X 线检查可做出诊断。

三、治疗方法

应按骨折的时间、类型、患者的全身情况等决定治疗方案。新鲜无移位或嵌插骨折不需复位,但患肢应制动;移位骨折应尽早给予复位和固定;陈旧骨折可采用三翼钉内固定或改变负重力线的截骨术及股骨头置换术,以促进骨折愈合或改善功能;儿童股骨颈骨折复位后采用钢针或螺纹钉内固定。

(一)整复方法

1.骨牵引逐步复位法

患者入院后,在外展中立位行骨牵引,重量 4~8 kg,牵引 2~3 天后,将患肢由中立位改为轻度内旋位,以便纠正骨折的向前成角,使复位的骨折端紧紧扣住,并在床边拍摄髋关节正侧位X线片,如尚未复位,则调整内收或外展角度,或适当调整牵引重量。此时移位应大有改善,若仍有残余移位,则采用手法整复纠正。一般情况下,复位在 1 周内完成。此法的优点是不会加重原有损伤,且无需麻醉,故近来被广泛应用。

2.屈髋屈膝法

患者仰卧,助手固定骨盆,术者握其腘窝,并使膝、髋关节均屈曲 90°、向上牵引,纠正缩短畸形,然后伸髋内旋外展以纠正成角畸形,并使骨折面紧密接触。

复位后可做手掌试验,如患肢外旋畸形消失,表示已复位(图 6-50)。

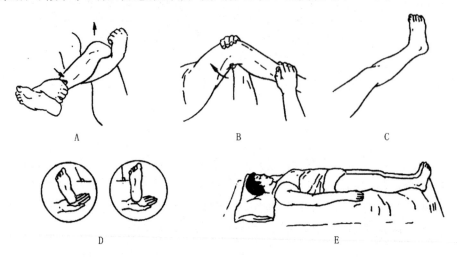

图 6-50　股骨颈骨折复位法和手掌试验
A.牵引;B.外展内旋;C.伸直下肢;D.手掌试验;E.仰卧位

(二)固定方法

　　无移位或嵌插骨折可用丁字鞋(图 6-51)或轻重量皮肤牵引制动 6~8 周。移位骨折则可选用持续牵引维持固定或三翼钉内固定(图 6-52),并保持患肢于外展中立或稍内旋位。

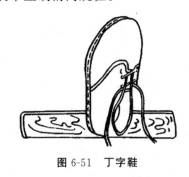

图 6-51　丁字鞋

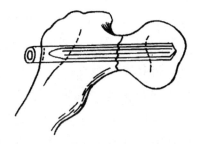

图 6-52　股骨颈骨折三翼钉内固定

(三)练功活动

　　卧床期间应加强全身锻炼,鼓励患者每天做气功或深呼吸,主动按胸咳嗽排痰,给臀部垫气圈或泡沫海绵垫,预防发生长期卧床并发症;同时应积极进行患肢股四头肌舒缩活动、踝关节和足趾屈伸功能锻炼,以防止肌肉萎缩、关节僵直的发生。无移位骨折 3 个月后可扶拐步行锻炼,一般不宜负重太早,应根据 X 线检查显示的骨折愈合情况,考虑患肢逐步负重锻炼。

(四)药物治疗

早期瘀肿、疼痛较剧,应活血祛瘀、消肿止痛,用桃红四物汤加三七等;若有大便秘结,腹胀满等症,可酌加枳实、大黄等通腑泄热。中期痛减肿消,宜养气血、舒筋络,用舒筋活血汤。后期宜补肝肾、壮筋骨,用壮筋养血汤。

早期可敷双柏散消肿止痛;中期可用接骨续筋药膏,以接骨续筋;后期可用海桐皮汤煎水外洗以利关节。

对老年患者的治疗,应时刻把保存生命放在第一位,要细心观察,防治并发症,切忌麻痹大意。对无移位骨折或嵌插骨折,早期瘀肿不甚,可提早应用补肝肾、壮筋骨药物。对出现便秘、腹胀等症,亦不可攻下太过,酌服麻子仁丸即可。

对于出现股骨颈骨折不愈合或发生股骨头缺血性坏死者,应根据不同情况,选用转子下外展截骨术、转子间移位截骨术、股骨头切除及转子下外展截骨术或人工股骨头置换术。

施行人工股骨头置换术,应严格掌握其适应证:①股骨颈骨折头下型粉碎者;②60岁以上的老年人股骨颈骨折头下型者;③股骨颈骨折复位失败者;④陈旧性股骨颈骨折,颈已吸收者;⑤患者不能很好配合治疗者,如对侧肢体偏瘫、帕金森病或精神病患者;⑥各种原因所致股骨头缺血性坏死、变形、髋臼损坏较轻者;⑦股骨颈良性肿瘤,不宜行刮除植骨术者;⑧严重的骨关节炎;⑨恶性肿瘤转移引起股骨颈病理性骨折,为减轻患者局部痛苦者。

第十四节　股骨髁上骨折

股骨髁上骨折是发生在腓肠肌起点上2~4 cm范围内的骨折,多发生于青壮年。

一、病因、病机

股骨髁上骨折多由高处跌下,足部或膝部着地,间接暴力所引起,也可因直接打击所造成。此外,若膝关节强直、失用性骨质疏松,更容易因外力而发生股骨髁上骨折。股骨髁上骨折可分为屈曲型、伸直型,一般以屈曲型多见。屈曲型骨折线多由后上斜向前下方,呈斜形或横断骨折,远段因受腓肠肌的牵拉和关节囊的紧缩,而向后移位,容易压迫或损伤腘动、静脉和神经;伸直型骨折线从前上斜向后下,远段向前移位。

二、辨证诊断

股骨髁上骨折临床表现与股骨干下 1/3 骨折类似,检查时应注意防止膝关节过伸而造成血管神经损伤。若局部出现较大血肿,且胫后动脉、足背动脉搏动减弱或消失时,应考虑为腘动脉损伤。膝关节正、侧位片可确定骨折类型和移位情况。

三、治疗方法

对青枝骨折或无移位的骨折,应将膝关节内的积血抽吸干净,然后用夹板固定,前侧板下端至髌骨上缘,后侧板的下缘至腘窝中部,两侧板以带轴活动夹板超膝关节固定,小腿部的固定方法与小腿骨折相同,膝上以四根布带固定,膝下亦以四根布带固定。有移位的屈曲型骨折(图 6-53)可采用股骨髁冰钳或细钢针牵引;伸直型骨折则采用胫骨结节牵引。骨牵引后只配合手法整复即可复位,整复时要注意保护腘窝神经血管,用力不宜过猛;复位困难者,可加大牵引重量后再整复。骨折对位后局部用夹板固定,两侧板的下端呈叉状,骑在冰钳或细钢针上。

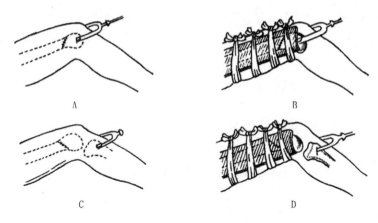

A   B

C   D

图 6-53 股骨髁上骨折牵引法

若用上述方法仍不能复位或合并腘动、静脉损伤和压迫者,可考虑手术探查、切开整复内固定。

练功方法与股骨干骨折基本相同,但因骨折靠近关节,易发生膝关节功能受限,所以应尽早进行股四头肌舒缩活动和关节屈伸活动。5～7 周后解除牵引,改用超膝关节夹板固定直至骨折愈合。

药物治疗按骨折三期辨证施治,解除夹板固定后应用中药熏洗并结合理筋按摩。

第十五节 髌骨骨折

髌骨为人体中最大的籽骨,呈三角形,底边在上而尖端在下,后面是软骨关节面。股四头肌腱连接髌骨上部,并跨过其前面,移行为髌下韧带止于胫骨结节。髌骨有保护膝关节,增强股四头肌肌力的作用。髌骨骨折多见于成年人和老年人,儿童极为少见。

一、病因、病机

髌骨骨折可由直接暴力或间接暴力所造成,以后者多见。直接暴力所致者,是由于髌骨直接撞击地面而引起,多呈粉碎骨折,髌骨两侧的股四头肌筋膜以及关节囊一般尚完整,对伸膝功能影响较少。间接暴力所致者,大多是在膝关节半屈曲位跌倒时,为了避免倒地,股四头肌强力收缩,髌骨与股骨滑车顶点密切接触成为支点,髌骨受到强力牵拉而骨折,多呈横断骨折,髌骨两旁的股四头肌筋膜和关节囊的破裂,使两骨块分离移位,伸膝装置受到破坏(图 6-54),如不正确治疗,可影响伸膝功能。

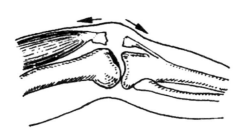

图 6-54　髌骨骨折分离移位情况

二、辨证诊断

伤后局部肿胀、疼痛、膝关节不能自主伸直,常有皮下瘀斑及膝部皮肤擦伤,骨折有分离移位时,可以摸到凹陷呈沟状的骨折断端,可有骨擦音或异常活动。膝关节侧位、轴位 X 线检查可以明确骨折的类型和移位情况。根据受伤史、临床表现和 X 线检查可做出诊断。

三、治疗方法

治疗髌骨骨折时,要求恢复伸膝装置的功能,并保持关节面的完整光滑,防止创伤性关节炎的发生。

(一)无移位的髌骨骨折

其关节面仍保持光滑完整,筋膜扩张部及关节囊亦无损伤者,在患肢后侧 (由臀横纹至足跟部)用单夹板固定膝关节于伸直位;有轻度分离移位的骨折,可 在局麻下,先将膝关节内的积血抽吸干净,患肢置于伸直位,术者用两手拇、示、 中指捏住两端做对向推挤,使之相互接近,然后用一手的拇、示指按住上下两断 端,以另一手触摸髌骨,以确定是否完整,如完整者可用抱膝环固定(图 6-55)或 采用弹性抱膝兜固定(图 6-56),后侧用长夹板将膝关节固定在伸直位 4 周,外敷 活血祛瘀、消肿止痛药物。

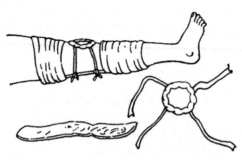

图 6-55　抱膝环固定法

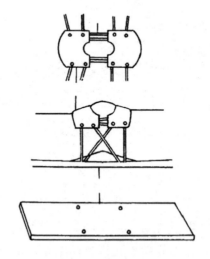

图 6-56　弹性抱膝兜固定法

(二)两折端分离 2 cm 以上的骨折

可分别在两骨折片水平方向钻入细骨圆针,针的两端均露在皮肤外,手法复位后,把两支细骨圆针相互靠紧,捆扎橡皮筋给予固定,至临床愈合后拔针。亦可采用抓髌器治疗(图6-57),其方法是患者仰卧,行局麻或股神经阻滞麻醉,无菌下操作,先将膝关节内积血抽吸干净,继用拇指、示指挤按髌骨上下极向中心靠拢,将抓髌器钩尖刺入皮肤,分别抓在上下极的前侧缘上,术者双手稳住抓髌器钩,确定已抓牢髌骨缘后,令助手拧紧上面螺旋,使骨折块靠拢复位,至紧密嵌插。若系移位较大的粉碎骨折,还可用手挤压髌骨前侧及内侧缘,同时轻轻屈伸患膝,使关节而互相摩擦,以便更好复位。术后不需另加固定,当日练习股四头肌收缩活动,次日下地活动,患膝自然伸直行走。在无痛范围内进行轻度伸屈活动,可有利关节面摩擦及防止肌肉萎缩,每隔数天,可适当调紧加压螺旋,以持续加压。每1～2周行X线检查,从第3周开始积极练习屈膝活动,至5～6周患膝如有80°～90°活动范围,步态自如,X线检查见骨折愈合,即可去除抓髌器。也可切开复位,用粗线或钢丝内固定。

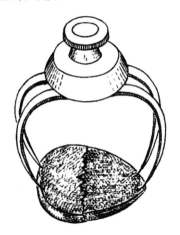

图6-57　抓髌器固定

(三)粉碎性骨折

难以整复及内固定的上下极粉碎骨折,可作髌骨部分切除术(部分骨块无法保留者可做髌骨全切除术),术后固定膝关节于伸直位4～5周。

髌骨骨折早期,瘀肿明显,应重用活血化瘀消肿的药物;中期采用接骨续筋、通利关节的药物;后期(尤其是年老肾气虚弱者)应重用补肝肾、壮筋骨的药物。固定期间应逐步加强股四头肌舒缩活动,每天每小时活动4～5分钟。解除固定后,进行膝关节屈伸锻炼,并配合中药熏洗。

第十六节　胫骨髁骨折

　　胫骨上端的扩大部分为内髁和外髁,其平坦的关节面称胫骨平台,故胫骨髁骨折又称胫骨平台骨折,多发生于外髁。青壮年多见。

一、病因、病机

　　胫骨髁骨折多由间接暴力所致。受伤姿势是高处坠下,足先着地,膝关节过度内翻或外翻引起髁部骨折。若两髁受力不相等时,则受力较大的一侧髁发生骨折;若内外两髁所受压力相等时,则两髁同时发生骨折。膝关节过度外翻可造成胫骨外髁压缩塌陷骨折,有时甚至合并内侧副韧带和半月板损伤;内翻时可造成胫骨内髁骨折或合并外侧副韧带损伤,骨折后多有不同程度的关节面破坏(图 6-58)。

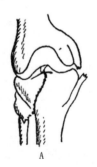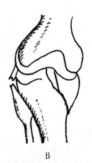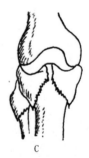

图 6-58　**胫骨髁骨折的类型**
A.外翻骨折;B.内翻骨折;C.垂直冲击骨折

二、辨证诊断

　　伤后膝部明显瘀肿、疼痛、功能障碍,可有膝内、外翻畸形。若侧副韧带断裂,则侧向试验阳性。若交叉韧带亦断裂时,则抽屉试验阳性。膝关节 X 线正侧位检查可显示骨折类型和移位情况,疑有侧副韧带损伤者,还应在被动外(内)翻位拍摄双侧膝关节正位 X 线检查,与健侧对比关节间隙的距离。根据受伤史、临床表现和 X 线检查可做出诊断。

三、治疗方法

　　胫骨髁骨折为关节内骨折,骨折线通过关节面,既不容易整复,又不容易固定。治疗的目的是恢复关节面平整。倘若负重过早，骨折块可再移位，严重影响关节功能。故治疗时应达到正确复位，坚强的内固定或外固定，待骨折愈合后才能考虑负重；同时，又要恢复膝关节屈伸功能，所以，在固定期间进行适当的锻炼，模造一个较光滑的关节面，促进关节功能的恢复。无移位骨折，先在无菌操作下，抽吸干净关节内积血或积液，用超关节夹板固定4～6周。有移位骨折，则视具体情况确定复位手法及固定方式，要求做到解剖复位，并在有效的固定下，进行适当的功能锻炼。

（一）整复方法

一般在腰麻或局部血肿内麻醉下进行，患者仰卧，在无菌操作下抽吸干净关节内积血，将患膝屈曲20°～30°。对移位不多，关节面无塌陷或塌陷不严重的单髁骨折，以外髁为例，助手一手按于股骨下段向外侧推，同时另一助手握小腿下段牵拉并向内扳拉，使膝关节呈内翻位，并扩大膝关节外侧间隙，有利于骨折复位。当膝关节外翻被矫正时，膝关节囊即紧张，可以将骨折块拉回原处。在助手牵拉的同时，术者用拇指推压骨片向上、向内，以进一步纠正残余移位。对骨折移位较多的单髁骨折，一助手握大腿下段，另一助手握小腿下段进行对抗牵引，在保持牵引下，远端助手略内收小腿使膝内翻，在外侧关节囊（若未破裂）被拉紧的同时，将骨折块拉向近、内侧。术者站于患侧，用两手拇指按压骨折片向上、向内复位。对于双髁骨折，手法复位时，两助手分别握大腿下段及小腿下段对抗牵引，在牵引下，术者以两手掌合抱，用大鱼际部置于胫骨内、外髁上端之两侧对向挤压，迫使骨折块复位（图6-59）。复位后应加用持续牵引。

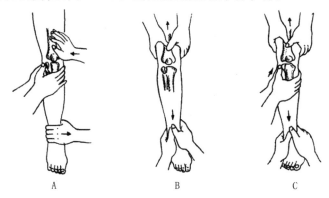

图6-59 胫骨外髁骨折复位法

（二）固定方法

无移位骨折可用超膝关节夹板固定4～6周。有移位骨折在整复后，经X线检查复位良好,用超膝关节夹板固定。先在外髁的前下方放好固定垫,注意勿压迫腓总神经;双髁骨折则在内、外髁前下方各置一固定垫。放好固定垫后,可用夹板固定。若骨折块移位较多的单髁骨折或双髁骨折,整复后骨折块仍有移位趋势,可加胫骨下端或跟骨牵引;亦可选加小腿皮肤牵引,以增强骨折复位固定的稳定性,减少继续移位。牵引时间一般为 4 周左右,重量 3～5 kg;夹板固定一般为 6～8 周。

(三)练功活动及药物治疗

复位固定后,即应进行股四头肌功能锻炼及踝、趾关节屈伸活动,经 8 周左右,骨折已临床愈合,可去除夹板,做膝关节主动功能锻炼,活动范围由小到大、注意避免过早下地负重活动。同时根据骨折三期辨证用药。

第十七节　胫腓骨干骨折

胫骨干中上段横截面呈三角形,由前、内、外三嵴将胫骨干分成内、外、后三面,胫骨嵴前突并向外弯曲,形成胫骨的生理弧度,其上端为胫骨结节。胫骨干下1/3处,横截面变成四方形。该中下 1/3 交界处比较细弱,为骨折的好发部位。

胫腓骨干骨折很常见,各种年龄均可发病,尤以 10 岁以下儿童或青壮年为多,儿童为青枝骨折或无移位骨折。儿童的骨折以胫骨干骨折最多,胫腓骨干骨折次之,腓骨干骨折少见。成人的骨折以胫腓骨干骨折为多见。

一、病因、病机

直接暴力或间接暴力均可造成胫腓骨干骨折(图 6-60)。从高处坠下,足部先着地,小腿旋转,或受重物直接打击、挤压引起。

(一)直接暴力

暴力多由外侧或前外侧而来,而骨折多是横断、短斜面,也可造成粉碎骨折。胫腓骨两骨折线都在同一水平,软组织损伤较严重。

(二)间接暴力

骨折由传达暴力或扭转暴力所致,骨折线多为斜形或螺旋骨折,双骨折时,腓骨的折线较胫骨折线为高,软组织损伤较轻。

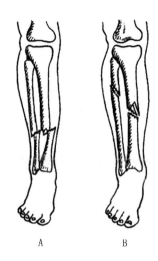

图 6-60　不同暴力所致的胫腓骨干骨折

A.直接暴力；B.间接暴力

　　影响骨折移位的因素主要是暴力的方向、肌肉的收缩、小腿和足部的重力，骨折端可以出现重叠、成角或旋转畸形。股四头肌和腘绳肌分别附着在胫骨上端的前侧和内侧，此两肌能使骨折近端向前、向内移位。小腿的肌肉主要在胫骨的后面和外面，由于肢体内动力的不平衡，故肿胀消退后，易引起断端移位。正常人的踝关节与膝关节是在两个相互平行的轴上运动，若发生成角和旋转移位，必然破坏二轴间的平行关系，既影响步行和负重功能，又可导致创伤性关节炎的发生。胫骨的前缘与前内侧面表浅，仅有皮肤遮盖，骨折时容易刺破皮肤形成开放性骨折。腘动脉在进入比目鱼肌的腱弓后，分为胫前、后动脉，此二动脉都贴近胫骨下行，胫骨上端骨折时，有可能损伤血管。此外，胫骨骨折可造成小腿筋膜间隔区内肿胀，压迫血管，可引起缺血性挛缩。胫骨的营养血管由胫骨干上1/3后方进入，在致密骨内下行一定距离，而后进入于髓腔，胫骨下1/3又缺乏肌肉附着，故胫骨干中、下段发生骨折后，往往因局部血液供应不良，而发生迟缓愈合或不愈合。

　　二、辨证诊断

　　伤后患肢肿胀、疼痛和功能丧失，可有骨擦音和异常活动。有移位骨折者，可有肢体缩短、成角及足外旋畸形。损伤严重者，在小腿前、外、后侧间隔区单独或同时出现极度肿胀，扪之硬实，肌肉紧张无力，有压痛和被动牵拉痛，胫后神经或腓总神经分布区域的皮肤感觉丧失，即属筋膜间隔区综合征的表现。严重挤压伤、开放性骨折应注意早期创伤性休克的可能。胫骨上 1/3 骨折者,检查时应注意腘动脉的损伤。腓骨上端骨折时应注意腓总神经的损伤。小儿青枝骨折或裂纹骨折,临床症状可能很轻,但患儿拒绝站立或行走,局部有轻微肿胀及压痛。小腿正侧位 X 线检查可以明确骨折类型、部位及移位方向。因胫骨和腓骨骨折处可以不在同一平面(尤其是间接暴力引起的骨折),故 X 线检查应包括胫腓骨全长。

根据受伤史、临床表现和 X 线检查可做出诊断。

三、治疗方法

胫腓骨骨折的治疗原则主要是恢复小腿的长度和负重功能。因此,应重点处理胫骨骨折。对骨折端的成角和旋转移位,应予纠正。无移位骨折只需用夹板固定,直到骨折愈合;有移位的稳定性骨折(如横断骨折),可用手法整复、夹板固定;不稳定性骨折(如粉碎骨折、斜形骨折),可用手法整复、夹板固定,同时配合跟骨牵引,或选用固定器固定。

开放性骨折应彻底清创,尽快闭合伤口,将开放性骨折变为闭合性骨折。合并筋膜间隔区综合征者应切开深筋膜,彻底减压。陈旧性骨折畸形愈合者,可用手法折骨、夹板固定或配合牵引;对畸形愈合牢固或骨折不愈合者,应切开复位加植骨术。

(一)整复方法

患者平卧,膝关节屈曲 20°～30°,一助手用肘关节套住患肢腘窝部,另一助手握住足部,沿胫骨长轴做拔伸牵引 3～5 分钟,矫正重叠及成角畸形。若近端向前内移位,则术者两手环抱小腿远端并向前提,一助手将近端向后按压,使之对位。如仍有左右侧移位,术者两手做对向推挤,使近端向外、远端向内,一般即可复位。螺旋、斜形骨折时,远端易向外侧移位,术者可用拇指置于胫腓骨间隙,将远端向内侧推挤;其余 4 指置于近段的内侧,向外用力提拉,并嘱助手将远端稍稍内旋,可使完全对位(图 6-61)。然后在维持牵引下,术者两手握住骨折处,嘱助手徐徐摇摆骨折远段,使骨折端紧密相插,最后以拇指和示指沿胫骨前嵴及内侧面来回触摸骨折处,检查对线对位情况。

(二)固定方法

1.夹板固定

根据骨折断端复位前移位的方向及其倾向性而放置适当的压力垫(图 6-62)。

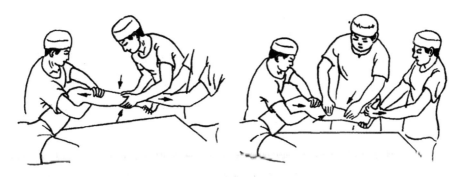

图 6-61　胫腓骨干骨折整复法

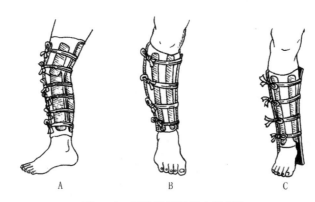

图 6-62　胫腓骨干骨折夹板固定
A.上 1/3 部骨折;B.中 1/3 部骨折;C.下 1/3 部骨折

(1)上 1/3 部骨折时,膝关节置于屈曲 40°～80°,夹板下达内、外踝上 4 cm,内、外侧夹板上端超过膝关节 10 cm,胫骨前嵴两侧放置两块前侧板,外前侧板正压在分骨垫上。两块前侧板上端平胫骨内、外髁,后侧板的上端超过腘窝部,在股骨下端作超膝关节固定。

(2)中 1/3 部骨折时,外侧板下平外踝,上达胫骨外髁上缘;内侧板下平内踝,上达胫骨内髁上缘;后侧板下抵跟骨结节上缘,上达腘窝下 2 cm,以不妨碍膝关节屈曲 90°为宜;两前侧板下达踝上,上平胫骨结节。

(3)下 1/3 部骨折时,内、外侧板上达胫骨内、外髁平面,下平齐足底;后侧板上达腘窝下2 cm,下抵跟骨结节上缘;两前侧板与中 1/3 骨折固定方法相同。将夹板按部位放好后,横扎3～4 道布带。

下 1/3 骨折的内外侧板在足跟下方做超踝关节捆扎固定;上 1/3 骨折内、外侧板在股骨下端做超膝关节捆扎固定,腓骨小头处应给予棉垫保护,避免夹板压迫腓总神经而引起损伤。

需要配合跟骨牵引者,穿钢针时,跟骨外侧要比内侧高 1 cm(相当于 15°斜角),牵引时足跟便轻度内翻,恢复了小腿生理弧度,骨折对位更稳定。牵引重量一般为 3～5 kg,牵引后在 48 小时内行 X 线检查观察骨折对位情况,如果患肢严重肿胀或大量水泡,则不宜采用夹板固定,以免造成压疮、感染,暂时单用跟骨牵引,待消肿后再用夹板固定。运用夹板固定时,要注意松紧度适当,既要防止消肿后外固定松动而致骨折重新移位,也要防止夹板固定过紧而妨碍患肢血运或造成压疮,并注意抬高患肢,下肢在中立位置,膝关节屈曲 20°～30°,每天注意调整布带的松紧度,检查夹板、压力垫有无移位,加垫处或骨突部位有无受压而产生持续性疼痛。若骨折对位良好,则 4～6 周后行 X 线检查,如有骨痂生长,则可解除牵引。

2.固定器固定

近年来临床上常采用小腿钳夹固定器(图 6-63)治疗小腿斜形、螺旋形等不稳定型骨折。其方法是首先进行 X 线透视,以确定钳夹位置。钳夹力的方向应尽量做到与骨折线垂直。然后消毒铺巾,局麻达骨膜,继而将钳环尖直接刺入皮肤,直达骨质做加压固定,务使两尖端稍进入骨皮质内,以防滑脱(图 6-64)。再经 X 线检查,若骨折对位良好,则用无菌敷料包扎两个钳夹入口,再以小腿夹板做辅助固定患肢。6～8 周后拆除钳夹,小夹板可继续固定 1～2 周。

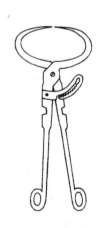 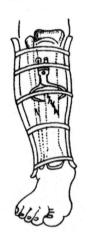

图 6-63　小腿钳夹固定器　　　　　图 6-64　钳夹固定法

(三)练功活动

整复固定后,即可做踝足部关节屈伸活动及股四头肌舒缩活动。采用跟骨牵引者,可用健腿和两手支持体重抬起臀部。稳定性骨折从第二周开始进行抬腿及膝关节活动,从第四周开始扶双拐做不负重步行锻炼。不稳定骨折则解除牵引后仍需在床上锻炼5～7天后,才可扶双拐作不负重步行锻炼。此时患肢虽不负重,但足底要放平,不要用足尖着地,避免远折段受力引起骨折端旋转或成角移位,锻炼后骨折部若无疼痛,自觉有力,即可改用单拐逐渐负重锻炼,在3～5周内为了维持小腿的生理弧度和避免骨折段向前成角,在床上休息时,可用两枕法。若解除跟骨牵引后,胫骨有轻度向内成角者,可让患者屈膝90°,髋关节屈曲外旋,将患肢的足部放于健肢的小腿上,呈盘腿姿势,利用肢体本身的重力来恢复胫骨的生理弧度(图6-65)。8～10周根据X线检查及临床检查,达到临床愈合标准,即可去除外固定。

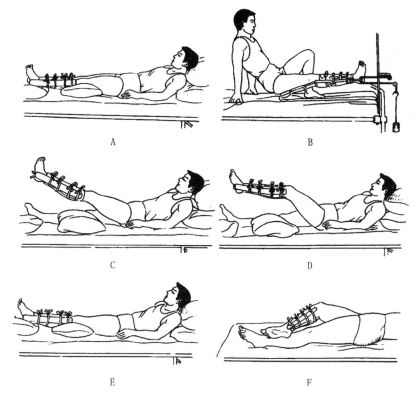

图 6-65　胫腓骨干骨折的功能锻炼
A.踝关节背伸和股四头肌操练;B.两手支撑身体臀部离床,做踝关节背伸和股四头肌操作;C.抬腿;D.屈膝;E.两枕法矫正向前成角;F.盘腿法矫正向内成角

(四)药物治疗

按骨折三期辨证施治,开放性骨折的早期在活血祛瘀方药中加入凉血清热、祛风解毒之品,如金银花、连翘、蒲公英、地丁、防风。早期局部肿胀严重,宜酌加

利水消肿之药,如木通、薏苡仁等。胫骨中下 1/3 骨折局部血供较差,容易发生骨折迟缓愈合或不愈合,故后期内治法应着重补气血、养肝肾、壮筋骨。陈旧性骨折施行手法折骨或切开复位、植骨术后,也应及早使用补法。

第十八节 跟骨骨折

正常足底是三点负重,在跟骨、第一跖骨头和第五跖骨头三点组成的负重面上。跟骨和距骨组成纵弓的后臂,负担 60% 的重量。通过跟距关节还可使足内收、内翻或外展、外翻,以适应在凹凸不平的道路上行走。跟骨结节为跟腱附着处,腓肠肌、比目鱼肌收缩,可做强有力的跖屈动作。跟骨结节上缘与跟距关节面成 30°～45°的结节关节角,为跟距关系的一个重要标志(图 6-66),跟骨前面与骰骨构成跟骰关节。跟骨载距突承受距骨颈,也是跟舟韧带的附着处,跟舟韧带很坚强,支持距骨头,并承担体重。

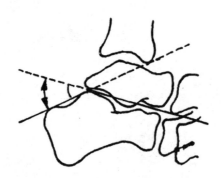

图 6-66　跟距关节面所成结节关节角

一、病因、病机

跟骨骨折多由传达暴力造成。从高处坠下或跳下时,足跟先着地,身体重力从距骨下传至跟骨,地面的反作用力从跟骨负重点上传至跟骨体,使跟骨被压缩或劈开;亦有少数因跟腱牵拉而致撕脱骨折。跟骨骨折后常有足纵弓塌陷,结节关节角减小,甚至变成负角,从而减弱了跖屈的力量和足纵弓的弹簧作用。

根据骨折线的走向可分为不波及跟距关节面骨折和波及跟距关节面骨折两类(图 6-67)。前者预后较好,后者预后较差。

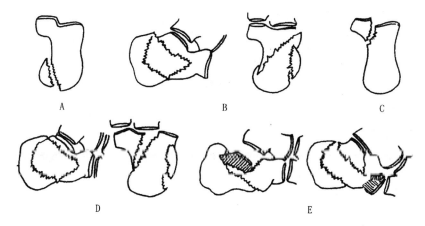

图 6-67　跟骨骨折

A.跟骨结节纵行骨折;B.跟骨结节横行骨折;C.载距突骨折;D.跟骨外
侧跟距关节面塌陷骨折;E.跟骨全部关节塌陷骨折

(一)不波及跟距关节面的骨折

1.跟骨结节纵形骨折

从高处坠下,跟骨在足外翻位时,结节底部触地引起。骨骺未闭合前,结节部触地,则形成跟骨结节骨骺分离。

2.跟骨结节横形骨折

跟骨结节横形骨折又名"鸟嘴"型骨折,是跟骨撕脱骨折的一种,撕脱骨块小,可不影响或较少影响跟腱功能;骨折块较大且向上倾斜移位时,则严重影响跟腱功能。

3.载距突骨折

由于足处于内翻位,载距突受距骨内侧下方的冲击而致,一般少见。

4.跟骨前端骨折

跟骨前端骨折由前足强力扭转所致,极少见。

5.接近跟距关节的骨折

接近跟距关节的骨折为跟骨体骨折,骨折线斜行,从正面观骨折线由内后斜向外前,但不通过跟距外侧的关节面,可有跟骨体增宽及跟骨结节角减少。

(二)波及跟距关节面的骨折

1.跟骨外侧跟距关节面塌陷骨折

跟骨外侧跟距关节面塌陷骨折与接近跟距关节的骨折相似,只是骨折线通过跟距关节外侧,亦因重力使跟骨外侧跟距关节面塌陷。因关节面塌陷严重而关节面粉碎,跟骨结节上移和跟骨体增宽。

2.跟骨全部跟距关节面塌陷骨折

此型最常见。跟骨体部因受挤压完全粉碎塌陷,跟骨体增宽跟距关节面中心塌陷,跟骨结节上移,体部外翻,跟骨前端亦可能骨折,骨折线波及跟骰关节。

二、辨证诊断

伤后跟部肿胀、瘀斑、疼痛、压痛明显,足跟部横径增宽,严重者足弓变平。跟骨X线侧位、轴位检查可明确骨折类型、程度和移位方向。X线轴位检查还能显示距骨下关节和载距突。

从高处坠下时,若冲力强大,足跟部先着地,继而臀部着地,脊柱前屈,可引起脊椎压缩性骨折或脱位,甚至冲力沿脊柱上传,引起颅底骨折和颅脑损伤,所以诊断跟骨骨折时,应常规询问和检查脊柱和颅脑的情况。

根据受伤史、临床表现和X线检查可做出诊断。

三、治疗方法

(一)不波及跟距关节面的骨折

跟骨结节纵形骨折的骨折块一般移位不大,早期采用祛瘀活血药物外敷,局部制动,扶拐不负重步行锻炼3～4周即可。跟骨结节骨骺未闭合前,骨折块有明显向上移位者,如不予以整复,则跟骨底不平,影响日后步行和站立,故应在适当麻醉下,以骨圆针穿过结节骨块中部,将膝关节屈曲,由两助手分别把住患足及小腿,术者握紧牵引弓,先向后牵引,松解骨折面的交锁,然后向下牵引,直至骨折片复位为止。复位后采用外固定患肢于膝微屈、足跖屈位4周。4周后拔去钢针,再固定2～3周。

跟骨结节横形骨折是一种跟腱撕脱骨折。若撕脱骨块移位不大,可外固定患肢于跖屈位4周即可。若骨折块较大,且向上移位者,可在适当麻醉下,患者取俯卧位,屈膝,助手尽量使足跖屈,术者以两拇指在跟腱两侧用力向下推挤骨折块,使其复位。复位后外固定患肢于屈膝、足跖屈30°位4～6周。

骨折线不通过关节面的跟骨体骨折,从侧位看,若跟骨体后部同跟骨结节向后向上移位,减弱了腓肠肌的紧张力,影响足的纵弓,从而妨碍了站立和步行,应充分矫正。可在适当麻醉下,屈膝90°,一助手固定其小腿,术者两手指相叉于足底,手掌紧扣跟骨两侧,矫正骨折的侧方和跟骨体的增宽,同时尽量向下牵引以恢复正常的结节关节角(图6-68)。若复位仍有困难,可在跟骨上做骨牵引,复位后用长腿石膏靴固定。

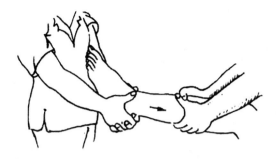

图 6-68　跟骨骨折整复法

(二)波及跟距关节面的骨折

跟骨外侧跟距关节面塌陷骨折或全部跟距关节面塌陷骨折,治疗较为困难。年老而骨折移位不明显者,不必复位,仅做适当固定,6~8周后逐渐下地负重。年轻而骨折移位较明显者,可在适当麻醉下予以手法复位,尽可能地矫正跟骨体的增宽和恢复结节关节角,2周后做不负重步行锻炼,在夹板固定下进行足部活动,关节面可自行模造而恢复部分关节功能。陈旧性骨折已形成创伤性关节炎者,常因疼痛而步履艰难,可考虑作关节融合术。

第十九节　跖 骨 骨 折

第一与第五跖骨头是构成内外侧纵弓前方的支重点,与后方的足跟形成整个足部主要的3个负重点。5根跖骨之间又构成足的横弓,跖骨中以第一跖骨最粗、最坚强,负重亦最重要,较少骨折,由于其互相间的联系和接近,除疲劳骨折和第五跖骨基底部骨折外,单独骨折的机会较少。跖骨骨折后必须恢复其纵弓与横弓的关系。

一、病因、病机

跖骨骨折多由直接暴力如压砸或重物打击而引起,以第二、三、四跖骨较多见,可几根跖骨同时骨折。间接暴力如扭伤等亦可引起跖骨骨折;长途跋涉或行军则可引起疲劳骨折。骨折的部位可发生于基底部、骨干及颈部。

按骨折线可分为横断、斜形及粉碎性骨折。因跖骨相互支持,骨折移位多不明显。按骨折的原因和解剖部位,临床上跖骨骨折可分为以下3种类型(图 6-69)。

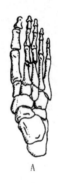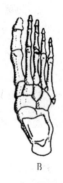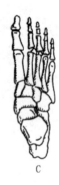

A   B   C

图 6-69　跖骨骨折类型

A.跖骨干骨折;B.基底部骨折;C.跖骨颈骨折

(一)跖骨干骨折

跖骨干骨折多由重物压伤足背所致,常为开放性、多发性,有时还并发跖跗关节脱位,且足部皮肤血供较差,容易引起伤口边缘坏死或感染。

(二)第五跖骨基底部撕脱骨折

因足内翻扭伤时附着于其上的腓骨短肌或第三腓骨肌的猛烈收缩所致,一般骨折片的移位不严重。

(三)跖骨颈疲劳骨折

跖骨颈疲劳骨折好发于长途行军的战士,故又名行军骨折,多发于第二、三跖骨颈部,其中尤以第二跖骨颈发病率较高。由于肌肉过度疲劳,足弓下陷,第二、三跖骨头负重增加,外力的积累超过骨皮质及骨小梁的负担能力,即逐渐发生骨折,但一般骨折处不至完全断离,同时骨膜产生新骨。

二、辨证诊断

伤后局部疼痛、压痛、肿胀,活动功能障碍,有纵向叩击痛。跖骨骨折应常规行前足 X 线正、斜位检查。第五跖骨基底部骨折应与跖骨基底骨骺未闭合、腓骨长肌腱的籽骨相鉴别,后两者压痛肿胀不明显,骨片光滑规则,且为双侧性。跖骨颈疲劳骨折最初为前足痛,劳累后加剧,休息后减轻,2～3 周后在局部可触摸到有骨隆凸。由于没有明显的暴力外伤病史,常被延误。X 线检查早期可能为阴性,2～3 周后可见跖骨颈部有球形骨痂,骨折线多不清楚,不要误认为肿瘤。根据受伤史、临床表现和 X 线检查可做出诊断。

三、治疗方法

(一)有移位的跖骨干骨折

骨折脱位或多发性骨折,可采用手法整复。在适当麻醉下,先牵引骨折部位对应的足趾,以矫正其重叠及成角畸形,以另一手的拇指从足底部推压断端,使其复位。如仍有残留的侧方移位,仍在牵引下,从跖骨之间用拇、示指夹挤分骨法迫使其复位(图 6-70)。最后用分骨垫放置背侧跖骨间隙之间,上方再以压力垫加压包扎于足托板上。跖骨骨折上下重叠移位或向足底突起成角必须矫正,否则会妨碍将来足的走路功能,而侧方移位则对功能妨碍较少。

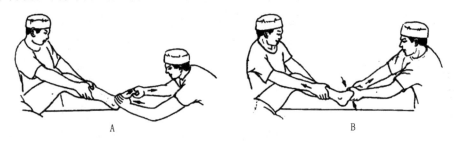

图 6-70　跖骨骨折整复法

A.矫正重叠及侧成角;B.矫正残留侧移位

(二)第五跖骨基底骨折

行军骨折或无移位的骨干骨折可应用局部敷药,外用夹板或胶布固定 6 周,以后应用药物熏洗并开始行走锻炼。第五跖骨基底骨折片常有软组织嵌入,骨折线存在时间较长,只要症状消失,即可负重行走,不必待 X 线检查显示骨性愈合才进行负重。开放性骨折或闭合性骨折在手法复位失败后,可采用切开复位内固定,术后用石膏托固定 4～6 周。

第二十节　骨　盆　骨　折

一、概述

骨盆是由骶骨、尾骨和两侧髋骨(髂骨、耻骨、坐骨)接连而成的坚强骨环,形如漏斗。两髂骨与骶骨构成骶髂关节;髋臼与股骨头构成髋关节;两侧耻骨借纤维软骨构成耻骨联合;三者均有坚强的韧带附着。骨盆上连脊柱,支持上身的体重,同时又是连接躯干和下肢的桥梁。躯干的重力通过骨盆传达到下肢,下肢的运动必须通过骨盆才能传达到躯干。

骨盆环的后方有两个负重主弓,骶骨是两个主弓的汇合点。股骶弓由两侧髋臼向上,通过髂骨的加厚部分到达骶骨称为股骶弓。此弓在站立时支持体重。坐骶弓由两侧坐骨结节向上,经过坐骨体从髂骨的加厚部分到达骶骨。此弓在坐位时支持体重。

前方上下各有一个起约束作用的副弓,上束弓经耻骨体及耻骨上支,防止股骶弓分离;下束弓经耻骨下支及坐骨下支,支持坐骶弓,防止骨盆向两侧分开。副弓远不如主弓坚强有力。受外伤时副弓必先分离或骨折,当主弓有骨折时,副弓很少不发生骨折(耻骨联合分离时可无骨折),耻骨上支较下支更易骨折。

骨盆外围是上身与下肢诸肌的起止处。如外后方有臀部肌肉(臀大、中、小肌)附着,坐骨结节处有股二头肌、半腱肌、半膜肌附着;缝匠肌起于髂前上棘,股直肌抵止于髂前下棘,在耻骨支、坐骨支及坐骨结节处有内收肌群附着;骨盆的上方,在前侧有腹直肌、腹内斜肌、腹横肌分别止于耻骨联合及耻骨结节和髂嵴上;在后侧有腰方肌止在髂嵴。这些肌肉的急骤收缩均可引起附着点的撕脱骨折,同时也是骨盆骨折发生移位的因素之一。

骨盆对盆腔内的脏器和组织(如膀胱、直肠、输尿管、性器官、血管和神经)有保护作用。严重的骨盆骨折,除影响其负重功能外,常可伤及盆腔内脏器或血管神经,尤其是大量出血会造成休克,管腔脏器破裂可造成腹膜炎,能危及生命。

骨盆结构坚固,适应在活动和负重时生物力学的要求,因此在骨关节损伤中骨盆伤的发生率相对较低。骨盆损伤多系高能量外力所致,交通伤是骨盆伤的重要原因,重物砸伤和高处坠落伤是造成骨盆损伤的另一重要原因。

近20年来资料表明,造成骨盆骨折的主要原因是伴发的严重损伤。骨盆开放性损伤死亡率则高达30%～50%。

(一)病因、病理

骨盆骨折多由强大的直接外力所致,也可通过骨盆环传达暴力而发生它处骨折。如车轮碾轧、碰撞、房屋倒塌、矿井塌方、机械挤压等外伤所造成,个别是由摔倒或由肌肉强力牵拉而致骨折。如骨盆侧面受挤压时,可造成耻骨单侧上、下支骨折、耻骨联合分离、骶髂关节分离、骶骨纵形骨折、髂骨翼骨折。如暴力来自骨盆前、后方,可造成耻骨上、下支双侧骨折,耻骨联合分离,并发骶髂关节脱位、骶骨骨折和髂骨骨折等,并易引起膀胱和尿道损伤。如骨盆超过两处以上骨折,且骨盆环断裂,则骨折块会有上下较大的移位,引起骨盆腔内大出血。如急剧的跑跳、肌肉强力收缩,则会引起肌肉附着点撕脱性骨折,常发生在髂前上棘和坐骨结节处。

(二)分类

骨盆骨折的严重性,决定于骨盆环的破坏程度及是否伴有盆腔内脏、血管、神经的损伤。因此在临床上可将骨盆骨折分为三大类。

1.骨盆边缘骨折

这类骨折不影响骨盆的完整性,病情较轻。如髂前上棘、髂前卜棘、坐骨结节、尾骨等骨折。

2.骨盆环单弓断裂无移位骨折

这类骨折影响到骨盆环,但未完全失去连接,基本保持环状结构的完整。如一侧耻骨上支或下支或坐骨上支或下支单独骨折、髂骨翼骨折、骶骨骨折等。骨折仅表现为裂纹骨折,或有轻度移位,但较稳定,预后良好。

3.骨盆环双弓断裂移位骨折

这类骨折均由强大暴力引起,多为挤压伤,由于骨折移位和伴有关节错位,而致骨盆环的完整性遭到破坏,不但导致功能的严重障碍,而且常损伤盆腔内脏器或血管、神经,产生严重后果。常见有以下几种:一侧耻骨上、下支或坐骨上、下支骨折伴耻骨联合分离;双侧耻骨上、下支或坐骨上、下支骨折;髂骨骨折伴耻骨联合分离;耻骨或坐骨上、下支骨折伴骶髂关节错位;耻骨联合分离并骶髂关节错位及骨盆环多处骨折。上述骨折共同特点是折断的骨块为骨盆环的一段,处于游离状态,移位较大而且不稳定。

根据骨折后局部骨折块的移位及骨盆环是否稳定可分为稳定性骨折和不稳定性骨折。骨盆环稳定性骨折和脱位(即骨折与脱位后不影响骨盆环的稳定)者,如耻骨单支骨折、髂骨翼骨折、髂前上下棘骨折、坐骨结节骨折、髋臼底骨折、骶尾骨折、耻骨联合分离等,为轻伤。骨盆环非稳定性骨折和脱位(即骨折与脱位后骨盆变形,骨折上下移位严重,影响了骨盆环的稳定)者,可并发脏器损伤、血管损伤,给治疗带来麻烦,如双侧耻骨支骨折、单侧耻骨支骨折合并骶髂关节脱位或骶骨骨折、耻骨联合分离合并骶髂关节脱位和骶骨骨折或髂骨骨折等,均属重伤。

二、临床表现

单处骨折且骨盆环保持完整者,除局部疼痛及压痛外,常无明显症状。但骨盆环的完整性遭到破坏后,患者多不能起坐、翻身,下肢活动困难。用手掌按住左右两侧髂前上棘,并向后外轻轻推压,盆弓连接不完整时,骨折处因分离而发生疼痛,称为骨盆分离试验阳性。用手掌扶托两侧髂前上棘并向内相对挤压,盆弓连接不完整时,也可产生疼痛,称为骨盆挤压试验阳性。直接挤压耻骨联合,不但耻骨支骨折处和耻骨联合分离处可以产生疼痛,髂骨翼骨折因受牵拉,亦可产生疼痛。骶尾椎骨明显压痛,肛门指检有压痛或异常活动或不平骨折线,系骶尾椎骨折。髋关节活动受限且同侧肢体短缩,系髋臼骨折合并股骨头中心性脱位。

三、合并症

骨盆骨折多由强大暴力所造成,可合并头、胸、腹及四肢的复合性损伤,而且较骨折本身更为严重。常见的合并症有以下几种。

(一)血管损伤

骨盆各骨主要为松质骨,盆壁肌肉多,其邻近又有较多的动脉和静脉丛,血管供应丰富。骨折后可引起广泛出血,甚至沿腹膜后的疏松结缔组织间隙蔓延至肾区和膈下,形成腹膜后血肿。髂骨内外动脉或静脉或其分支,可被撕裂或断裂,引起骨盆内大出血。患者可有腹胀及腹痛等腹膜刺激征;大血管破裂可因出血性休克迅速死亡。为了鉴别腹膜后血肿与腹腔内出血,需行诊断性穿刺,即让患者侧卧一分钟后,取下腹部髂前上棘内上方 $2\sim3$ cm 处穿刺,然后向另一侧侧卧,再按上法穿刺。若针尖刚进入腹腔就很容易抽出血液,为腹腔内出血,若无血液抽出,为腹膜血肿。

(二)膀胱或尿道损伤

骨盆骨折时,骨折断端可刺破膀胱,在膀胱膨胀时尤易发生。如破裂在前壁或两侧未被腹膜覆盖的部位,尿渗入膀胱周围组织,可引起腹膜外盆腔蜂窝织炎,直肠指检有明显压痛和周围软组织浸润感;如破裂在膀胱顶或后壁腹膜覆盖部位,尿液进入腹膜腔,可引起明显腹膜刺激症状。患者除有休克、下腹部疼痛外,可有排尿障碍。膀胱破裂诊断有困难时,可经尿道插入导尿管,并经导尿管注入 $50\sim100$ mL 的生理盐水,如不能抽出等量液体,则明确膀胱已破裂。尿道损伤更为常见,多发生在后尿道。患者有尿痛、尿道出血、排尿障碍、膀胱膨胀和会阴部血肿。渗尿范围随损伤部位而不同。后尿道膜上部破裂时,因有尿生殖膈的限制,外渗尿液局限于膀胱周围;尿道球部破裂时,外渗的尿液可随会阴浅筋膜蔓延至阴茎、阴囊、前腹壁。尿外渗容易引起组织坏死和感染。

（三）直肠损伤

直肠上 1/3 位于腹膜腔内,中 1/3 前面有腹膜覆盖,下 1/3 全无腹膜。如破裂在腹膜反折以下,可引起直肠周围感染,常为厌氧菌感染;如损伤在腹膜反折以上,可引起弥漫性腹膜炎。

（四）神经损伤

神经损伤多因骨折移位牵拉或骨折块压迫所致。伤后可出现括约肌功能障碍,臀部或下肢某些部位麻木,感觉消退或消失,肌肉萎缩无力,多为可逆性,一般经治疗后能逐渐恢复。

四、诊断

根据病史、临床表现及辅助检查多可确诊。X 线检查能够明确骨折的部位及移位。根据情况,可进行骨盆的前后位、入口位、出口位以及髂骨斜位和闭孔斜位的投照,可以清晰地显示骨盆各部位的损伤。对于骨盆有严重创伤以及怀疑是否有不稳定分离的患者,应考虑做 CT 检查。CT 能弥补 X 线片的不足,能清楚地显示骨盆的移位平面和立体方向,能详细地显示髋臼的情况。

五、治疗

（一）急症处理

骨盆骨折可以引起严重的并发症,死亡率较高。及时合理的早期救治是减少骨盆骨折患者疼痛、控制出血、预防继发的血管神经损伤和脂肪栓塞综合征、凝血障碍等晚期并发症的首要环节。在现场和转送途中(即院前阶段)根据患者伤情进行基本生命支持,即初级 ABC 和止血、包扎、固定、搬运四大技术;对病情严重者要施行生命支持,即上述急救内容加上气管插管、输液和抗休克等措施。

首先应把抢救创伤性出血休克放在第一位,应抓紧时间进行抢救。对于失血过多造成血脱者,应迅速补足血容量。对骨盆骨折合并休克,采取以下抢救措施:①立即建立静脉输液通路,必要时同时建立3~4 条。②在 20 分钟内输入2 000~2 500 mL 液体后再补全血。③氢化可的松20~50 mg/kg,亦可达50~150 mg/kg。④经大剂量补液、补血不能纠正休克时要积极考虑髂内动脉结扎术。

如有较大的血管损伤,患者陷于严重的休克状态,估计出血量已接近或超过总量的 1/2,在有效抗休克的治疗下,血压不稳而且逐渐下降,血红蛋白和红细胞继续降低,同时腹膜后血肿也逐渐增大,则应考虑手术探查,及时结扎髂内动、静脉止血,可挽救生命。如合并盆腔内脏损伤者,应立即进行手术修补。

(二)非手术治疗

非手术治疗是传统的治疗方案,包括卧床、手法复位、下肢骨牵引和骨盆悬吊牵引。

1.复位手法

(1)骨盆边缘骨折:髂前上、下棘骨折,骨折块有移位者,应予以手法复位。患者仰卧,患侧膝下垫高,使髋膝关节呈半屈曲位,术者以捏挤、按压手法将骨折块推回原位。坐骨结节骨折,患者侧卧位,使髋伸直膝屈曲位,术者以两手拇指按压迫使骨折块复位。复位后保持患肢伸髋屈膝位休养,以松弛腘绳肌防止再移位。

(2)骨盆环单弓断裂无移位骨折:骨盆环虽有骨折但无移位,骨盆环保持完整而稳定。如髂骨翼骨折,一侧耻骨上、下支或坐骨上、下支单独骨折,骶骨裂纹骨折等。一般无须整复。

(3)盆环双弓断裂移位骨折:有以下 3 种情况。①双侧耻骨上、下支与坐骨上、下支骨折:此骨折致骨盆环的前方中间段游离,由于腹肌的牵拉而往往向上向右移位。整复时患者仰卧屈髋,助手把住腋窝向上牵拉,术者双手扣住耻骨联合处,将骨折块向前下方扳提,触摸耻骨联合之两边骨折端平正时,表示已复位。整复后,术者以两手对挤髂骨部,使骨折端嵌插稳定。一侧耻骨上、下支与坐骨上、下支骨折伴耻骨联合分离者,触摸耻骨联合处整齐无间隙,则表示复位。②髂骨骨折合并耻骨联合分离:骨块连同伤侧下肢多向外上方移位,并有轻度外旋。此时患者仰卧,上方助手把住腋窝向上牵引,下方助手握患肢踝部向下牵引同时逐渐内旋。术者立于患侧,一手扳住健侧髂骨翼部,一手向前下方推按骨折块,触摸耻骨联合平正无间隙,提示已复位。③耻骨或坐骨上、下支骨折伴同侧骶髂关节错位:伤侧骨块连同下肢常向上移位并有外旋,因骶髂关节错位而不稳定。整复时患者仰卧,上方助手把住腋窝向上牵拉,下方助手握伤肢踝部向下牵引并内旋,术者立于患侧向下推按髂骨翼,测量两侧髂嵴最高点在同一水平时,再以对挤手法,挤压两侧髂翼及髋部,使骨折块互相嵌插,触摸骨折处无凹凸畸形,即已复位。耻骨联合分离并一侧骶髂关节错位复位手法亦基本相同。

2.固定方法

对于髂前上下棘骨折,复位后可采取屈髋屈膝位休息,同时在伤处垫一平垫,用多头带或绷带包扎固定。3~4 周去固定,即可下床活动。骶尾部骨折,一般不需固定,如仰卧位可用气圈保护。4~5 周即可愈合。

（1）骨盆环单弓断裂无移位骨折：可用多头带及弹力绷带包扎固定，4周解除固定。

（2）骨盆环双弓断裂有移位骨折：必须给予有效的固定和牵引。对于双侧耻骨支和坐骨支、一侧耻骨支或坐骨支骨折伴耻骨联合分离者，复位后可用多头带包扎固定，或用骨盆兜带将骨盆兜住，吊于牵引床的纵杆上，4～6周即可。对于髂骨骨折合并耻骨联合分离、耻骨支或坐骨支骨折伴同侧骶髂关节错位、耻骨联合分离并一侧骶髂关节错位者，复位后多不稳定，除用多头带固定外，患肢需用皮肤牵引或骨骼牵引，床尾抬高。如错位严重行骨骼牵引者，健侧需上长石膏裤，以做反牵引。一般6～8周即可去牵引。

3.下肢骨牵引和骨盆悬吊牵引

采用胫骨结节或股骨髁上持续骨牵引，使骨盆骨折逐渐复位，是最基本、常用和安全的方法。若需牵引力量较大，最好用双侧下肢牵引，可以更好地使骨盆固定，防止骨盆倾斜。牵引重量一般为体重的 $1/7$～$1/5$，注意开始时重量要足够大，3～4天后，摄片复查骨折复位情况，再酌情调整，直至复位满意为止。维持牵引至骨折愈合，一般需8～12周，不宜过早去掉牵引或减重，以免骨折移位。具体应用时还需根据骨折类型、骨盆变位情况，给予相应牵引。

垂直型骨盆骨折、单侧骨盆向上移位及轻微扭转变形者，可选用单纯持续骨牵引；骨盆变形属分离型者，可同时加用骨盆兜悬吊骨盆，使外旋的骨盆合拢复位。但也需注意防止过度向中线挤压骨盆，造成相反畸形；压缩型骨盆骨折，禁用骨盆兜牵引，可在牵引的同时辅以手法整复，即用手掌自髂骨嵴内缘向外挤压，以矫正髂骨内旋畸形。少数内旋畸形严重者，必要时，牵引前亦可先用"4"字形整复手法矫正，即髋关节屈曲、外展，膝关节屈曲，将患侧足放置于对侧膝关节前面，双腿交叉呈"4"字形，术者一手固定骨盆，一手向下按压膝关节，使之向外旋转复位，然后行骨牵引。若半侧骨盆单纯外旋，同时向后移位，亦可采用90°－90°－90°牵引法。即行双侧股骨下端骨牵引，将髋、膝和踝3个关节皆置于90°，垂直向上牵引，利用臀肌作兜带，使骨折复位。此种方法的优点是便于护理，并可减少对骶部的压迫，避免发生压疮。对骨盆多发骨折，可根据X线片所示骨盆变形及骨折移位情况，给予相应的牵引，力争较好的复位。一般牵引6周内不应减量，以防止再移位，直至骨愈合，一般约12周，如位置理想，疼痛消失，可去牵引活动。

4.练功活动

骨盆周围有坚强的筋肉，骨折复位后不易再移位，且骨盆为骨松质，血运丰富，容易愈合。未损伤骨盆后部负重弓者，伤后第1周练习下肢肌肉收缩及踝关节伸屈活动,伤后 2 周练习髋膝关节伸屈活动,3 周后可扶拐下地活动。如骨盆后弓损伤者,牵引期间应加强下肢肌肉收缩锻炼及踝关节活动,解除固定后,应抓紧时间进行各方面的功能锻炼。

5.药物治疗

由于骨盆骨折并发症多,对全身影响较大,故药物治疗更为重要。如因出血过多引起休克时,可内服独参汤加附子、炮姜,同时冲服三七粉或云南白药。若局部肿胀、疼痛严重者,应活血化瘀、消肿止痛,可选用复元活血汤或活血止痛汤。如伤后肠胃气滞,腹胀纳呆,呕吐,二便不通者,治宜活血顺气、通经止痛,可选用顺气活血汤或大成汤。如伤后小便不利,黄赤刺痛,小腹胀满,口渴发热等,治宜滋阴清热解毒,通利小便,可应用导赤散合八正散加减。中期以续筋接骨为主,内服接骨丹。后期应补肝肾、养气血、舒筋活络为主,可选用生血补髓汤,健步虎潜丸、舒筋活血汤,外用 2 号洗药或活血止痛散,水煎外洗。

(三)骨盆外固定器固定

外固定器的适应证有以下几方面。

(1)在急诊科用于有明显移位的 B_1、B_2 和 C 型不稳定骨盆骨折,特别是并发循环不稳定者,以求收到固定骨盆和控制出血的目的并有减轻疼痛和便于搬动伤员的作用。

(2)旋转不稳定(B_1)的确定性治疗。

(3)开放性不稳定型骨折。外固定器品种多样,多数不能保持有半盆向头侧移位的骨折,对此应加用患侧骨牵引,以防止半盆上移。有学者将外固定器列入救治循环和骨折均不稳定的骨盆骨折救治方案,结果使此类损伤的死亡率自 22％下降到 8％。也有学者明确指出,外固定是急诊处理严重骨盆骨折最为恰当的措施。此外,为了控制出血和稳定后环 Ganz 推出了抗休克钳,亦称 AOC 形钳,用于急诊科作为临时固定并取得相应效果。骨盆外固定器的并发症主要是针道感染。

第七章 脱　位

第一节　寰枢椎半脱位

一、概述

寰枢椎半脱位是由于寰椎向前或向后脱位,导致上段颈脊髓受压以致患者出现颈肩上肢疼痛,甚至四肢瘫痪,呼吸肌麻痹而死亡。本病在临床上是很多见的,应及时进行诊断处理。寰枢关节旋转性固定属中医学"筋痹""颈小关节错缝"范畴。

寰、枢椎有其解剖和功能的特点。寰椎上方和颅骨底部的枕骨髁组成寰枕关节,担负颅骨,寰、枢椎之间有 4 个关节,中部及外侧各有 2 个关节。在中部,齿状突和寰椎前弓中部组成前关节,齿状突和横韧带组成后关节,称为齿状突关节,寰椎外侧由两侧侧块下关节面和枢椎上关节面组成关节突关节。该关节的关节囊大而松弛,关节面较平坦。活动范围较大,椎间无间盘组织,即局部的解剖结构不够坚固,受到外力容易发生寰枢椎半脱位。寰枕关节的活动范围很小,头部前屈、后伸的活动度各 10°左右,侧屈约 7.5°,头部在寰椎上方无单纯的旋转功能。寰枢关节的主要功能为旋转活动,颈椎的旋转功能由整个颈椎完成。在寰、枢椎中部和外侧关节的协同动作下,头部可向一侧旋转 30°左右,第 3～7 颈椎的旋转功能为 60°左右,整个头部通过颈椎的旋转动作可达 90°左右。

枢椎齿状突在寰椎前弓中部后方,齿状突后面的横韧带附着于寰椎两侧侧块。寰椎前弓、横韧带及两侧侧块在齿状突周围组成一骨纤维环,加上附于齿状突的翼状韧带及齿尖韧带,可防止齿状突向各方向移位,其中横韧带的结构尤为重要,防止头部前屈位时寰椎向前移位;齿状突上方两侧强韧的翼状韧带向外上方止于枕骨髁内侧面,限制头部过度的旋转和侧屈活动;齿状突尖端的细小韧带和枕骨大孔前缘相连,为脊索遗迹。

二、病因、病机

《杂病源流犀烛·筋骨皮肉毛发病源流》指出:"筋急之原。由血脉不荣于筋之故也。"说明营卫不和、气血不畅及经脉阻滞为痉挛的主因。《素问·上古天真论》说:"肝气衰,筋不能动"。说明肝血不足,筋脉失养,其功能就会出现异常,症见筋急强硬,牵张不利,甚则拘急短缩等。根据本病发病特点,其病因、病机概述如下。

(一)风邪外感,颈筋失养

素体气虚或有颈部挫伤迁延不愈者,因风邪易感,导致营卫失调,气血不畅,不能濡养颈筋而发生筋挛、短缩。如果长期痉挛,局部更加气滞血瘀,筋脉更加失养,以致形成恶性循环,而发本病。

(二)肝血不足,筋失充养

中医学认为,"肝主筋,其华在爪""肝气衰,筋不能动"。说明肝藏血、主筋,肝血不足,筋脉失养,其功能就会出现异常,症见项强、筋拘挛短缩等。

三、临床表现

寰椎在枢椎上方,向前、旋转及侧方等半脱位病变,依脱位程度及不同病情可出现以下症状和体征。

(一)全身症状

因为多无外伤史,或只有轻微外伤史。但少数有炎症者可能发热38～40 ℃,此时应密切注意,防止发生死亡。

(二)局部症状

头痛和出现颈项肌痉挛,颈项部疼痛,并可向肩、臂放射。头部以旋转受限为主要症状。寰椎前脱位时,前弓突向咽部,可表现声音细小和吞咽困难,而枢椎棘突则后突明显可有压痛,如为单侧脱位,头偏向脱位侧,下颌则转向对侧,患者多用手托持颌部。

(三)先天性自发性寰枢椎脱位

脊髓压迫症状轻微,或无症状,或开始是较轻的四肢一过性轻瘫,久之如处理不当也可逐渐加重。也与脱位的局部情况有关,如当游离的齿状突与寰椎一同前脱位或单侧旋转脱位时,脊髓受压较轻,当寰椎单独前脱时,脊髓受压较重。

(四)椎动脉受压

单独寰椎脱位一般无脑部症状,当寰椎脱位使椎动脉弯曲时,或发生部分或完全闭塞时,可出现椎-基动脉供血不全症状。如头痛,头晕,耳鸣,视力模糊等症状。寰椎向前半脱位,位于寰椎横突孔中的椎动脉受到牵扯而引起椎-基底动脉系供血不全,前庭神经核或迷路缺血可引起眩晕症状;大脑后动脉支配的枕叶部视中枢以及眼动脉系缺血,患者可发生视力障碍。

(五)颈髓或延髓损害所引起的症状

颈髓部压迫性病变可引起肢体麻木、力弱或颈肌萎缩等症状和体征;延髓部缺血性病变多累及延髓外侧及前内侧,临床上表现为四肢运动麻痹、构音障碍及吞咽困难等症状。

四、诊断要点

明确的外伤史可与其他原因所致半脱位相鉴别。并需借助 X 线摄片,排除上颈椎其他部位损伤。X 线开口位片主要特征表现是枢椎齿状突与寰椎侧块间距不对称。侧位 X 线片能清楚显示齿状突和寰枢前弓之前距离变化,正常情况下在 3 mm 以内,必要时作 CT 扫描,可以与寰枢椎椎弓骨折及颈椎畸形鉴别。诊断此病的程度需 X 线平片与 CT 扫描相互配合并密切结合临床症状和体征做出正确的诊断。现就要点归纳如下。

(1)成年患者常有头颈部外伤史;儿童在发病前多有头颈部感染病史或外伤史;老年患者可能有病期较久的颈椎类风湿病史。

(2)患者多有颈部疼痛、活动受限等症状,年幼病儿或学龄儿童多呈现斜颈。重症患者可出现肢体麻木或运动麻痹症状。

(3)拇指触诊检查患者后颈部,可发现寰椎或枢椎有旋转移位,寰椎横突或枢椎棘突及患侧寰枢关节部肿胀、压痛。

(4)颈椎侧位片显示寰齿间距增大,寰椎椎管前后径减小;$C_{1\sim2}$开口位片显示齿状突和侧块的间距不等、寰枢关节间隙不平行或有侧方移位等。

由于颈部疾病而发斜颈者居多。本病之斜颈表现为健侧颈筋痉挛,而非患侧痉挛。同时斜颈不能复位。抓住这两点,本病不难诊断。

五、鉴别诊断

(一)落枕

本病与寰枢关节错缝容易混同,病因症状大致相似,但压痛点在肌肉,头旋转俯仰时虽有疼痛,但仍可自行活动。

(二)颈椎脱位与骨折

除颈椎运动障碍外,举头无力是其主症,故每做一动作时,患者必以两手保护其头或用两手捧头缓慢步行,X线拍片可以确诊。

(三)颈椎结核

无明显外伤史,发病缓慢,由轻到重,一般有结核病史和全身症状,如面色苍白,颧红,无力,盗汗,潮热等。好发于学龄儿童,X线拍片,早期不明显,晚期可见骨质破坏。

六、中医治疗

(一)中药内治法

本病中药内治法不能使斜颈恢复,但对缓解颈部疼痛、痉挛有所帮助。是配合非手术治疗的理想方法。

(1)风邪外感,筋脉失养:颈筋失养急性发作期或初期,颈部偏斜,固定不动。同时有恶风或恶寒,发热,汗出,颈项拘挛,咽痛口渴,咳嗽等。舌淡红,苔薄白或薄黄,脉浮缓。

治则:解肌发表,调和营卫。

风热型。银翘散加减:银花 15 g,连翘 12 g,薄荷 3 g,牛蒡子 10 g,荆芥 10 g,桑叶 10 g,桔梗 10 g,芦根 30 g,板蓝根 10 g,黄芩 10 g。

风寒型。桂枝汤加味:桂枝 10 g,甘草 10 g,白芍 10 g,黄芩 10 g,生地 10 g,干姜 6 g。

(2)湿热内阻,清阳不升:筋失充养,斜颈日久,难以复位。同时伴有颈筋挛缩强直,头屈伸不利,上肢麻木,五心烦热,口苦,舌红,苔黄稍腻,脉弦细数。

治则:清热燥湿,升阳祛水。

清燥汤加减:黄连 6 g,黄柏 10 g,当归 12 g,生地 12 g,猪苓 10 g,泽泻 12 g,苍术 12 g,茯苓 15 g,生黄芪 30 g,党参 12 g,白术 12 g,赤芍 12 g,麦冬 12 g,甘草 6 g。

(二)针灸

(1)大椎、曲池。

(2)风池、合谷、足三里。

(三)整复

在充分了解病情后,方可治疗。一般不用麻醉。

1.手法整复

患者仰卧位,头探出床头,助手两手扳住两肩固定身体,医师用一手托枕部(头后),一手托下颌,使头处于仰位,进行拔伸。不论哪种类型,首先都用此法,拔伸力要大些,在拔伸情况下缓慢地进行头的轻度前后(即俯仰)活动和试探进行旋转活动,活动范围不能太大,以达到骨折和脱位复位,和舒理筋络为目的。病情较轻的寰枢椎半脱位患者可行手法治疗。寰枢椎如有旋转移位,可行轻手法复位治疗。复位后在5~6周内患者需限制颈部活动,后颈、肩部温热敷,定期复查,直至患椎稳定、症状缓解为止。病期较久的病例多有颈肌痉挛,手法治疗较困难者,可作按摩或适当的颈部功能练习,以改善颈部活动范围,便于进一步手法治疗。症状较轻的患者可从事轻工作,预防头颈部外伤,需定期复查,采取适当的治疗措施。寰椎前脱位严重,有重度锥体束损害体征的患者,不宜行手法复位治疗。

2.牵引

《普济方》介绍颈椎骨折脱位用牵头推肩法治疗,让患者仰卧床上,医者坐于患者头前,用双手牵头,用双足踏在患者双肩上并用力向下推,形成相对牵引以复其位。复位后可采用枕颌带牵引,牵引重量2~3千克,牵引体位要使头过伸位,牵引时间3~4周,撤除牵引后,可用颈托固定,下床活动。

3.固定方法

病情较轻者,复位后不用牵引,可特制一高约 12 cm,宽约 8 cm,长约 20 cm 的枕头,放在患者颈后,使头呈过伸位仰卧休养即。2~3 周可以离床,换颈托固定之。

第二节　肩锁关节脱位

一、病因

肩锁关节脱位通常由暴力自上而下作用于肩峰所致。坠落物直接砸在肩顶部后,锁骨下移,由于第一肋骨阻止了锁骨的进一步下移,如果锁骨未骨折,则肩锁、喙锁韧带断裂,同时可伴有三角肌和斜方肌锁骨附着点的撕裂,肩峰、锁骨和喙突的骨折,肩锁纤维软骨盘的断裂和肩锁关节的关节软骨骨折。锁骨的移位程度取决于肩锁和喙锁韧带、肩锁关节囊以及斜方肌和三角肌的损伤程度。

二、分型

Urist 根据关节面解剖形态和排列方向,把肩锁关节分为 3 种形态(图 7-1)。

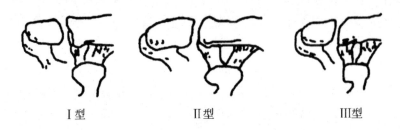

Ⅰ型   Ⅱ型   Ⅲ型

图 7-1　肩锁关节的分型

Ⅰ型:冠状面关节间隙的排列方向自外上向内下,即锁骨端关节面斜形覆盖肩峰端关节面。

Ⅱ型:关节间隙呈垂直型排列,两个关节面相互平行。

Ⅲ型:关节间隙由内上向外下,即肩峰端关节面斜形覆盖锁骨端关节面。

Ⅲ型的结构居于稳定型,Ⅰ型属于不稳定型。在水平面上,肩锁关节的轴线方向由前外指向后内。

三、分类

Rockwood 等将肩锁关节脱位分为Ⅰ～Ⅵ型(图 7-2)。

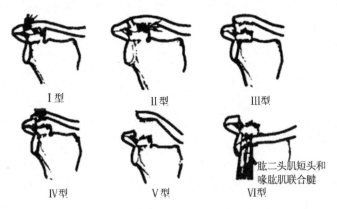

Ⅰ型   Ⅱ型   Ⅲ型

肱二头肌短头和
喙肱肌联合腱

Ⅳ型   Ⅴ型   Ⅵ型

图 7-2　肩锁关节损伤分型

(一)Ⅰ型

指肩锁关节挫伤,并无韧带断裂和关节脱位,肩锁关节稳定,疼痛轻微,早期

X 线检查阴性,后期可见锁骨远端骨膜的钙化。

(二)Ⅱ型

由更大的外力引起,肩锁韧带和关节囊破裂,但喙锁韧带完好,肩锁关节不稳定,尤其是在前后平面上不稳定。X 线平片上可看到锁骨外侧端高于肩峰,但高出的程度小于锁骨的厚度,肩锁关节出现明显的疼痛和触痛,但必须拍摄应力下的 X 线平片来确定关节不稳定的程度。

(三)Ⅲ型

损伤肩锁韧带和喙锁韧带以及锁骨远端三角肌附着点的撕裂。锁骨远端高于肩峰至少一个锁骨厚度的高度。

(四)Ⅳ型

损伤的结构与Ⅲ型损伤相同,但锁骨远端向后移位进入或穿过斜方肌。

(五)Ⅴ型

损伤三角肌与斜方肌在锁骨远端上的附着部均从锁骨上分离,肩锁关节的移位程度为100%～300%,同时在锁骨和肩峰之间出现明显的分离。

(六)Ⅵ型

损伤较少见,由过度外展使肩锁韧带和喙锁韧带撕裂所致,锁骨远端移位至喙突下、肱二头肌和喙肱肌联合腱后。

四、临床表现及诊断

查体有局部疼痛、肿胀及肩锁关节不稳定伴锁骨远端移位,X 线检查可以帮助评价损伤的程度。患者直立,拍摄双侧肩锁关节的前后位平片,然后进行两侧比较。必要时可在患者腕部悬挂4.5～6.8 kg 的重物,可以观察到肩锁关节的不稳定,重物最好系在患者腕部,避免让患者用手握,以使上肢肌肉能够完全放松。

五、治疗

Ⅰ型损伤通常采用吊带制动,配合局部冰敷、止痛药物治疗。Ⅱ型损伤的治疗方法与Ⅰ型相似,如果锁骨远端移位的距离不超过锁骨厚度的1/2,可应用绑扎、夹板或吊带制动 2～3 周,但必须在 6 周以后才能恢复举重物或参加体育运动。

第三节　肘关节脱位

构成肘关节的骨骼在外力作用下,关节面的相对关系被破坏,超出正常范围,即为肘关节脱位。肘关节脱位的发生率居国内关节脱位之首,约占全身关节脱位总数的1/2。肘关节为屈戌关节,构成关节的肱骨下端内外侧宽、前后薄,关节两侧有坚强的韧带保护,而前后关节囊相对薄弱。根据尺骨鹰嘴脱出肱骨下端的方向和位置,将肘关节脱位分为前脱位、后脱位和侧方脱位。肱骨下端滑车和尺骨上端鹰嘴窝的特殊构形,正常情况下只允许关节屈伸运动,无侧方活动。关节前方尺骨冠状突短而小,只有肱前肌附着,关节囊松弛,对抗向后移位的作用小,因此肘关节后脱位相对比较容易。而向前方、侧方脱位暴力往往需要突破骨性结构的阻碍,引起相应部位的骨折后发生关节脱位。肘关节脱位根据关节腔与外界相通与否分为开放性脱位和闭合性脱位;根据脱位已发生的时间,一般以3周为界,3周以内为新鲜脱位,3周以上为陈旧性脱位;此外,根据脱位程度,分为全脱位和半脱位。肘关节前内侧有肱动脉、正中神经,前外侧有桡神经,内侧有尺神经,关节脱位时可以并发相应部位的神经、血管损伤。

一、肘关节后脱位

(一)病因与发病机制

肘关节后脱位是肘关节脱位最常见的类型,多由间接暴力所至。比如摔倒后手掌撑地,肘关节在半伸直、旋前位,暴力沿尺桡骨向肘部传导,尺骨鹰嘴通过在鹰嘴窝内的杠杆作用被推向后外方,肱骨下端前移,撕裂前关节囊和肱前肌,后关节囊和肱骨下端后侧骨膜剥离,内侧副韧带也可有不同程度的撕裂,形成肘关节后脱位。少数情况下,肘关节处于伸直位,在暴力作用下,尺骨鹰嘴尖端撞击肱骨下端鹰嘴窝,使肱骨远端向前移位、脱出,造成肘关节后脱位,此时多伴有关节的侧方移位。

(二)诊断

肘部明显肿胀、疼痛,关节远端向后侧凸出畸形,关节常呈半屈曲位,活动消失。关节周围广泛压痛。关节前方饱满,可触及肱骨远端。肘关节后方空虚,可触及尺骨鹰嘴。尺骨鹰嘴和肱骨内、外髁的正常解剖关系改变,屈肘时不成等腰三角形。患侧前臂较健侧短缩。肱骨远端明显向前移位,压迫肱动脉时,手指远端皮肤发白,毛细血管反应迟钝,桡动脉触诊搏动减弱,甚至消失。尺神经有报道嵌入关节内,但属罕见。正中神经和桡神经都可以出现牵拉损伤,引起分布区皮肤的麻木感,多可以自行恢复。合并尺骨鹰嘴骨折时,局部触诊可触及骨摩擦音和骨折端。拍摄肘关节正、侧位 X 线片,可以明确脱位与伴随骨折的情况。

(三)治疗

肘关节后脱位一经诊断,即应及时行手法整复。局部麻醉或者臂丛麻醉下,患者仰卧位。半屈肘位,助手分别牵拉上臂及前臂,术者双手掌置于关节两侧,相对挤压,纠正关节侧方移位。然后双拇指向前下方推压,其余指自后方提拉尺骨鹰嘴,或者用一手掌自肘前方向后下推压,另一手掌置肘后托起鹰嘴部,向前提拉,助手与术者密切配合,牵拉、复位的同时逐渐屈肘。关节复位时出现明显弹跳感,此时肘关节恢复无阻力的被动活动。肘关节复位后,骨折小骨块也可复位。肘关节屈曲 90°位,长臂石膏托或上肢支具固定 2～3 周,使关节囊韧带修复。去石膏后开始逐渐练习关节屈伸活动,配合理疗,中药熏洗,促进关节功能恢复。一般 2～3 个月后可达正常关节活动度。

肘关节后脱位伴有严重开放性软组织损伤时,常伴有桡骨小头或者尺骨鹰嘴骨折,清创复位可采用肘前弧形切口,清除污染、坏死组织,直视下复位尺骨鹰嘴,清除不影响关节面的小骨折块,复位、固定较大骨块,缝合修复肘关节囊及其他损伤的软组织,冲洗关节腔,仔细止血,放置引流管,关闭伤口。术后患肘保持功能位固定 3 周后功能锻炼,避免强力被动牵拉关节或者重手法按摩,应在理疗师指导下,采取主动训练为主的康复计划,防止骨化性肌炎的发生,促进关节功能恢复。

二、肘关节前脱位

(一)病因与发病机制

肘关节前脱位发生率较低。多因屈肘位着地,直接暴力作用于尺骨鹰嘴,使其向前方移位,肱骨下端相对移向后方,形成肘关节前脱位。也可以因摔倒后手掌撑地,前臂相对固定支撑体重的情况下,身体突然旋转,肘关节受旋转外力,先向侧方移位,旋转外力继续作用,尺骨鹰嘴随即旋至肘前。此类暴力较大,肘部软组织损伤严重,易合并肘关节周围神经、血管的损伤,多并发有尺骨鹰嘴骨折。

(二)诊断

肘前肿胀、疼痛,关节弹性固定,不能自主活动。前臂外观似伸长,后方凹陷,关节周围触痛明显。尺神经牵拉损伤时,尺侧手指发麻,屈指、尺侧屈腕功能障碍。肱动脉、静脉损伤时,远端手指发白,血管搏动减弱或者消失。并发正中神经、桡神经损伤时,出现相应的神经功能障碍表现。肘关节正侧位 X 线片可以明确关节脱位及并发骨折的情况。应该结合临床表现,确定有无重要神经、血管的损伤。

(三)治疗

肘关节前脱位诊断明确后,应及早行手法复位。根据肘关节前脱位的创伤机制,手法复位前应判断尺骨鹰嘴脱位至肘前方的途径。如果从肘内侧脱出,复位时应使尺骨鹰嘴从内侧旋回复位,而从外侧脱出,则应从外侧旋回复位。在局麻或者臂丛麻醉下,助手分别持上臂和前臂远端,于关节半屈位牵拉,术者用双手分别推压肱骨远端和尺、桡骨近端,根据创伤机制,先将尺骨鹰嘴推向侧方,继而向后方挤压,助手屈伸关节,无明显阻力后,即达圆满复位。关节复位后,如果尺骨鹰嘴骨折对位良好,则石膏托或者上肢支具固定 2～3 周后,开始功能锻炼。尺骨鹰嘴骨折对位差者,再行尺骨鹰嘴骨折的整复,必要时开放复位,张力带钢丝内固定,术后早期康复训练,促进关节功能恢复。

三、肘关节侧方脱位

(一)病因与发病机制

肘关节侧方脱位根据关节移位的方向分为内侧脱位和外侧脱位。肘关节内侧脱位是肘内翻暴力所致,肘关节外侧脱位则是由肘外翻暴力引起。肘关节侧方脱位,实质上是肘关节侧副韧带和关节囊的严重撕裂(断)伤。肘关节内侧脱位时,内翻暴力作用于关节,关节囊纤维层撕裂,外力继续作用,外侧副韧带断裂,尺、桡骨关节面向内侧移位。而肘关节外翻暴力作用下,内侧关节囊,内侧副韧带相继撕裂,尺、桡骨关节面向外侧移位。

(二)诊断

肘部外伤后剧烈疼痛,肿胀,关节常处于半屈曲位,不能活动。肘关节外侧脱位时,关节外翻畸形,关节周围广泛压痛,以内侧为重,有时局部可见皮下淤血,关节内后方空虚。肘关节内侧脱位时,关节出现内翻畸形,关节周围肿胀,压痛,以外侧为重,前臂提携角消失,关节外后方空虚。一般关节脱位患侧软组织损伤较轻,对侧软组织损伤严重。肘关节外侧脱位时,应注意有无尺神经牵拉损伤;肘关节内侧脱位时,应注意有无桡神经损伤,不要遗漏诊断。肘关节正侧位

X线片可以明确肘关节侧方脱位及其脱位方向。

(三)治疗

肘关节侧方脱位由于软组织损伤较重出血较多,疼痛严重,整复应在臂丛麻醉下进行。患者仰卧位或坐位,助手牵拉上臂部,术者一手牵拉前臂部,另手推压关节脱位相对应面的肘关节近端,双手协作,根据脱位方向,做内翻或者外翻移动。肘关节侧方脱位整复后,用石膏或者支具固定2~3周后开始肘关节屈伸练习活动。

四、肘关节爆裂型脱位

(一)病因与发病机制

肘关节爆裂型脱位包括肘部肱尺关节脱位,肱桡关节脱位和上尺桡关节脱位。爆裂型脱位临床比较少见,肱骨远端经撕裂的上尺桡关节囊、侧副韧带、前臂骨间膜和环状韧带,插于尺桡骨近端之间。爆裂型脱位软组织损伤严重,关节囊广泛撕裂,韧带完全断裂,根据近端尺桡骨移位方向的不同,通常分为前后爆裂型脱位和内外爆裂型脱位两种类型。

肘关节前后爆裂型脱位是在前臂极度旋前位时,肘关节向后移位、脱出,即尺骨在暴力作用下脱向关节后方时,极度旋前的桡骨小头在暴力作用下使关节囊、韧带、骨间膜撕裂,向肱骨远端前方移位,肱骨远端嵌插于前后移位的近端尺桡骨之间。肘关节内外爆裂型脱位是在前臂处于旋前或者旋后位时,暴力沿前臂向肘关节传导,肱尺关节脱位的同时,环状韧带、尺桡骨骨间膜撕裂,尺桡骨近端被肱骨远端冲击向内外侧方移位,肱骨远端嵌插于内外侧方移位的近端尺桡骨之间。

(二)诊断

肘关节爆裂型脱位是严重的肘关节完全脱位,由于肘部3个关节全部脱位,关节囊、韧带、前臂骨间膜等软组织广泛撕裂伤,关节部肿胀较其他类型肘关节脱位严重,且范围广泛。关节周围明显压痛,肘关节处于微屈曲位,前臂旋转功能受限,肘部固定,不能活动。前后爆裂型脱位关节远端前后方向突起,可触及移位的尺骨鹰嘴和桡骨小头,前臂短缩。内外爆裂型脱位关节远端向内外侧方突起,关节增宽,前臂短缩,旋转受限。由于前臂近端损伤严重,应注意观察前臂张力,有无前臂挤压伤的表现。肘关节正、侧位X线检查可以明确诊断肘关节爆裂型脱位,以及尺桡骨移位的方向。

(三)治疗

肘关节爆裂型脱位应在上肢麻醉下整复。前后爆裂型脱位在牵引下,逐渐向后旋转前臂,使桡骨小头复位。再于关节半屈位纵向牵拉肘部,向远端推压尺骨鹰嘴并屈肘,使肱尺关节复位。内外爆裂型脱位在关节半屈位下,持续牵引,当肱尺关节脱位牵开并复位后,再由两侧挤压上尺桡关节,使其复位。关节复位后,半屈曲位固定3周。由于前臂软组织损伤严重,肿胀明显,关节复位后外固定不能太紧,并注意及时观察,如果发生前臂挤压伤,应及时减压,避免导致前臂、手的严重缺血性损伤。

第四节　桡骨头半脱位

桡骨头半脱位也叫牵拉肘,是发生在小儿外伤中最为常见的损伤之一。常见发病年龄为1～4岁,其中2～3岁最为多见。也可偶见于学龄前儿童,甚至小学生。

一、病因、病机

桡骨头半脱位常发生在大人牵着患儿走路,上台阶时在跌倒瞬间猛然拉住患儿手臂;或从床上拉起患儿,拉胳膊伸手穿衣;或抓住患儿双手转圈玩耍等情况。患儿在前臂伸直位时,突然受到猛力牵拉,容易导致桡骨头半脱位。

目前有关本病的发病机制仍未得到明确的统一认识,过去认为小儿桡骨头发育不完全,桡骨头的周径比桡骨颈部的周径小,环状韧带松弛,不能牢固保持桡骨头的位置,当受到牵拉时,桡骨头自环状韧带下滑脱,致使环状韧带嵌在肱桡关节间。但近年来有些学者通过尸检发现婴幼儿桡骨头的周径反而比桡骨颈的周径大,而且桡骨头也并非圆形而是椭圆形,矢状面直径比冠状面大,当伸肘、前臂旋前位牵拉肘关节时,环状韧带远侧缘附着在桡骨颈骨膜处发生横断撕裂,此时桡骨头直径短的部分转到前后位,所以桡骨头便自环状韧带的撕裂处脱出,致使环状韧带嵌在肱桡关节间(图7-3)。因环状韧带滑脱不超过桡骨头的一半,故一般很容易复位。总之,有关本病的发病机制尚需进一步探讨和研究。

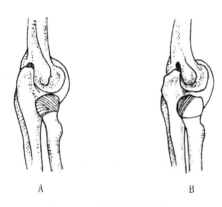

图 7-3　牵拉肘的创伤解剖

A.环状韧带正常解剖关系;B.肘受到牵拉后,环状韧带远端附
着处撕裂,桡骨头部分脱出,环状韧带剥离部滑进肱桡关系

二、临床表现与诊断

患儿受牵拉伤后,疼痛哭闹,拒绝使用患肢,前臂常处于旋前,肘关节半屈曲位。上肢不敢上举,肘关节不敢屈曲。桡骨头部位可有压痛,但无明显红肿。肘关节屈伸稍受限,但前臂旋后明显受限。X 线检查表现正常。结合有牵拉外伤史而不是跌打摔伤即可考虑为本病。有时在临床检查及拍片过程中,不知不觉已经复位。

三、治疗

(一)复位

以右侧为例,术者右手握住患儿前臂及腕部,左手拇指放于桡骨头外侧,先轻轻牵引,然后将前臂旋后屈肘,当桡骨头复位时可感觉到弹响,此时疼痛立即消除,患儿即刻停止哭闹,并能屈肘上举,开始使用患肢拿东西。若不能复位,术者左手握住患儿肘部,拇指放于桡骨头内侧,先轻轻牵引,然后右手将前臂旋前,同时左手拇指向外侧推压桡骨头即可复位。有时桡骨头脱位时间长、复位后需经过一段时间之后症状才能消除。

(二)固定

复位后无需特殊外固定,简单用三角巾悬吊患肢于屈肘功能位 1 周即可。另外应嘱咐家长避免再牵拉伤患肢。若反复多次发生脱位时,复位后患肢应适当用石膏托制动 2 周左右。

(三)练功方法

固定期间无需特殊练功,去除固定后应避免再次牵拉伤患肢。

(四)药物治疗

无需药物治疗。

四、并发症

本病复位后,除未予制动而且多次受到牵拉易导致习惯性桡骨头半脱位外,一般无其他并发症发生。

第五节　拇指腕掌关节脱位

拇指腕掌关节由第一掌骨底与大多角骨构成。第一掌骨基底的关节面为鞍状,前后为凹面,在桡尺方向是个凸面。与其相对应的大多角骨关节面为前后凸的关节面,而桡尺方向为凹面,构成鞍状关节。第一腕掌关节囊肥厚,较松弛,但关节周围有多条韧带附着。脱位后如治疗不当易造成复发性脱位。

单纯脱位少见。多合并第一掌骨基底掌尺侧撕脱骨折,即 Bennett 骨折-脱位。

一、病因、病理与分类

拇指在强力作用下外展,使掌骨间韧带、前斜韧带和桡腕背侧韧带均断裂,导致第一腕掌关节脱位。如果外力继续作用,则第一腕掌关节的其他韧带也将发生断裂。由于前斜韧带在第一腕掌关节过度外展和背伸时紧张,在功能上可防止关节背侧脱位,故其断裂是第一腕掌关节脱位的重要因素。拇指腕掌关节脱位分为单纯性拇指腕掌关节脱位和 Bennett 骨折-脱位。

二、临床表现与诊断

拇指有外伤史,主要表现为局部隆起畸形,第一腕掌关节活动受限,肿胀、压痛不明显。如合并第一掌骨骨折,可见第一掌骨基底部向桡侧突出,局部肿胀、疼痛明显,畸形不一定明显。查体可见拇指活动受限。X线检查可明确诊断。

三、治疗

拇指腕掌关节脱位治疗方法多样,目前尚不统一。其治疗关键为保持复位位置,维持拇指功能。保守治疗功能恢复好,但不易外固定;手术治疗则存在术后功能恢复的问题。脱位类型不同,具体治疗方法也不一样。

(一)单纯拇指腕掌关节脱位治疗方法

1.手法复位夹板外固定

以右侧为例。复位前术者左手握患者右手拇指,术者右手拇指抵于脱位的掌骨基底背侧,其余四指触及掌骨掌侧大鱼际处。复位时,术者左手牵引,右手拇指挤压脱位掌骨基底使其还纳,局部高凸复平,即示复位成功。将"L"形夹板与掌骨头处及前臂桡侧粘固,并以绷带缠绕固定。固定6周后拆除夹板。

2.手法复位经皮钢针内固定

单纯新鲜关节脱位,复位很容易,但维持位置很难。即便用不锈钢针作内固定,6周后去除钢针时,有时仍复发脱位。手法复位后应将关节置于充分旋前位,同时用钢针经皮做内固定,外用石膏管型制动6周。

(二)第一腕掌关节骨折与脱位(Bennett骨折-脱位)的治疗

非手术治疗对于新鲜的、闭合性的Bennett骨折,在早期可采用手法复位。即向远端纵向牵拉拇指,同时从掌骨基底部的侧方压迫,通常能较容易复位,复位后用前臂拇人字石膏固定6~8周。或用直径1.5 mm的铁丝弯成鸭嘴形铁丝夹板固定,"鸭嘴"钩住第一掌骨基底背侧(图7-4),维持复位状态优于拇人字石膏,简易方便,效果良好。待骨折愈合后可去除固定,开始功能练习。

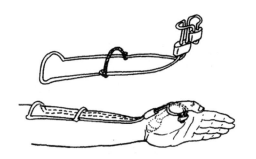

图7-4　第一掌骨基底部骨折复位后鸭嘴形铁丝夹板固定

另可用石膏加拇指皮肤牵引治疗Bennett骨折。先手法复位,后用长25 cm、宽2 cm的胶布条,将中间制成蝶形,两端沿正中剪开,分别贴于拇指及第一掌骨侧缘,于第一掌骨基底部桡背侧及第一掌骨头掌侧各置一棉花垫,以胶布固定。将长40 cm、直径2 mm的铁丝制成牵引弓形,末端弯成钩状。维持复位后的位置,将10层石膏绷带分成两片,远端至指间关节,近端至前臂中下段,在温水中浸泡后固定于前臂下端及腕掌的桡侧,铁丝弓置于两片中间,其末端的钩自外层中穿出,以防滑脱,维持第一掌骨于30°外展背伸位塑形,待石膏硬固后以3～4根橡皮筋连于皮牵引胶布蝶形部与铁丝弓之间,行牵引固定。

四、并发症

拇指腕掌关节是拇指功能活动的关键关节,其脱位后可引起手部功能丧失较多。其关节囊松弛,不易固定,如失治误治可导致预后不良。常见并发症有疼痛、复发性脱位、晚期畸形和腕部及手的功能障碍。

第六节　拇指掌指关节脱位

拇指掌指关节近似髁状关节,可屈、伸、收、展及少许旋转。活动范围因人而异,正常变异很大。关节两侧有侧副韧带,维持侧方稳定性。关节伸直时韧带呈紧张状态,屈曲时松弛。在关节尺侧,拇收肌止点部分经过尺侧籽骨止于掌板,部分肌腱直接止于近节指骨基底尺侧,还有些纤维参加背侧腱膜的尺侧扩展部分。此腱膜也有稳定关节作用。

一、病因、病理

掌指关节背伸时受伤,近节指骨可向背侧脱出,关节囊掌侧软骨板多从掌骨颈处膜状部分撕裂,软骨板可夹在掌骨头和脱位的近节指骨基底之间,导致复合性脱位,使复位非常困难,常使闭合复位不可能。桡尺侧副韧带常不断裂,但随掌骨基底滑向掌骨颈背侧,如损伤时外力偏向一边,可致一侧韧带断裂。

二、临床表现与诊断

患处疼痛、肿胀,拇指明显畸形,背侧掌骨头突出,可触及。手指呈屈曲弹性固定。如为掌侧脱位,可见掌侧隆起,在掌横纹皮下可触摸到脱位的掌骨头,手指变短,活动障碍。X线检查示:指骨呈过伸位并向上、向背侧移位,指骨基底位于掌骨头的后上方。

三、治疗

单纯掌指关节脱位,闭合复位容易。复合性脱位,在充分麻醉下仍可试行闭合复位。腕屈曲位,拇指末节掌屈,以放松屈肌腱,从脱位的近节指骨基底背侧向远侧推移,同时屈掌指关节,有时可得到复位。如果开始时即牵拉掌指关节,可使单纯脱位变为复合性脱位,同时越牵拉越使穿破的关节囊、拇短屈肌腱及拇长屈肌腱等夹紧掌骨颈,而阻挡复位。复位后石膏制动3周。

手法复位方法:拇长屈肌腱缠绕的复位方法。采用臂丛麻醉或局部麻醉。术者右手握住脱位拇指使其内、外旋转,左手拇指放在第一掌骨桡侧赤白肉际处,四指托患者手背处,轻轻用力往尺侧反复推挤,意在使拇长屈肌腱从掌骨头髁部回到掌侧。当拇长屈肌腱复位时,手下往往有滑动感,但很轻微。掌骨头嵌夹于拇长屈肌腱和拇短屈肌腱之间或拇长屈肌腱和拇收肌之间的复位方法关键在于加大向掌侧成角的指骨的度数,使其与掌骨接近直角。方法是术者右手握住患指,在稍加牵引下,尽量使其背伸,左手四指握患手大鱼际处,拇指顶住患指第一节指骨基底部用力向掌骨头推,待肌腱从掌骨颈部解脱,即可自然复位。

若闭合复位失败,需立即行手术切开复位,在直视下将撕破脱位的掌侧韧带移位到掌骨头的掌侧,关节即可复位。

四、并发症

拇指掌指关节脱位复位后多遗留骨节肥大、关节僵硬,影响手部的活动功能。主要由关节囊破坏和固定时间过长所致,可用中药外洗,加强功能锻炼。

第七节　掌指关节及指间关节脱位

一、功能解剖

(一)手指掌指关节

手指的掌指关节的解剖已如前述,掌指关节的脱位多发生在示指。示指掌指关节,掌侧有较厚韧的纤维软骨,即掌板,有稳定关节的作用。掌板远端附着在近节指骨基底,其近端为膜部,较薄且较松弛,附着在掌骨颈掌侧。关节屈、伸活动时,主要是通过膜部的滑动。掌板掌侧是屈指肌腱腱鞘后壁。再向掌侧是掌腱膜,它是从腕关节到手指的纵形纤维结构。掌腱膜在掌指关节处形成两组横形纤维,即掌浅横韧带。

正常的屈指肌腱由腕至手指呈放射状,示指的屈指肌腱,在掌指关节部位稍偏尺侧。掌指关节脱位后,屈指肌腱、腱鞘以及与其相连的掌腱膜纵形纤维被推向掌骨头尺侧。第一蚓状肌向桡侧脱出,关节囊纤维软骨板移至掌骨头背面,夹在掌骨头及指骨基底之间;掌骨颈掌面被掌浅横韧带卡住。当用手法整复牵引手指时,掌骨头四周的软组织更加紧张,卡住掌骨颈难以复位(图 7-5)。

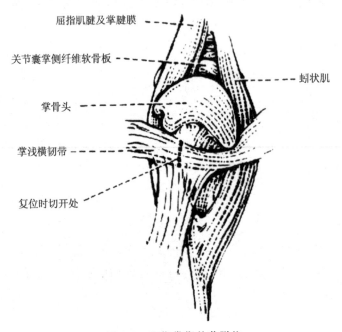

屈指肌腱及掌腱膜

关节囊掌侧纤维软骨板

蚓状肌

掌骨头

掌浅横韧带

复位时切开处

图 7-5　示指掌指关节脱位

(二)手指指间关节

由于手指指间关节只能做屈伸活动,来自手指掌侧的暴力常常造成关节过伸,从而使掌侧关节囊及掌板撕裂。此时,侧副韧带也多有损伤。远节指骨失去稳定而移向背侧,由于伸指肌腱止于中节指骨基底,侧束止于末节指骨基底,肌腱力量的牵拉使之向近端移位,造成两节指骨的重叠。

还有侧方外力的作用,可以造成一侧手指的侧副韧带断裂,手指向一侧偏斜。有时,手指可向一侧偏成 90°。

二、损伤机制

(一)手指掌指关节脱位

示指在伸直位时,暴力自手指掌侧向背侧推压使掌指关节过度背伸,此时掌骨头突破掌侧关节囊薄弱部分,向掌侧穿出达于皮下,近节指骨基底向掌骨头背侧脱位。

（二）手指指间关节脱位

多由于手指过度伸展损伤所致,因过度屈曲所致伤者极少。多是远侧指骨向近侧指骨背侧脱位,同时向侧方偏移。临床上近侧指间关节脱位比远侧指间关节脱位者常见。首先可能是由于加在指端的暴力到近侧指间关节的距离比远侧指间关节更远、力臂长,破坏力量大。其次是受侧方外力造成,加在手指侧方的力量使一侧的侧副韧带断裂,关节囊撕裂,手指向另一侧偏斜、脱位。

三、症状及体征

（一）手指掌指关节

脱位后,近节指骨基底移向掌骨头背侧,掌指关节呈现过伸畸形。因屈指肌腱被掌骨头推向尺侧,由于屈指肌腱紧张的牵拉,指间关节呈半屈曲状,示指向尺侧稍偏斜。由于掌指关节处掌腱膜与皮下组织有纤维相连,脱位后皮下组织被牵拉下陷,因而局部皮肤出现橘皮样皱纹(图 7-6)。

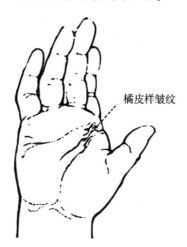

图 7-6 掌指关节掌侧皮肤出现橘皮样皱纹

受伤后,示指及手掌肿胀、疼痛,局部压痛。由于关节脱位,掌骨头被卡住,关节不能活动。掌指关节主、被动活动时疼痛剧烈。

X 线检查可见示指近节指骨移向掌骨头背侧。

（二）指间关节脱位

可根据外伤史,伤指的畸形,局部症状及 X 线检查,很容易做出诊断。指间关节可以有掌背侧及侧方脱位。但应注意,很多患者在手指脱位后,往往自行牵拉复位,来院时手指已经复位。此时也应按关节脱位处理(图7-7,图7-8)。

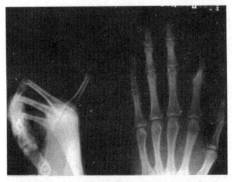

图 7-7　示指近侧指间关节掌背侧脱位

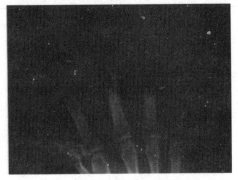

图 7-8　中环指近侧指间关节侧方脱位

四、治疗

(一)手指掌指关节脱位

可先试行手法复位,将患指屈曲,掌指关节稍做被动屈伸及左右摇摆,使软组织从掌骨头周围得到松弛。术者一手拇指抵于掌骨头,并向背侧轻轻按压,另一手将患指向掌侧牵引,同时向两侧摇摆,待听到关节滑动响声时,即达复位。如术者放松伤指后关节又脱出,则可能由于关节囊壁嵌入脱位关节尚未解脱,可反复使用上述手法试行复位。手法复位如不能成功,应立即作切开复位。在示指掌指关节掌侧,沿远侧掌横纹作横切口,将掌指关节纤维软骨板及掌浅横韧带纵向切开。此时掌骨头很容易复位,复位后破裂的关节囊和切断的韧带可不做缝合。术后功能位制动3周,然后开始主动功能练习。

(二)手指指间关节脱位

可在指根麻醉或不用麻醉下,牵引手指同时轻度屈曲,脱位的指骨很容易复位。部分患者在就诊时已自行复位。但应注意,如复位后关节有明显侧方不稳者,应及时手术修复侧副韧带。

手法复位或手术修复后的手指,用石膏托固定4周,然后进行关节活动。

也有的指间关节脱位很难整复,因破裂的掌板、指深屈肌腱、侧副韧带及伸肌腱等结构可嵌入其中,应早期行手术切开复位。术中只要将嵌入关节内的组织拉出,关节即可顺利复位。

脱位后的关节,由于有韧带、关节囊的撕裂,后期恢复往往比较缓慢。关节遗留有肿胀、疼痛、活动受限。常常要4～5个月,有的甚至长达半年。

陈旧性关节脱位,手法整复多不能成功,手术切开复位易造成关节僵直及疼痛。因此,陈旧性指间关节脱位,若无明显症状,且不太影响工作和生活时,可不做特殊处理。若关节疼痛、无力,应作关节融合。

对已僵硬、疼痛的关节,还可行人工关节置换。由于关节脱位造成韧带的损伤,可选用连接式人工关节。还可用足趾的跖趾或趾间关节游离移植,以恢复指间关节的活动,但仍不能达到正常手指的功能。

第八节 髋关节脱位

髋关节脱位是指股骨头与髋臼间的关节面构成关系发生分离。髋关节脱位约占全身各关节脱位的5%,占全身四大关节(肘、肩、髋、膝)脱位的第3位,仅次于肩、肘关节脱位。由于髋关节周围有坚强的韧带和丰厚的肌群,其结构十分稳固,一般不易发生脱位,只有在强大暴力作用下才可能发生髋关节脱位。髋关节脱位以活动力强的青壮年多见,多为高能量损伤如车祸、塌方、高处坠落等所致,复位越早治疗效果越好。如脱位时间过长,可能会增加股骨头缺血性坏死和创伤性关节炎的发生。

髋关节脱位,中医学称为"胯骨出""大腿根出臼""枢机错努""臀骱出"等。

一、病因、病理

髋关节脱位一般是由间接暴力导致,直接暴力所致极少见。随着我国交通运输业及建筑业的发展,因车祸、工地高处坠落、塌方等高能量损伤所致的髋关节脱位日益增多。Brand在对髋关节脱位并骨折的病因学研究中发现约80%由机动车车祸所致。由于损伤能量高,对髋关节结构破坏严重,除脱位外关节囊及临近的肌肉等软组织亦有广泛损伤,常伴有髋臼、股骨头骨折,甚至并有同侧股骨颈、股骨干骨折等复合伤。由于损伤严重,其晚期并发症也相对增多。

二、分类

临床上按脱位的方向可分为后脱位、前脱位、中心型脱位。

(一)后脱位

髋关节在屈曲位时股骨头的一部分不在髋臼内,稳定性依靠关节囊维持,若同时再有内收则股骨头大部分位于髋臼后上缘,其稳定性甚差。在车祸中患者坐位,膝前方顶撞于硬物上或患者由高处坠落时髋关节处于屈曲位,来自膝前方强大冲击力沿股骨干纵轴传递至股骨头,使股骨头冲破关节囊向后脱出,这样的脱位常伴有髋臼后缘或股骨头骨折,部分患者可同时伴有股骨颈或股骨干骨折;如若患者髋关节在屈曲、内收、内旋位受伤,或暴力纵向传递时存在迫使大腿内收、内旋的分力,这时股骨颈可被髋臼前内缘阻挡,形成一杠杆支点,股骨头更易向后上脱出。这样的脱位伴有髋臼后缘或股骨头骨折,股骨颈或股骨干骨折的概率相对较小。塌方时患者髋关节处于屈曲、内收位,膝关节着地,重物由腰骶部或臀后冲击髋关节,也能迫使股骨头冲破后方关节囊而形成后脱位。髋关节后脱位发生时由于髋关节屈曲的角度不同,股骨头脱出的位置亦有所不同。当屈髋<90°时股骨头脱出的位置多位于髋臼后上方的髂骨部,形成后上方脱位;当屈髋90°时股骨头多停留在髋臼后方,称为后方脱位;当屈髋大于90°时股骨头脱向髋臼后下方,停留在近坐骨结节部,称为髋关节后下方脱位。

股骨头脱出关节囊,造成股骨头圆韧带断裂,后关节囊撕裂,关节囊后上方各营养支发生不同程度的损伤。但前侧髂股韧带和关节囊保持完整,并具有强大拉力,使患肢出现屈髋、内收、内旋畸形。髋关节后脱位约占髋关节脱位的85%。

髋关节后脱位并发髋臼后缘骨折约占32.5%,合并股骨头骨折占7%~21%。坐骨神经可因牵拉或受到股骨头的挤压,骨折块的碾锉而发生牵拉伤、撕裂伤、挤压伤、挫伤,出现下肢麻痹,踝背伸障碍。

(二)前脱位

外界暴力作用使大腿强力外展、外旋,此时股骨大转子顶部与髋臼上缘接触,以此为支点的杠杆使股骨头脱出髋臼,突破关节囊,向前方脱位。少数情况下髋关节在外展外旋位时,大转子后方遭受向前的暴力,造成前脱位。脱位后若股骨头停留在耻骨横支水平,称为耻骨型或高位型,可致股动脉、股静脉受压而出现下肢循环障碍;若股骨头停留在髋臼前方,称为前方脱位;若股骨头停留于闭孔处,称为闭孔脱位。临床上以此型多见。股骨头可压迫闭孔神经而出现股内侧区域性麻痹。前脱位占髋关节脱位的 10%～15%。

(三)中心型脱位

中心型脱位多由传达暴力所致。多因挤压伤致骨盆骨折,折线通过髋臼底,股骨头连同骨折片一起向骨盆内移位所致。亦可发生于下肢在轻度外展屈曲位时,强大暴力作用于股骨大转子外侧;或髋关节在轻度外展外旋位,高处坠落,足跟着地,暴力沿股骨纵轴传达致股骨头撞击髋臼底,致臼底骨折,当暴力继续作用,股骨头可连同髋臼的骨折片一同向盆腔内移位,形成中心型脱位,有时可伴有盆腔内脏器损伤。

(四)髋关节陈旧脱位

当脱位超过 3 周即称为陈旧性脱位。近年来由于诊断水平的提高,这类疾病已明显减少,常见于漏诊或延误治疗的患者。漏诊多见于伴有同侧股骨干骨折,由于骨折症状掩盖了脱位征象,临床检查欠周详所致;延误治疗多见于并有其他严重复合伤为抢救生命或治疗复合伤而延误治疗时机。此时髋关节周围肌肉、肌腱挛缩,髋臼为血肿机化形成纤维瘢痕组织填充,关节囊破裂口在股骨颈基底部愈合,股骨头为纤维瘢痕组织包裹粘连而固定于脱出的位置。同时由于长时间的废用,患侧股骨尤其是股骨颈及转子部骨质疏松明显。这些都给手法复位增加了一定的困难。

中医学认为髋关节脱位的病机为骨错筋伤,气滞血瘀,病理性质为实证。早期,由于髋关节骨错筋伤,筋膜断裂,络脉受损,血离经脉,气机凝滞,淤积不散,经络受阻,故髋部疼痛、肿胀、关节活动受限;淤血泛溢肌肤,则局部皮肤瘀紫;中期,骨位虽正,但筋络尚未修复,淤血内滞未尽去,故肿痛减轻,瘀斑渐散;后期,淤血已尽,肿痛消退,虽筋络连续,但尚未坚韧,故关节活动不利,患肢乏力。

三、诊断

(一)病史

有如车祸、高处坠落、塌方、运动伤等明确的外伤史。

(二)临床表现

1.髋关节脱位常见症状

受伤后患侧髋部疼痛、瘀肿、功能障碍、畸形,弹性固定。

2.髋关节脱位的体征

(1)后脱位:患髋呈屈曲、内收、内旋、短缩畸形,伤侧膝关节屈曲并靠于健侧大腿中 1/3 处,即黏膝征阳性;患者臀部膨隆,股骨大转子上移凸出,在髂前上棘与坐骨结节连线上可扪及股骨头。

(2)前脱位:患髋外展、外旋、轻度屈曲,患侧较健肢增长畸形;患侧膝部不能靠于健侧下肢上,黏膝征阴性;患侧大转子区平坦或内陷,在腹股沟或闭孔处可扪及股骨头。

(3)中心型脱位移位:不多者无特殊体位畸形;移位明显者可出现患肢短缩畸形,大转子不易扪及,阔筋膜张力、髂胫束松弛;若髋臼骨折形成血肿,患侧下腹有压痛,肛门指检可在患侧有触痛或扪及包块。

3.陈旧性髋关节脱位

可分为陈旧性后脱位、陈旧性前脱位、陈旧性中心性脱位。由于时间的迁延,局部的瘀肿已退,疼痛常不明显,甚至可扶拐跛行,伤侧肢体肌肉萎缩,但脱位造成的畸形仍在。

(三)影像学检查

1.X 线检查

X 线检查是诊断髋关节脱位的主要方法,一般情况下髋关节正位、闭孔斜位、髂骨斜位 X 线片,可明确脱位的类型及是否伴有骨折。

(1)髋关节后脱位:股骨头脱出位于髋臼后方,在 Nelaton 线之上,Shenton 线不连续;股骨干内收内旋,大转子突出,小转子消失,内旋越明显,股骨颈越短。若合并髋臼骨折、股骨头骨折或股骨颈骨折,宜拍摄闭孔斜位及髂骨斜位片。若合并髋臼后缘骨折,骨折片常被脱位的股骨头推向上方,位于股骨头顶上;若并股骨头骨折,多发生于股骨头的前内下部,很少累及负重区,股骨头前下内方骨折块多保留在髋臼内。

(2)髋关节前脱位:股骨呈极度外展、外旋位,小转子突出,股骨头位于髋臼前方多在闭孔内或耻骨横支水平。

(3)髋关节中心型脱位:髋臼底骨折时,骨折片随股骨头突入盆腔,骨盆正位可显示髋臼及股骨头的改变,闭孔斜位及髂骨斜位可清楚显示髋臼骨折、移位情况。

(4)陈旧性髋关节脱位:X 线检查可显示脱位的方向,伴骨折者可见移位的骨折片;脱位时间长者,髋关节周围可见增大的软组织影,部分患者可有软组织钙化影,股骨上段可有不同程度的骨质疏松。

2.CT 检查

在常规 X 线检查中由于患者摆位时的剧痛等因素,难以达到满意的双斜位投照效果,加之影像的重叠及遮盖等因素的干扰,对创伤后并有骨折者容易漏诊或低估。CT 薄层扫描及三维重建可提高髋臼及股骨头骨折检出率,同时这能初步了解关节及周围软组织损伤后的形态变化。能准确地进行髋关节合并骨折的分型,对临床治疗及减少晚期并发症有重要的意义。

3.MRI 检查

MRI 在了解髋关节脱位并髋臼骨折、股骨头骨折骨片的大小及移位情况不如 CT 清楚,但在观察髋关节周围软组织损伤、髋臼盂唇撕裂、关节腔内出血的情况较 CT 敏感。晚期可用来观察是否并有股骨头坏死。

(四)分类、分型

1.据股骨头与髋臼的位置关系分型

可分为后脱位、前脱位、中心性脱位。

(1)前脱位:以 Nelaton 线(髂前上棘与坐骨结节的连线)为标准,位于该线前方者为前脱位。前脱位又可分为前上方脱位(耻骨脱位)、前方脱位(髋臼前方脱位)、前下方脱位(闭孔脱位)。

(2)后脱位:脱位后股骨头位于 Nelaton 线后方者为后脱位。后脱位又可分为后上脱位(髂骨部脱位)、后方脱位(髋臼后方脱位)、后下方脱位(坐骨结节脱位)。

(3)中心性脱位:股骨头冲破髋臼底或穿入盆腔者为中心性脱位。

2.据合并骨折类型分型

髋关节脱位并骨折分型种类较多,下面介绍临床上常用的分型。

(1)Thompson-Epstein 髋关节后脱位并骨折分型:该分型法缺失髋关节后脱位并股骨颈骨折的分型。

Ⅰ型:髋关节后脱位伴有或不伴有髋臼后缘小骨折片。

Ⅱ型:髋关节后脱位伴有髋臼后缘较大单一骨折片。

Ⅲ型:髋关节后脱位伴有髋臼后缘粉碎骨折。

Ⅳ型:髋关节后脱位伴有髋臼后缘及髋臼顶骨折。

Ⅴ型:髋关节后脱位伴有股骨头骨折。

(2)髋关节前脱位并骨折分型:髋关节前脱位发生概率较小,一旦脱位常易致股骨头骨折。①凹陷型髋关节前脱位并股骨头负重区压缩性凹陷骨折。②经软骨骨折型髋关节前脱位并股骨头负重区骨软骨骨折或关节软骨缺损。

(3)髋关节中心性脱位分型。

Ⅰ型:髋臼底部横形或纵形骨折,股骨头无移位。此型损伤轻,较多见。

Ⅱ型:髋臼底部骨折,股骨头呈半脱位进入盆腔。此型损伤较重,亦较多见。

Ⅲ型:髋臼底部粉碎骨折,股骨头完全脱位于盆腔,并嵌入于髋臼底部骨折间。此型损伤严重,较少见。

Ⅳ型:髋臼底骨折并有髋臼缘骨折或同侧髂骨纵形劈裂骨折,骨折线达髋臼顶,股骨头完全脱位于盆腔。此型损伤严重,很少见。

3.据脱位时间长短分类

新鲜性髋关节脱位的脱位时间在3周以内,陈旧性髋关节脱位的脱位时间超过3周。

(五)常见并发症

1.骨折

髋关节脱位可并有髋臼骨折、股骨头骨折,少数情况下可出现同侧股骨颈骨折或股骨干骨折。

2.坐骨神经损伤

髋关节后脱位并髋臼后上缘骨折者或未能及时复位者,易致坐骨神经损伤,多表现为不完全损伤,以腓总神经损伤表现为主,出现足下垂,足趾背伸无力,足背外侧感觉障碍等体征。

3.闭孔神经损伤

前脱位的股骨头亦可压迫闭孔神经,致闭孔神经支配区域麻木。

4.静脉损伤

髋关节前脱位的股骨头可直接压迫或部分挫伤股静脉导致患侧肢体深静脉栓塞,表现为患肢肿胀、疼痛,凹陷性水肿自足踝逐渐发展至近端,腓肠肌压痛明显。

5.股动脉损伤

下肢血液循环障碍,可见患肢大腿以下苍白、青紫、发凉,足背动脉及胫后动脉搏动减弱或消失。

6.内脏损伤

髋关节中心型脱位,髋臼骨碎片可随移位的股骨头进入盆腔,刺伤膀胱或直肠,常首先表现为腹膜刺激征,若同时伴有血尿、尿外渗体征,应考虑膀胱破裂。

7.创伤性关节炎

髋关节脱位并骨折常致髋关节面严重损伤,或关节内游离骨块,晚期易引起髋关节创伤性关节炎。临床上出现髋关节疼痛不适,骨性关节面模糊、中断、消失及硬化,关节间隙变窄或见关节内游离体。

8.股骨头坏死

髋关节脱位常引起圆韧带撕脱,关节囊广泛撕裂,上、下干骺端动脉遭受不同程度的损伤,致股骨头坏死。临床上出现髋关节痛,股骨头内死骨形成,股骨头塌陷变形。

9.髋关节周围骨化性肌炎

多见于髋部创伤严重,髋关节脱位并骨盆、髋臼骨折及股骨上段骨折者。轻者髋关节活动时有响声,重者髋关节活动障碍。

10.下肢深静脉血栓及肺栓塞

髋部脱位并骨折患者由于局部肿胀,下肢活动受限,静脉血流多处于缓慢状态,易引起深部静脉血栓。尤其是髋关节前脱位,股骨头可压迫或挫伤股静脉,更易引起下肢静脉血栓。静脉血栓形成后最常见也最危险的并发症是肺栓塞。

四、治疗

(一)治疗原则

新鲜脱位应及早复位,一般不应超过 24 小时,以手法闭合复位为主,复位后需充分固定。合并股骨干骨折者,先整复脱位,再整复骨折;对难复性髋关节脱位或脱位并髋臼、股骨头、股骨颈骨折,应早期手术切开复位内固定。警惕严重并发症。

(二)治疗方法

1.闭合复位

(1)应在全麻、腰麻或硬外麻下进行,据不同的脱位类型选择不同的手法进行复位,或行牵引复位。

(2)后脱位。①屈髋拔伸法(Allis 法):患者仰卧位,助手固定骨盆,使患肢屈髋屈膝,术者面向患者弯腰站立,跨骑于患肢上,用双前臂、肘窝扣在患肢腘窝部,沿股骨轴线方向提拉并外旋患肢,使股骨头滑入髋臼。②回旋法(Bigelow 法):患者仰卧,助手固定骨盆,术者一手握住患肢踝部,另一手以肘窝提拉其腘窝部,在向上提拉基础上,将患髋关节依次做内收-内旋-极度屈曲,然后外展-外旋并伸直,此复位轨迹在左髋关节形如"?",右髋关节则为反"?",复位过程中若感到或听到弹响,患肢伸直后畸形消失,即已复位。③拔伸足蹬法:患者仰卧,术者双手握患肢踝部,用一足外缘蹬于坐骨结节及腹股沟内侧,手拉足蹬,身体后仰,协同用力,并将患肢旋转,即可复位。④俯卧下垂法(Stimson 法):令患者俯卧于检查台上,患髋关节及下肢悬空,屈髋屈膝 90°,助手固定骨盆,术者用一手握住患者足踝部,保持屈膝 90°,然后术者亦屈膝 90°,将患者小腿置于自己膝上,另一手沿股骨干长轴向下压小腿近端,即可复位。⑤后脱位并同侧股骨干骨折者整复脱位法:患者侧卧位,健肢在下,一助手握住患肢踝部顺势牵引,一助手以宽布带绕患肢大腿根部向外上方牵引,术者站于患者身后,以手掌向前、远侧推股骨大转子,直至股骨头移至髋臼水平,在保持牵引情况下,第三助手用手提拉膝关节,使髋关节屈曲 90°,同时术者以手掌推股骨头向前即可复位。

(3)前脱位。①屈髋拔伸法(Allis 法):患者仰卧,一助手固定骨盆,另一助手握住小腿近端,保持屈膝,顺畸形方向,向外下方牵引,并内旋,术者用双手环抱大腿根部,向后外方挤压,同时助手在持续牵引下内收患肢,使股骨头回纳入髋臼。②反回旋法(Bigelow 法):操作步骤与后脱位相反,先将髋关节外展、外旋,极度屈曲,然后内收-内旋-伸直患肢,此复位轨迹,左髋关节如反"?",右髋关节则为"?"。③俯卧下垂法(Stimson 法):令患者俯卧于检查台上,患肢下垂,助手固定骨盆,屈髋屈膝 90°,术者用一手握住患者小腿持续向下牵引,同时旋转患肢即可复位。④侧牵复位法:患者仰卧,一助手以双手固定骨盆;另一助手用一宽布带绕过大腿根部内侧,向外上方牵拉;术者双手分别扶持患膝关节及踝部,连续屈患髋,在伸屈过程中,可慢慢内收内旋患肢,常可听到或感到股骨头纳入髋臼的弹响,畸形消失,即可复位。⑤前脱位合并同侧股骨干骨折整复法:患者仰卧,一助手固定骨盆,另一助手握膝部,顺畸形方向牵引,在维持牵引下,第三助手以宽布带绕大腿根部向外上牵引,术者站于健侧,以手将股骨头近端向内扳拉,同时令握膝关节牵拉的助手内收患肢,即可复位。

(4)中心型脱位。①拔伸扳拉法:对轻度移位者可用此法进行复位。患者仰卧位,一助手固定骨盆,另一助手握患肢踝部,使足中立,髋外展约 30°,在此位置下拔伸旋转;术者以双手交叉抱住股骨上端向外扳拉,至大转子处重新高起表明股骨头已从骨盆内拔出,然后行胫骨结节骨牵引,维持 6～8 周,重量为 6～10 kg。②牵引复位法:适用于各类型脱位患者。对移位不明显者,行胫骨结节或股骨髁上骨牵引,牵引重量 3～4 kg,2～3 周后逐步减少牵引重量,4～5 周可去掉牵引。对移位明显髋臼底骨折严重者,应行股骨髁上牵引,牵引重量为 10～12 kg,同时在大转子部沿前后向打一枚克氏针向外牵引,牵引重量为 3～4 kg,一般 3 天内可将股骨头牵引复位。复位后可去除侧向牵引,纵向牵引重量减至 4～6 kg,维持骨牵引8～10 周。

(5)陈旧性髋关节脱位:陈旧性脱位手法复位需严格掌握适应证,做好复位前工作。①适应证:身体条件好,能耐受麻醉及整复时刺激;外伤脱位后,时间在2～3个月以内;肌肉韧带挛缩较轻,关节轮廓尚清晰;关节被动活动时,股骨头尚可活动;X线示骨质疏松及脱钙不明显,不合并头、臼及其他骨折,关节周围钙化或增生不严重。②术前牵引:术前先用大重量骨骼牵引,通常选用股骨髁上牵引,牵引重量7～12 kg,抬高床尾,以加大对抗牵引力。待股骨头牵至髋臼平面,方可考虑手法复位。③松解粘连:在充分麻醉,筋肉松弛情况下进行,一助手固定骨盆,术者持患肢膝及踝部,顺其畸形姿势,作髋关节屈、伸、收、展、内旋、外旋等运动,范围由小到大,力量由轻到重,将股骨头从粘连中松解出来。④手法复位:当粘连松解充分后可按新鲜脱位整复方法进行复位。若复位后髋关节不能伸直,或伸直后股骨头又脱出,可能因为髋臼为瘢痕组织填充,可反复屈伸、收展、内外旋,并可令一助手在大转子部同时挤压,使股骨头推挤研磨髋臼内充填的瘢痕组织,而完全进入髋臼。

2.固定

髋关节脱位复位后,但由于部位特殊,难以通过夹板及石膏获得有效的固定作用。常需结合骨牵引或皮肤牵引固定,患肢两侧置沙袋防止内、外旋。

(1)髋关节后脱位:维持髋关节轻度外展皮肤牵引3～4周,避免行髋关节屈曲、内收、内旋活动。合并髋臼后缘骨折者,采用胫骨结节或股骨髁上牵引,牵引重量6～12 kg,定期复查X线片,调整骨牵引重量,复位后应维持骨牵引8～12周。

(2)髋关节前脱位:维持髋关节内旋、内收、伸直位皮肤牵引3～4周,避免外展、外旋活动。

(3)髋关节中心型脱位:中立位牵引6～8周,待髋臼骨折愈合后方能拆除牵引。

第九节　膝关节脱位

膝关节为屈戍关节,由股骨下端及胫骨上端构成,二骨之间有半月软骨衬垫,向外有约15°的外翻角。膝关节的主要功能是负重和屈伸运动,在屈曲位时,有轻度的骨外旋及内收外展活动。膝关节的稳定主要依靠周围的韧带维持。内侧副韧带和股四头肌对稳定膝关节有相当作用。膝关节因其结构复杂坚固、关节接触面较宽,因此在一般外力下很难使其脱位,其发生率仅占全身关节脱位的0.6%。如因强大的外力而造成脱位时,则必然会有韧带损伤,而且可发生骨折,乃至神经、血管损伤。合并腘动脉损伤时,如诊治不当,则有导致下肢截肢的危险。根据其脱位的方向,可分为膝关节前脱位、膝关节后脱位、膝关节内脱位、膝关节外脱位。

一、膝关节前脱位

(一)病因与发病机制

暴力来自前方,直接作用于股骨下段,使膝关节过伸,股骨髁的关节面沿胫骨平台向后急骤旋转移位,突破后侧关节囊,而使胫骨脱位于前方,形成膝关节前脱位。

(二)诊断

膝关节肿胀严重,疼痛,功能障碍,前后径增大,髌骨下陷,膝关节处微屈曲位,畸形,弹性固定,触摸髌骨处空虚,腘窝部丰满,并可触及股骨髁突起于后侧,髌腱两侧可触及向前移位的胫骨平台前缘。X线检查:侧位片见胫骨脱位于股骨前方(图 7-9)。

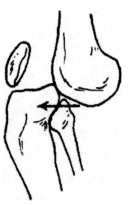

图 7-9　前脱位

依据外伤史、典型临床表现,结合 X 线检查,可以确诊。要了解是否合并有撕脱性骨折,检查远端动脉搏动情况,以判断腘窝处血管是否受伤,同时需要检查足踝运动和感觉情况,判断是否合并神经损伤。

（三）治疗

1.手法复位外固定

一般采用手法整复外固定。方法是:患者仰卧。一助手环抱大腿上段,一助手握足踝上下端牵引。术者站患侧,一手托股骨下段向上,即可复位(图7-10)或术者两手四指托腘窝向前,两拇指按胫骨向后亦可复位。当脱位整复后,助手放松牵引,术者一手持膝关节,一手持足部,将膝关节屈曲,再伸直至15°左右,然后从膝关节前方两侧,仔细检查关节是否完全吻合,检查腘前、后动脉搏动情况,检查足踝运动和感觉情况等。

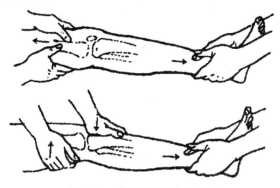

图 7-10　膝关节前脱位复位法

复位后,用长直角板或石膏托将患膝固定于10°~20°左右伸展位中立,股骨远端后侧加垫,3周后开始做膝关节主动屈曲,股四头肌自主收缩锻炼,4周后解除外固定,可下床活动。

2.药物治疗

初期内服活血化瘀、通络消肿中药,药用接骨七厘片、筋骨痛消丸或活血疏肝汤加木瓜、川牛膝;继服通经活络舒筋中药,方用丹栀逍遥散加独活、续断、木瓜、牛膝、丝瓜络、桑寄生。若有神经损伤症状如全虫、白芷。后期内服仙灵骨葆胶囊或补肾壮筋汤加续断、五加皮,以强壮筋骨。神经损伤后期宜益气通络、祛风壮筋,方用黄芪桂枝五物汤加续断、五加皮、桑寄生、牛膝、全虫、僵蚕、制马前子等。

二、膝关节后脱位

（一）病因与发病机制

多是直接暴力从前方而来,作用于胫骨上端,使膝关节过伸,胫骨平台向后脱出,形成膝关节后脱位。

(二)诊断

1.临床表现

膝关节肿胀严重,疼痛剧烈,功能障碍。膝关节前后径增大,似过伸位,胫骨上端下陷,皮肤有皱褶,畸形明显,呈弹性固定,触摸髌骨下空虚,腘窝处可触及胫骨平台向后突起,髌腱两侧能触到向前突起的股骨髁。X线侧位片可见胫骨向股骨后方脱出(图7-11)。

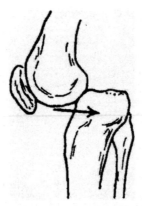

图 7-11　后脱位

2.诊断依据

依据外伤史、典型症状、畸形,一般即可确定诊断,但需拍摄 X 线片,诊查是否合并撕脱性骨折。另外,检查胫前、后动脉搏动情况,判断腘窝处血管是否受伤;检查足踝的主动运动和感觉情况,判断神经是否损伤。

(三)治疗

常采用手法整复外固定,方法是患者仰卧,一助手牵大腿部,一助手牵患肢踝部,上下牵引。术者站于患侧,一手托胫骨上段向前,一手按股骨下段向后,即可复位(图7-12)。

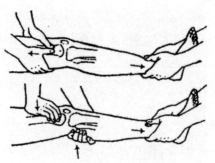

图 7-12　膝关节后脱位复位法

复位后,用长直角夹板或石膏托固定。在胫骨上面后侧加垫,将膝关节固定在 15°左右的伸展中立位。3 周后开始做屈伸主动锻炼活动和股四头肌自主收缩活动。4 周后解除固定,下床锻炼。本病固定应特别注意慢性继发性半脱位,因患者不自觉地抬腿,股骨必然向前,加上胫骨的重力下垂,常常形成胫骨平台向后继发性脱位。必要时可改用膝关节屈曲位固定。3 周后开始膝关节伸展锻炼。

对合并有血管、神经损伤及骨折的患者,处理同膝关节前脱位。

三、膝关节侧方脱位

(一)病因与发病机制

直接暴力作用于膝关节侧方,或间接暴力传导至膝关节,致使膝关节过度外翻或内翻,造成膝关节侧方脱位。单纯侧方脱位少见,多合并对侧胫骨平台骨折,骨折近端和股骨的关系基本正常。

(二)诊断

膝关节侧方脱位因筋伤严重,肿胀甚剧,局部青紫瘀斑,功能丧失,压痛明显,有明显的侧方异常活动。在膝关节侧方能触到脱出的胫骨平台侧缘。若有神经损伤,常见足踝不能主动背伸,小腿下段外侧皮肤麻木。

依据明显的外伤史,典型的症状和畸形,即可确诊。结合 X 线检查能明确脱位情况,以及是否合并骨折(图 7-13)。应注意神经损伤与否。

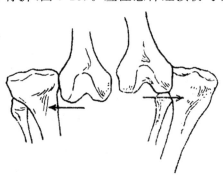

图 7-13　膝关节侧方脱位

(三)治疗

1.手法整复外固定

常采用手法整复外固定。方法是:患者仰卧位,一助手固定股骨,一助手牵引足踝。若膝关节外脱位,术者一手扳股骨下端向外,并使膝关节呈内翻位,即可复位(图 7-14)。

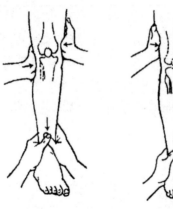

（1）外侧脱位复位法　　（2）内侧脱位复位法

图 7-14　膝关节侧方脱位手法整复

复位后，用长直角夹板或石膏托将肢体固定在伸展中立位，膝关节稍屈曲，脱出的部位和上下端相应的位置加棉垫，形成三点加压，将膝关节置于与外力相反的内翻与外翻位，即内侧脱位固定在内翻位，外侧脱位固定在外翻位。一般固定 4～6 周，解除夹板，开始功能锻炼。

2.药物治疗

同膝关节前脱位。

3.功能锻炼

膝关节脱位复位后，应将膝关节固定于屈曲 15°～30°位，减少对神经、血管的牵拉。密切观察血管情况，触摸胫后动脉和足背动脉。足部虽温暖但无脉搏，则标志着血供不足。术后在 40°～70°范围内的持续被动活动对伤后早期恢复活动是有帮助的，但应注意防止过度运动在后期遗留一定程度的关节不稳。股四头肌的训练对膝关节动力性稳定起着重大作用。固定后，即指导患者作股四头肌收缩锻炼。肿胀消减后，作带固定仰卧抬腿锻炼。4～8 周解除外固定后，先开始作膝关节的自主屈曲，然后下床活动锻炼，按膝关节功能疗法处理。

第十节　踝关节脱位

一、概述

胫骨、腓骨、距骨共同构成了踝关节，距骨被内、外、后三踝包围，由韧带牢固固定在踝穴中。内侧的三角韧带起于内踝下端,呈扇形展开,附着于跟骨、距骨、舟骨等处,主要功能是防止足过度外翻。由于三角韧带坚强有力,常可因足过度外翻时,牵拉内踝造成内踝撕脱性骨折。外侧韧带起于外踝尖端,止于距骨和跟骨,分前、中、后三束,主要功能是防止足过度内翻。此韧带较薄弱,当足过度内翻时,常可导致此韧带损伤或断裂,亦可导致外踝撕脱性骨折。下胫腓韧带紧密联系胫腓骨下端之间,把距骨牢固地控制在踝穴之中,此韧带常在足极度外翻时断裂,造成下胫腓联合分离,使踝距变宽,失去生理稳定性。

根据是否有创口与外界相通,常可分为闭合性脱位和开放性脱位。闭合性脱位根据脱位的方向不同,可分为踝关节内侧脱位、外侧脱位、前脱位、后脱位。

一般以内侧脱位较为常见,其次为外侧脱位和开放性脱位,后脱位少见,前脱位则极罕见。单纯脱位极为少见,多合并骨折如内、外踝和胫骨前唇或后踝骨折。

二、病因、病理

(一)内侧脱位

多为间接暴力所引起,如扭伤等,常见自高处跌下,足的内侧先着地,或走凹凸不平道路,或平地滑跌,使足过度外翻、外旋致伤,常合内、外踝骨折。

(二)外侧脱位

多为间接暴力所引起,如扭伤等,常见自高处跌下,足的外侧先着地,或行走凹凸不平道路,或平地滑跌,使足过度内翻、内旋而致伤,常合内、外踝骨折。其机制与内侧脱位相反。

(三)前脱位

间接或直接暴力所引起,如自高处跌下,足跟后部先着地,身体向前倾而致胫骨下端向后错位,形成前脱位;或由于推跟骨向前,胫腓骨向后产生对挤暴力,可致踝关节前脱位。

(四)后脱位

足尖或前足着地,由后方推挤胫腓骨下端向前。或由高处坠下,前足着地,身体向后倾倒,胫腓骨下端向前翘起,而致后脱位,常合并后踝骨折。

(五)开放性脱位

多由压砸、挤压、坠落和扭绞等外伤所致。其开放性伤口多表现为自内向外,即骨折的近端或脱位之近侧骨端自内穿出皮肤而形成开放性创口,其伤口多污染重,感染率相对增高。

三、诊断

(一)临床表现及 X 线检查

1.内侧脱位

伤踝关节肿胀、疼痛、瘀斑,甚者起水疱,踝关节功能丧失,足呈外翻、内旋,内踝不高突,局部皮肤紧张,外踝下凹陷,明显畸形。常合并内、外踝骨折或下胫腓韧带撕裂。X 线检查可见距骨及其以下向内侧脱出,常合并内、外踝骨折。

2.外侧脱位

伤踝关节肿胀甚者起水疱、疼痛、瘀斑,踝关节功能丧失,足呈内翻、内旋,外踝下高突,内踝下空虚,明显畸形,局部皮肤紧张。若合并内、外踝骨折则肿胀、疼痛更甚,伴下胫腓韧带撕裂,则下胫腓联合分离。X 线检查可见距骨及其以下向外侧脱出,常合并内、外踝骨折,下胫腓韧带撕裂者,则见胫腓间隙增宽。

3.前脱位

伤踝关节肿胀、疼痛,踝关节功能障碍,足极度背伸,不能跖屈,跟腱两侧有胫腓骨远端的骨性突起,跟骨向前移,跟腱紧张,常合并胫骨前唇骨折。X 线检查可见距骨及其以下向前脱出,或合并胫骨前唇骨折。

4.后脱位

伤踝关节肿胀、疼痛,踝关节功能障碍,足跖屈,跟骨后突,跟腱前方空虚,踝关节前方可触及突出的胫骨下端,而其下方空虚,常伴后踝骨折。X 线检查可见距骨及其以下向后脱出,或合并后踝骨折。

5.开放性脱位

踝关节肿胀、疼痛,踝关节功能障碍,局部有渗血,伤口多位于踝关节内侧,一般为横形创口,严重者骨端外露,伤口下缘的皮肤常嵌于内踝下方,成内翻内旋位,外踝下面高突,内踝下面空虚。X 线检查可提示移位的方向及是否合并骨折。

(二)诊断

根据外伤史,典型的临床表现,X 线检查即可确诊。

四、治疗

(一)外治法

1.手法复位

(1)内侧脱位:患者取患侧卧位,膝关节半屈曲,一助手固定患肢小腿部,将小腿抬起。术者一手持足跗部,一手持足跟,顺势用力牵引,并加大畸形,然后用两手拇指按压内踝下骨突起部向外,其余指握足部,在维持牵引的情况下,使足极度内翻、背伸,即可复位。

(2)外侧脱位:患者取健侧卧位,患肢在上,膝关节屈曲,一助手固定患肢小腿部,将小腿抬起。术者一手持足跗部,一手持足跟,顺势用力牵引,并加大畸形,然后用两手拇指按压外踝下方突起部向内,其余指握足部,在维持牵引的情况下,使足极度外翻,即可复位。

(3)前脱位:患者仰卧位,膝关节屈曲,一助手双手固定患肢小腿部,将小腿抬起。术者一手握踝上,一手持足跗部,顺势用力牵引,握踝上的手提胫腓骨下端向前,握足跗部的手使足跖屈,向后推按即可复位。

(4)后脱位:患者仰卧位,膝关节屈曲,一助手双手固定患肢小腿部,将小腿抬起。一助手一手持足跗部,一手持足跟部,两手用力牵引,加大畸形。术者用力按压胫腓骨下端向后,同时握足部的助手在牵引的情况下,先向前下提牵,再转向前提,并略背伸,即可复位。

2.固定

(1)内侧脱位:超踝塑形夹板加垫,将踝关节固定在内翻位。单纯性脱位固定 3 周,合并骨折固定 5 周。

(2)外侧脱位:超踝塑形夹板加垫,将踝关节固定在外翻位。单纯性脱位固定 3 周,合并骨折固定 5 周。

(3)前脱位:石膏托固定踝关节于跖屈中立位 3～4 周。

(4)后脱位:石膏托固定踝关节于背伸中立位 4～6 周。

(二)内治法

早期宜活血化瘀、消肿止痛、利湿通络,方选活血舒肝汤加木瓜、牛膝;肿胀消退后,内服通经利节、壮筋骨之筋骨痛消丸;解除固定后,可内服补气血、壮筋骨、强腰膝、通经活络之健步壮骨丸。

对于开放性脱位在治疗上应着重于防止感染及稳定骨折脱位,使关节得以早期进行功能锻炼。伤后 6～8 小时内宜彻底清创,常规肌内注射破伤风抗毒素 1 500 U,复位后对合并骨折进行内固定,争取一期缝合闭合伤口。为早期开始关节功能活动创造条件,缩短了患肢功能恢复时间。

第十一节　跗跖关节脱位

跗跖关节脱位,因其解剖结构及遭受不同暴力而表现不同方向部位脱位,临床上以第二至五跖骨向外、向背脱位最常见。直接暴力则以开放性骨折脱位居多。除第一、二跖骨外,跖骨之间均有横韧带(骨间韧带)相连,在第一楔骨、第二跖骨之间的楔跖内侧韧带是跗跖关节最主要的韧带之一(图7-15)。

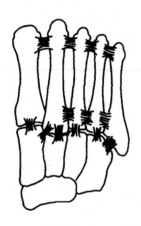

图 7-15　跖间韧带及第二跖楔关节

跗跖关节是足横弓的重要组成部分。其位置相当于足内、外侧缘中点画一连线,即足背的中部横断面。损伤后若恢复不完全,必然影响足的功能。第一、二跖骨基底部分离脱位,可影响足背动脉及因扭转暴力影响胫后动脉,均可导致前足缺血性坏死。临床上,以第一跖骨向内脱位、第二至五跖骨向外、向背脱出为多见,两者可单独发生或同时发生。直接暴力打击、碾压等则多为开放性骨折脱位。

一、病因与发病机制

跗跖关节脱位多因间接暴力如从高处坠下时足呈外翻、外旋、跖屈位或直接暴力如车祸、重物直按压砸所致。当足旋转时,跗跖关节为足部的弱点。

(一)分歧性脱位

当从高处坠下或骑马跌倒时屈膝倒地,足成跖屈位着地,此时,可伴有外旋、外翻。由于地面的反作用力向上作用于前足,足后部连同身体重力仍向下,可使第一、二跖骨基底分离,发生第一跖骨向内脱出,第二至五跖骨整排向背、同时向外脱出,或两者单独发生。第一跖骨基底部可合并骨折;第二至五跖骨则因外旋力作用下向外移位。当第一、二跖骨基底分离时,可能损伤足背动脉引起前足缺血坏死;亦可因外旋时扭转暴力的作用扭曲胫后动脉而引起胫后动脉痉挛和主要跗部血管的血栓形成(图 7-16)。

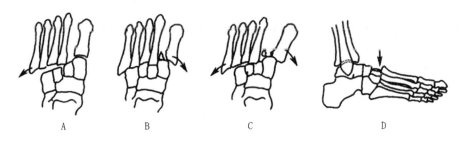

图 7-16 跖跗关节脱位类型

(二)开放性骨折脱位

多由重物直接砸压于足前部或车轮碾压前足时发生。在造成脱位的同时,可伴有严重的足背软组织损伤及其他跗骨与跖骨骨折。骨折、脱位可发生在一个或多个跖骨,关节多为半脱位。此种损伤,多为开放性骨折脱位(图 7-17)。

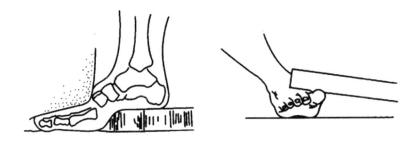

图 7-17 开放性骨折脱位

二、临床表现与诊断

损伤后前足或足背部肿胀、疼痛、功能丧失,足部畸形呈弹性固定。分歧性脱位者,足成外旋、外展畸形,足宽度增大,足弓塌陷。开放性骨折脱位者软组织损伤严重,可有骨端外露或骨擦音。有血管损伤时前足变冷、苍白。足部正侧位 X 线片检查,可明确脱位类型及跖骨移位方向及是否伴有骨折。根据受伤史、症状、体征及 X 线片检查,可做出诊断。

三、治疗

跖跗关节脱位可包括一个或多个跖骨脱出。由于各跖骨基底参差不齐,脱位后需要及时准确复位以免肿胀加剧而加大复位难度,并可防止发生血液循环障碍。

(一)复位手法

复位应在腰麻或硬膜外麻醉下进行。患者仰卧,膝屈曲 90°。

(1)一法:一助手握踝部,另一助手握前足作对抗牵引,术者站于患侧,按脱位类型做相反方向力,用手直接推压跖骨基底部使之回复。如第一跖骨向内,第二至五跖骨向外,则用两手掌对向夹挤,将脱位分离的跖骨推向原位(图 7-18)。

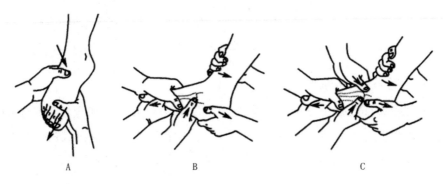

A   B   C

图 7-18 跖跗关节脱位复位法

(2)二法:握踝部助手不变,另一助手牵引足趾向远端拔伸,术者用拇指逐个推挤跖骨基底部使之复位。

(二)固定方法

跖跗关节脱位整复后容易再移位。因此,必须作有效的外固定。复位后,移位倾向不大者,可用一直角足底后腿托板,连足部一起固定踝关节背伸 90°中立位。足弓处加厚棉垫托顶,以维持足弓,在足背处或足两侧脱出跖骨部位处加压力垫,然后上面加一大小与足背相等的弧形纸板(纸板两边要达足底托板),用绷带加压将纸板连足底托板一起包扎固定 3～4 周,或用短腿石膏后托,塑形后上覆以硬纸板。固定后抬高患肢,以利消肿。跖跗关节脱位,因局部肿胀严重,压力较大,一般不主张用短腿石膏靴固定,以免因压力太大而引起足坏死(图 7-19)。

(三)练功活动

整复固定后,即在固定下行踝背伸、跖屈动作,早期不宜做旋转及内、外翻锻炼。4～6周后,逐步练习不负重行走。8周后,可穿配有纵弓垫的皮靴做行走锻炼。并发骨折的,行走时间应推迟,直至 X 线检查证实骨折愈合后才可行走。

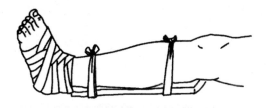

图 7-19　跖跗关节脱位固定外观

(四)药物治疗

开放性者,早期加大清热解毒药物如金银花、连翘、蒲公英等。

(五)其他疗法

新鲜跖跗关节脱位,整复时,可能因骨碎片或软组织嵌入关节间隙而影响复位,可作切开复位。复位后用细钢针经第一、第五跖骨穿入第一楔骨及骰骨固定。如手法复位后,仍有较大移位倾向,亦可用此法固定。严重的软组织挫伤或开放性骨折脱位,可在清创缝合时,顺带将关节复位,用1～2枚钢针,将跖骨固定在相应的跗骨上。术后石膏托固定6～8周。陈旧性脱位者,如为单一关节脱位,在相应的跖骨基底部背侧作为中点,行切开复位。复位后用细钢针逆行固定。若脱位达到 4 个跖骨以上,在足背部相当于跖骨基底部做弧形切门,彻底去除关节间隙中的瘢痕组织,直至关节软骨面,试行复位。成功后,用细钢针固定2～3 个跖骨在相应的跗骨上,做内固定后,以短腿石膏托固定6～8周。去除钢针后,加强熏洗及踝部背伸、跖屈锻炼,并可用有足弓垫的皮鞋练习行走。

第八章 筋 伤

第一节 颈肌筋膜纤维织炎

落枕又称失枕,现代医学称为颈肌筋膜纤维织炎,是因睡眠姿势不良或风寒侵袭所致。临床上以急性颈部肌肉痉挛、强直、酸胀、疼痛,以致转动失灵为主要症状,轻者4~5天自愈,重者疼痛并可向头部及上肢放射,延至数周不愈。成人多见,好发于冬春季节。落枕为单纯的肌肉痉挛,成年人若经常发作,常为颈椎病的前驱症状。

一、病因、病理

体质虚弱,劳累过度,睡眠时枕头过高或过硬,或睡眠时姿势欠妥,头颈过度偏转,使颈项肌肉受到长时间牵拉,而处于过度伸展状态,发生静力性损伤,引起肌肉痉挛、疼痛。长期伏案工作,肌肉缺乏锻炼,或肩扛重物,使颈项部肌肉受损,肌力失衡,或突然变换体位,均可使颈部肌肉纤维撕裂、颈椎小关节紊乱而导致发病。

此外,严冬受寒、盛夏贪凉等所致的颈背部遭受风寒湿邪侵袭也是常见病因。由于风寒湿邪浸淫可致颈项部经络痹阻,气血循行障碍,筋肌失养而致筋硬、筋强,从而拘挛疼痛,引起功能障碍。

二、诊断要点

(一)症状

颈项部肌肉痉挛,功能障碍。多于晨起出现颈部疼痛,活动不利。疼痛可放射至肩部、上背部,头部常向患侧㖞斜,呈斜颈外观。

(二)体征

触之肌肉僵硬,可有条索感、块状感,压之疼痛,斜方肌及大小菱形肌部位亦常有压痛。常见的胸锁乳突肌压痛点在肌肉走行区;斜方肌颈部压痛在胸锁乳突肌起点深处及第一肋水平处最为明显,斜方肌疼痛可牵涉到枕骨和全部胸椎棘突;肩胛提肌的压痛点常在肩胛骨内上角处,并向枕部、颞部及上肢放散。颈椎后关节紊乱、错缝者,可触及棘突歪向患侧或另一侧饱满感,其项韧带钝厚,有明显压痛,并可向前、向下沿臂放射。

(三)辅助检查

X线摄片可见颈曲多有明显变直或反曲。

(四)鉴别

注意与颈椎病、先天性斜颈、颈椎间盘突出症等相鉴别。

三、针灸治疗法

(一)毫针法

1.取穴

主穴取风池、天柱、悬钟、后溪、落枕穴;配穴:肩中俞、大椎、人中、外关、$C_{2\sim7}$夹脊穴、阿是穴。

2.操作

每次选3~5穴。先刺阿是穴,不留针,继刺落枕穴或悬钟穴,捻针时嘱患者活动颈项,强痛多可缓解或消失,最后刺近部诸穴。均用泻法。悬钟穴直刺1~1.5寸,使局部及踝关节酸胀,若针感上传者疗效更佳。落枕穴针尖向腕后方深刺1~1.5寸,使酸、胀、重感向上臂放射。人中穴针尖向上斜刺3~5分,以眼泪流出为度。

(二)电针法

1.取穴

风池、肩井、悬钟。

2.操作

患者仰卧位,均刺患侧。风池穴深刺0.8~1.2寸(向鼻尖斜刺);肩井穴深刺0.5寸;悬钟穴深刺1.5~2寸(针刺时用补法)。针用泻法,进针后强刺激,使患者有麻胀感,将G-6805治疗仪线夹放置在肩井、悬钟穴,频率50~80次/分。将TDP照射在颈项部,留针40分钟。嘱患者轻轻摇动颈项,强痛可显著缓解。

(三)眼针法

1.取穴

主穴上焦;配穴根据肺、大小肠区穴赤络变化而定,如鲜红即取之。

2.操作

针具选用 0.5 寸 32 号不锈钢针,常规消毒后,用左手按住眼球,使眼眶皮肤绷紧,右手持针,轻轻刺入,直刺进针,深度为 2～3 分,也可在经区范围内沿皮横刺,不用手法,如进针后未得气,可将针稍提出一点,调整后重新刺入。留针20分钟,留针期间嘱患者做各方向的颈部活动,幅度由小到大。每天 1 次,连续 3 天。

(四)耳针法

1.取穴

取患侧耳郭神门、颈、枕穴。

2.操作

耳郭皮肤经严格常规消毒后,用 28 号 0.5 寸毫针,分别刺入上述 3 穴,采用捻转手法,使针刺局部产生胀、热、痛感为度。千万避免刺穿耳郭,以免感染。留针 30 分钟,间隔 10 分钟行针1 次,使整个针刺过程均保持较强针感。出针时按压针孔,以防引起局部血肿。针刺同时,嘱患者做颈部前屈后仰、左右旋转活动。

(五)鼻针法

1.选点

鼻针的穴称为点,因为有一穴一点、二点、三点的。一般选颈点,该点在鼻骨上端两侧各一点,可用针柄末端在点附近平均用力,酸痛明显或出现小凹陷即是。

2.操作

取 0.5 寸 32 号针直刺,不可穿透鼻软骨,轻轻捻转,平补平泻,患者有酸麻痛感觉。每10 分钟行针1 次,共留针 30 分钟。

(六)刮痧法

1.定位

刮拭所循经脉以督脉、手足太阳经及足少阳经为主。

2.操作

患者取坐位,暴露选定的刮痧部位,用润滑剂均匀涂抹后用刮痧板依次刮拭。先自风府循督脉向下经大椎以补法刮拭至第 3 胸椎,再以平补平泻手法由内上向外下方刮拭肩中俞、肩外俞、秉风、天宗等穴。然后从风池向下经肩井刮向肩髃,经臂臑、曲池、外关至合谷,重点刮拭穴位所在处。最后点按刮拭后溪、落枕及悬钟穴。共刮 5 分钟左右,以使皮肤出痧点为好,或使患者感到疼痛缓解即可。刮痧后症状仍未完全消失者,可于 1～3 天内在痧退后再行刮拭。施术中注意勿使患者受凉,刮痧后暂勿洗冷水澡。嘱患者将枕头的高度调整适宜,勿长时间低头工作,常作颈项部活动等。

(七)走罐法

1.定位

辨别疼痛累及肌束,选定走罐部位,依据经络循行部位,确定走罐范围。①依据疼痛、压痛部位辨别所累及的肌束:胸锁乳突肌压痛点在肌束走行区;斜角肌压痛点在胸锁乳突肌起点深处及第一肋水平处;斜方肌疼痛可牵涉到枕骨和全部胸椎棘突;肩胛提肌压痛点在肩胛骨内上角处,疼痛并向枕部、肩臂部放射;若胸锁乳突肌、斜角肌受累则主要在颈侧部、颈后三角以及胸锁乳突肌走行区施术;斜方肌、肩胛提肌受累,则在颈后部及斜方肌走行区施术。②按经络循行部位确定走罐范围:天柱→肩髃,哑门→肩贞,哑门→至阳或命门,大杼→膈俞或肾俞,附分→膈俞或志室。

2.操作

采用大、中、小号玻璃火罐,先在选定的走罐部位的皮肤上涂抹润滑油,采用大小适当的火罐拔罐,循经往返运动,至皮肤潮红或红紫,并出现成片的痧疹为度。一般背部用中号或大号罐,颈部用中号或小号罐,骨缝及关节处多用小罐。隔 1～2 天治疗 1 次。

(八)艾灸法

1.取穴

阿是穴、天柱、肩中俞、悬钟。

2.操作

常用艾条灸、艾炷灸,每穴灸 10～20 分钟或 5～7 壮,每天 2 次。

3.禁忌

高血压患者不宜重灸。

(九)傍针刺法

1.取穴

阿是穴、中渚。

2.操作

患者取坐位,用 30 号 1.5 寸毫针在阿是穴处用傍针刺,再刺对侧中渚穴(即病位在左,刺右侧中渚穴;病位在右,刺左侧中渚穴),行强刺激手法,使患侧局部产生较强针感。留针 30 分钟,中间运针 1～2 次。如疼痛部位偏向后侧则改中渚穴为后溪穴即可。

(十)小针刀法

1.定位

患者低头,头偏健侧坐在凳子上,术者立于患侧,于胸锁乳突肌、斜方肌、肩胛提肌等部位寻找压痛点。

2.操作

在治疗点做好标记,戴无菌手套,皮肤常规消毒,使刀口线和肌纤维、血管、神经走向一致,垂直皮肤进针,达骨面,此时病患局部出现酸、沉、胀等感觉,甚至沿神经支配区域出现酸、沉、胀等感觉,行纵行剥离横向疏通等手法。手法完成即出刀,外敷创可贴,一般 1 次即愈。

(十一)腕踝针法

1.取穴

选上 5 区,伴斜方肌疼痛者加上 6 区。

2.操作

取 30 号 2 寸毫针,针尖向上,沿皮下浅表层刺入约 1.5 寸,针下有松软感,患者无酸胀等感觉,留针 30 分钟。留针过程中患者做颈部运动。每天 1 次,5 天为 1 个疗程。

(十二)梅花针法

1.取穴

大椎、肩井、肩中俞、风池、颈夹脊穴、阿是穴。

2.操作

自上而下,自内而外,沿穴间连线叩刺。阿是穴重叩,使局部皮肤发红或微出血,叩后可拔火罐,每天 1～2 次。

(十三)毫针弹拨法

1.定位

进针点选择按照"其病在筋,能屈不能伸"的原理。首先根据患者颈部活动受限的方位,确定受损肌肉。然后顺着损伤的肌肉向起始端,少数病例向抵止端方向细心循摸,找出条索、块状、筋结等阳性反应物作为进针点。进针点大多数分布在$C_{2\sim4}$棘突两旁,以及乳突前下方、后下方。一般选取1～3个进针点。

2.操作

用75％乙醇常规消毒进针点周围皮肤。将0.5寸或1.5寸不锈钢毫针快速刺入进针点,直中反应物,患者感觉酸胀得气后,术者感觉针下沉紧时,沿肌肉纵轴方向将针柄快速上下摇动数次,然后沿肌肉横轴方向将针柄快速左右弹拨数次,如此反复数次,时间约1分钟即起针。每天针刺1次。

(十四)刺络拔罐法

1.取穴

肩井(患侧)、大椎穴及大椎穴旁开0.5～1.0寸(双侧)。

2.操作

嘱患者面向椅背坐下,双手盘放在椅背上,全身肌肉自然放松;按摩肩井穴(患侧)、大椎穴及大椎穴旁开0.5～1.0寸(双侧),以敏感点为佳(痛点或酸胀点)约1分钟,待有酸麻胀感后,将以上部位常规消毒,然后取消毒过的大三棱针,在此4个穴位点点刺放血,并立即以闪火在肩井及大椎穴上拔2个火罐。10分钟便可起罐,用乙醇棉球擦去穴位上所吸出的血,一般出血0.5～2 mL。这时活动颈部,顿感疼痛消失,活动自如。

(十五)穴位注射法

1.取穴

天柱、足三里。

2.操作

取当归注射液2 mL,复方氨林巴比妥2 mL,维生素B_{12} 1 mL,抽入注射器摇匀。将所取患侧穴位常规消毒后,先刺入天柱穴,在皮下推药1～2 mL,剩余药液注入足三里穴。

四、推拿治疗法

(一)点穴舒筋法

先掐后溪,搓风池,即用拇指、示指或中指末节呈屈曲状,以屈曲的指端掐后溪穴,掐后轻揉之;拇指指腹揉按或用手横搓风池,掐、按时有酸、麻、胀、痛感并向四周辐射。然后推肩井,推脊柱,即令患者正坐,术者站于背后,一手扶患者肩峰处,一手用大拇指指腹由颈部向肩井穴斜推,推时可感觉手下有一硬条索状物,推至散止;用大拇指指腹由大椎向下推至尾椎数次。再点按阿是穴,即找到阿是穴后,以重手法点按,而后用轻手法揉之。最后施疏皮法活血散瘀,疏通经络,即用拇指和示指反复提捻患者的肩部、颈部皮肤。一般经治1～2次即可痊愈,重者3～4次亦可收到良好效果。

(二)点按捏揉法

让患者端坐于治疗凳上,施术者站其身旁,先用右手着力,反复捏揉颈项两侧肌肉韧带,对其患处肌肉痉挛结节要进行重点反复捏揉,以促使其痉挛缓解,肌肉放松。再用右手拇指尖着力,反复点揉风府、风池、天柱、大椎等穴。再用右手反复拿揉肩井等穴及肩部肌肉。再用右手拇指尖着力,反复点揉患侧天宗穴,并逐渐加大用力,促使其肌肉痉挛得到缓解。在点揉的同时用力点拨,使局部产生较强烈的酸麻胀感,并令患者左右摇头,旋转颈部,至其疼痛缓解,转动灵活为止。再用双手呈半握拳,反复拍打患者颈肩部。开始手法要轻,逐渐加大用力。最后再用手掌着力,反复按揉颈项及肩部肌肉,以调理其气血。

(三)旋颈斜扳法

(1)患者坐位,用轻揉的𢳂法、一指禅推法在患侧颈及肩部治疗,配合轻缓的头部前屈、后伸及左右旋转活动。再用拿法提拿颈项及肩部,或弹拨紧张的肌肉,使之逐渐放松。

(2)主动放松颈项部肌肉,用摇法治疗,使颈项做轻缓的旋转,摇动数次后,在颈部微向前屈位时,迅速向患侧加大旋转幅度作扳法。手法要稳妥而快速,旋转幅度要在患者能忍受的幅度之内。

(3)患者坐位,按拿风池、风府、风门、肩井、天宗等穴,手法由轻到重。再拿颈椎棘突两侧的肌肉。最后可在患部用擦法和热敷,以活血止痛。

(四)陈建魁法

(1)患者正坐,术者站于背后,按摩肌肉使之放松,自上而下顺次按压棘突及两旁肌肉,将头向患侧推动,然后按压患侧肌肉5～6分钟。

(2)对于肌肉强直不能低头的,按压风门、天柱、肩井穴20分钟,同时使之低头。

(3)头部下垂影响转头的,术者站于患者侧面,一手把住患者下颌骨,用手缓慢将头向上仰起。另一手按压天柱、风池、风门、肩井等穴20分钟,然后双手把住头部向左右摇晃,使肌肉放松。最后加针灸,取穴大椎、风门、天柱、肩井。

(五)刘寿山法

(1)摇晃转捻法:术者两手拇指置于患者枕后,四指托住下颌,前臂压住肩部,将头向健侧提起,做旋转活动,再将头向前屈、向后伸,向健侧活动,然后一手托住下颌,另一手拇指压住疼痛部位,将头向患侧后方旋转。

(2)提捏法:拇指、示指拿住僵硬的肌肉,向上提捏。

(3)点穴开筋法:点百会、风池、肩井、肩髎、曲池、手三里、内关、外关、合谷、列缺等穴。

(4)拨筋法:一手托肘,在极泉穴弹拨,以使患者五指麻胀为度。

(5)捻散法:用大鱼际按压肩部肌肉。

(6)捋顺法:一手拿住腕部,一手由肩部沿上肢外侧向下捋,直到手指,再由内侧自上而下顺之到达肩部。

第二节　颈椎间盘突出症

颈椎间盘突出症是由颈部创伤、退行性变等因素导致。颈椎间盘变性、压缩、纤维环破裂及髓核脱出,刺激或压迫颈椎动脉、脊神经、脊髓等,引起头痛、眩晕;心悸、胸闷;颈部酸胀、活动受限;肩背部疼痛、上肢麻木胀痛;步态失稳、四肢无力等症状和体征,严重时发生高位截瘫危及生命。

一般将颈椎间盘突出症按发病的缓急分为2类:急性颈椎间盘突出症与慢性颈椎间盘突出症。急性颈椎间盘突出症致伤原因主要是加速暴力使头部快速摆动导致椎间盘组织的损伤,多见于交通事故或体育运动,可由任意方向的撞击或挤压致伤。其中有退变基础的患者可在较轻的暴力下就出现椎间盘突出。慢性颈椎间盘突出症见于长期的不良姿势或高负荷的运动,导致颈椎间盘髓核、纤维环、软骨板,尤其是髓核发生不同程度的退行性病变后,在很长一段时期(数年到数十年)内表现为逐渐加重的颈部疼痛、四肢麻木无力等症状。本病在临床上并不少见,其明确诊断主要依赖磁共振成像(MRI)检查上观察到突出椎间盘和脊髓受压,并有相应临床症状。

一、常见发病原因

(一)椎间盘退变

椎间盘退变是椎间盘突出的最基本病因,生物力学的改变、椎间盘组织的营养供应减少、椎间盘细胞的过度凋亡、自身免疫、炎症及细胞因子、基质酶活性改变等因素促成椎间盘退变,进而导致突出。

(二)慢性劳损

如不良的睡眠、枕头的高度不当或垫的部位不妥,反复落枕者患病率也较高。另外,工作姿势不当,尤其是长期伏案工作者发病率较高。再者,有些不适当的体育锻炼也会增加发病率,如不得法的倒立、翻筋斗等。

(三)外伤

在颈椎退变、失稳的基础上,头颈部的外伤更易诱发颈椎间盘突出的产生与复发。

二、发病机制

颈椎间盘在解剖结构方面有以下特点:①颈部椎间盘的总高度约为颈部脊柱高度的 20%~24%。颈椎间盘的髓核体积较小,且位于椎间隙的前部,颈椎间盘间隙呈前高后低,髓核趋向于停留在椎间隙的前部。②颈椎间盘的后部纤维环较厚且较坚韧,整个纤维环后部都被坚韧而双层的后纵韧带所加强,正常情况下使髓核不易穿破后方纤维环及后纵韧带突入椎管。③髓核富含水分(含水量在 80%左右,随年龄增长而递减,老年人可低于 70%)和类似粘蛋白组织。髓核具有较高的膨胀性,受到压力时,含水量减少;解除压力时又吸收水分,体积增大,使髓核能较好地调节椎间盘内压力。④椎间盘的血液供应随年龄增长而逐年减少,血管口径变细,一般在 13 岁以后已无血管再穿入深层。所以,在劳损和退变后,椎间盘的修复能力相对较弱。⑤颈椎椎体后外缘有骨性隆起形成钩椎关节,部分加强了后外侧纤维环的牢固性,使髓核不易向后外侧突入椎间孔压迫神经根。⑥颈神经根向外侧横行,在椎管内行程短,一般不与下位椎间盘接触。因此,颈椎间盘向后方突出时颈神经很少受累,只在颈椎间盘向后外侧突出侵入椎间孔时才易使颈神经受累。

在椎间盘发生退行性改变的基础上,头颈部受到一定的外力作用后使纤维环破裂,髓核突出而引起颈髓或神经根受压。慢性颈椎间盘突出症以第 5~6、6~7 颈椎间隙发病率最高,占 85%~90%,多见于 30 岁以上中壮年,男性多于女性,其次为第 4~5 颈椎间隙。较大的暴力,常见如车祸造成的颈椎过伸性损伤,可造成急性颈椎间盘突出症。局部椎间盘切应力加大,致使损伤部位一过性前后移位、椎间盘突出,而无骨折脱位;颈髓出现不同程度损伤,病理上表现有出血、水肿、横断和变性等变化。急性颈椎间盘突出对脊髓的损伤包括两部分,外伤当时的急性暴力损伤及钝性压迫导致脊髓血运障碍和组织水肿的继发损伤。

无论急性或慢性颈椎间盘突出症,均可出现多个间隙受累。

三、临床表现

本病青壮年发病多,男性多于女性,对于颈椎管矢状径较宽者,发病年龄亦可偏大。绝大部分患者发生在第 5~6、6~7 颈椎部位。急性发病患者多有外伤史,在出现脊髓神经症状的同时,多伴有颈部的疼痛,颈椎不负重情况下可有部分缓解,但活动后症状多可加重。根据临床病理解剖上,椎间盘压迫部位的不同,受压组织也不尽相同,所表现出的临床表现也不一致,因此,临床上将其分为中央型、侧方型和旁中央型 3 种类型(图 8-1),现分述如下。

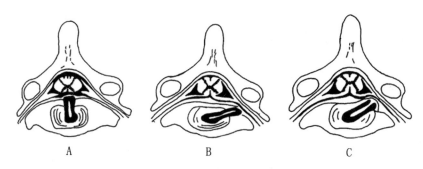

图 8-1 颈椎间盘突出症分型
A.颈椎间盘突出-中央型;B.颈椎间盘突出-侧方型;C.颈椎间盘突出-旁中央型

(一)中央型颈椎间盘突出症

本型颈椎间盘突出症主要是颈椎后纵韧带和纤维环中部破裂,髓核由椎间隙后缘正中部位向椎管内突出,向后压迫颈部脊髓,而出现压迫节段以上运动神经元受累为主的症状。

1.颈部症状

中央型颈椎间盘突出症不伴有或者很少伴有颈部疼痛和颈部僵硬等症状。

2.运动功能

主要表现为以四肢肌力降低为主的临床症状。产生机制主要是突出的颈椎间盘对颈髓的锥体束(皮质脊髓束)直接压迫或者压迫而致的局部缺血造成。锥体束内神经纤维由脊髓内部向外依次为颈、上肢、胸部、腰部、下肢和骶尾部,按照锥体束受累部位的不同,可将其分为中央型,周围型和前中央血管型。

(1)中央型:主要表现为锥体束深部纤维束最先受累,由于该纤维束较其他纤维束更靠近脊髓中央,故称为中央型。最先表现出的为上肢症状,而下肢症状出现则较晚。其主要原因为突出的颈椎间盘组织压迫刺激单侧或双侧的沟动脉引起锥体束内部纤维缺血改变所引起。

（2）周围型：指突出的颈椎间盘组织直接压迫锥体束表面，使位于锥体束最前侧分布至下肢的神经纤维最先受累。临床症状一般先出现于下肢，当致压因素持续和病变情况持续加重时，症状可蔓延至上肢，从而出现四肢的锥体束受压症状，一般以下肢为重。

（3）前中央血管型：本型患者通常上、下肢同时发病，主要由于脊髓前中央动脉受压使局部颈脊髓缺血造成该段锥体束整体功能障碍。根据压迫程度的不同，亦可出现不同程度的四肢运动功能障碍。上肢症状主要表现为患者自觉上肢乏力，握力下降，手持物不牢或者不稳。手部精细活动功能障碍及不同程度的精细活动困难。下肢症状主要表现为患者主诉下肢力量下降，双下肢沉重，跛行甚至跌倒，行走时足尖拖地、走路"踩棉花感"等症状。且双下肢随意运动及精细活动功能障碍，出现步态笨拙或者步态不稳。由于患者为上运动神经元功能障碍，则其肌张力通常增高，而四肢肌力下降，严重者甚至可引起不完全性或者完全性四肢瘫痪。

3.感觉功能

主要表现为四肢尤其是手部痛、温觉障碍，本体感觉障碍，而触觉大多数受累较轻或者不受累，即分离性感觉障碍。其产生机制主要是突出的颈椎间盘压迫司痛、温觉的脊髓丘脑束所致，而司触觉的薄束、楔束走行于脊髓后索。早期表现为前臂、肘部、腕部或手指的隐痛或针刺感，可同时伴有手部的麻木，病情进展后可出现双上肢甚至四肢皮肤的感觉障碍。许多患者主诉为所有手指均发生感觉障碍，而不是按神经根支配范围发生，主要就是脊髓压迫造成的。

4.反射障碍

中央型颈椎间盘突出症根据病变波及的脊髓节段不同，可发生不同程度的反射亢进，并可出现相应的病理反射。多数患者可出现上肢的肱二头肌反射、肱三头肌反射和桡骨膜反射以及下肢的跟腱反射、膝腱反射的活跃或者亢进，且下肢的反射亢进较上肢的多见。同时由于锥体束受压可造成腹壁反射、肛门反射以及男性患者的提睾反射减弱或者消失。大部分患者可出现 Hoffmann 征和掌颌反射阳性，严重者或者病程较长者下肢可出现髌阵挛、踝阵挛、Babinski 征、Chaddock 征、Oppenheim 征等锥体束受损的病理反射。

5.大小便及性功能障碍

如果中央型颈椎间盘突出症长期压迫颈脊髓，进行性加重，可造成括约肌功能障碍，临床表现为不同程度的大小便功能障碍，如便秘以及膀胱排空障碍等，严重者可出现尿潴留或者大小便失禁,当出现膀胱功能障碍时可伴有尿频、尿急等尿路刺激症状。部分患者还可出现不同程度的性功能障碍,严重影响患者生活质量。

6.屈颈试验

部分患者尤其是压迫较重患者在突然屈颈、伸展或者是加轴向压力的情况下,可出现双上肢、双下肢、胸部或者四肢的"触电"的轴向震颤样感觉("电击征")。主要由于突然屈颈过程中,椎管容积缩小,且突出的颈椎间盘突然挤压脊髓或者血管,以及硬膜囊后壁张力增高造成脊髓压迫加重所致。但是本检查存在一定风险,若上述临床症状较为典型,可不做此项检查。

7.自主神经症状

部分患者有自主神经系统功能紊乱。可涉及全身各个系统,其中以胃肠系统、心血管系统及泌尿系统最为多见。多数患者发病时并不考虑为颈椎间盘突出症所致,待减压术后症状缓解或消失时,才考虑到是否为此原因。

(二)侧方型颈椎间盘突出症

本型主要特点是颈椎后外侧后纵韧带较为薄弱,由于颈部神经根在椎间盘平面呈横向走行穿过椎间孔,当颈椎侧后方后纵韧带和纤维环破裂,髓核向侧后方突出,极易压迫到颈神经根而引起相应节段皮肤疼痛、麻木,电击感等症状,往往上肢疼痛症状明显,疼痛症状可因咳嗽、屈颈的因素加重。按照颈椎间盘突出节段以及神经根压迫的严重程度的不同,症状也不尽相同。在发作间歇期,通常症状较轻或者无明显症状。

1.颈部症状

主要表现为颈部僵硬、疼痛,严重者可出现痛性斜颈、肌肉痉挛及活动受限,疼痛可放射至肩部和枕部,椎旁肌肉有压痛,颈椎棘突和棘突间压痛及叩击痛阳性,以急性发病者最为明显。主要由于向侧后方突出的颈椎间盘压迫颈神经根及窦椎神经所致。

2.根性痛

在侧方型颈椎间盘突出症中最为常见的症状。在部分患者中,可表现为典型的单根神经根支配区域的疼痛以及麻木症状。一般多为单侧发病,很少出现双侧同时发生。根据压迫神经根节段的不同,表现出症状的区域也不相同,症状主要表现在受累颈神经根的分布区域(图 8-2)。在发生根性痛的受累神经节段分布区域内,还常伴随其他感觉功能障碍,最为常见的为麻木、痛觉过敏以及皮肤感觉减退等。

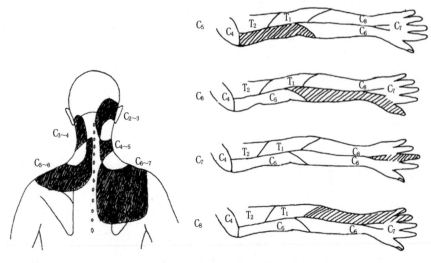

图 8-2　不同节段受累的相应疼痛范围

3.运动障碍

以颈神经前根受压者症状较为明显。疾病早期为受压神经根节段肌肉肌张力增高,病情持续发展肌张力很快降低并出现相应节段区域支配肌肉群萎缩。在手部以大鱼际肌、小鱼际肌及骨间肌萎缩最为明显。同时应注意与神经干性和神经丛性的肌肉萎缩相区别,也应注意与脊髓压迫或病变所引起的肌力降低相鉴别。在必要时可进行肌电图或者诱发电位的相关检查。另外,由于上肢外展动作有时可能是颈椎间盘突出患者神经根压迫和疼痛等症状减轻,因此患者经常将上肢外展举过头顶以减轻痛苦。

4.腱反射

受压神经根节段区域内肌群反射异常,即受压神经所参与的反射弧异常。疾病早期多表现为活跃或者亢进,随着疾病的发展则逐渐减退甚至消失,病变一般为单侧,在进行临床检查时应注意与对侧反射进行鉴别,如果双侧都存在腱反射异常,则应考虑存在脊髓受压的情况。

5.特殊检查

对于侧方型颈椎间盘突出症患者,在头部旋转、侧屈或过伸时症状可加重。颈部的主动活动或者过伸可诱发受累神经根相应节段区域症状,尤其能够增加颈神经根张力的牵张性实验和增加神经根压迫状况的试验,特别是在急性发病期和后根感觉神经纤维压迫患者,检查症状尤其明显。

(1)椎间孔挤压试验:患者头转向患侧并屈曲,检查者左手掌置于患者头顶,右手轻叩击掌背。如患肢出现放射性疼痛或麻木感,即为阳性。提示有神经根性压迫症状甚至损害。

(2)臂丛神经牵拉实验:患者取坐位,头偏向健侧,检查者一手抵住患侧头部,一手握住患侧手腕,向相反方向牵拉。因臂丛神经被牵张,被向侧方突出的颈椎间盘压迫的神经根受刺激而出现放射痛或麻木等感觉。

(3)颈椎牵引试验:患者取坐位,检查者以双手托患者头部两侧,沿脊柱纵轴方向向上牵引,如果根性疼痛能够缓解则为阳性。

(4)Valsalva 试验:令患者深吸气后屏气,再用力做呼气动作,呼气时对抗紧闭的会厌,通过增加胸腔、腹腔压力,从而诱发颈神经根症状。

各节段颈神经根受压后产生的临床症状与神经根受刺激型颈椎病相同。

理论上突出的颈椎间盘组织仅仅压迫单个节段的颈神经根,症状也应出现在该神经支配范围,但是在很多相邻节段的特定神经根支配区域都有不同程度的重叠,所以严格意义上的仅出现单一神经支配区域症状和阳性体征的情况较少。同样的道理,由于上肢各肌肉通常属于多条不同神经共同支配,因此运动障碍、肌肉萎缩情况及反射改变有时定位并不是很清晰。

(三)旁中央型颈椎间盘突出症

本型的主要特点是突出的颈椎间盘位于颈脊髓的前方且偏向一侧,压迫患侧的全部或部分脊髓及神经根而引起相应的临床症状。由于受压组织既有单侧脊髓,同时还有同侧的神经根,因此表现出的症状同时具有颈脊髓压迫症状和同侧神经根压迫症状,由于神经根压迫主要以剧烈疼痛为主要的临床表现,在早期容易掩盖脊髓压迫症状,一旦发现脊髓压迫症状时,病情多已较重。根据突出椎间盘组织压迫脊髓和神经根部位和严重程度不同,大致可以分为 3 种情况:①脊髓压迫较重而神经根基本不受压,比较常见的有 Brown-Sequard 综合征(脊髓半切综合征),即向后突出的颈椎间盘压迫单侧脊髓的脊髓丘脑束及皮质脊髓束而基本不压迫神经根,损伤平面以下同侧肢体主要表现为上运动神经元损伤症状,深感觉消失,精细触觉障碍,运动功能部分或全部丧失,部分患者同时伴有血管舒缩功能障碍,而对侧则是肢体痛、温觉障碍或消失,但是双侧触觉仍可保留。②神经根受累重于脊髓受累,如果突出的颈椎间盘同时压迫单侧脊髓和神经根,且压迫神经根较重而压迫脊髓较轻,则由于神经根压迫所引起的疼痛症状较为明显,而脊髓压迫所引起的运动功能障碍的症状较轻,往往被神经根性症状所掩盖。③脊髓受累重于神经根受累,如果突出的颈椎间盘压迫脊髓较重而压迫神经根较轻,则脊髓压迫症状表现较为明显,早期腱反射及病理反射以脊髓压迫症状为主,运动障碍丧失重于感觉功能障碍,痛觉的缺失较麻木症状更为多见,同时伴有轻到中度的根性痛、皮肤感觉过敏等症状。

突出的颈椎间盘组织同时压迫脊髓和神经根的情况下,其主要临床表现如下。

1.颈部症状

由于突出的颈椎间盘组织同时压迫了颈脊髓和颈神经根,所以二者所产生的颈部症状基本都可出现。早期常表现为颈部疼痛、僵硬、肌肉痉挛和活动受限等神经根受压症状,疼痛一般有放射,椎旁及棘突和棘突间压痛、叩击痛均可为阳性。

2.运动功能

本型患者主要表现为脊髓压迫和神经根压迫所致运动功能障碍同时出现,且脊髓压迫所致的运动功能障碍往往较重。早期上肢主要表现为患侧压迫节段平面以下单侧上肢肌力减弱,伴随疾病发展,压迫节段神经根所支配区域肌力减弱进展较快,但此神经根压迫症状所致运动功能障碍往往不易察觉。手部功能障碍较为明显,握力下降,持物不稳,合并 C_8 神经根压迫时尤为明显。上肢肌肉萎缩存在去神经性和失用性两种因素,其中去神经性占主导地位。对侧运动功能基本不受累。患侧下肢肌力降低,肌肉主要表现为失用性萎缩,较上肢为轻。

3.感觉障碍

由于神经根受压早期以感觉障碍为主,即早期患侧上肢主要出现疼痛、皮肤过敏的症状,患侧下肢无明显痛、温觉障碍,而对侧主要表现为痛、温觉减退,随着疾病的发展,可出现患侧上肢典型神经根压迫性症状与脊髓半切综合征症状合并出现。

4.反射障碍

早期神经反射也主要以亢进为主,而脊髓受压早期即可表现出锥体束受累的体征,因此在体格检查时患侧上肢的肱二头肌反射、肱三头肌反射和桡骨膜反射以及下肢的跟腱反射、膝腱反射活跃或者亢进,Hoffmann 征及掌颌反射阳性,下肢的髌阵挛、踝阵挛及各项病理反射均可引出。

5.大小便功能

本型一般情况下较少累及大小便功能,当病变严重或椎间盘组织突出较为严重时,也可发生部分大小便功能障碍。

6.特殊检查

本型由于脊髓和神经根均有压迫症状,因此大部分患者神经根增加颈神根张力的牵张性实验和增加神经根压迫状况的试验均可为阳性。锥体束压迫所致病理征则主要出现在患侧下肢。

四、诊断依据

尽管感觉和运动的神经支配具有节段性分布的特点,临床实际神经系统检查中,多数病例并无清楚的感觉障碍平面或典型的运动障碍。其原因可能为脊髓和神经根同时受压,以及脊髓前中央动脉供血受到影响所致;感觉神经的交叉支配特点导致感觉平面对应的损伤平面难以明确到具体某个节段。诊断本病主要通过临床表现结合 MRI 检查作为诊断的主要依据,X 线和 CT 作为辅助检查,诊断多无困难,诊断依据主要为:①有不典型外伤史或有长期职业姿势。②起病后出现颈髓或神经根受压表现。③MRI 或 CT(或 CTM)证实有椎间盘突出,压迫颈髓或神经根,且压迫部位与临床体征相符合。

(一)病史及临床表现

患者既往可无症状或有颈背痛,在一定诱因下,压迫神经根时患者突然出现颈肩痛、上肢痛及颈部强迫体位或僵硬,范围与受累神经根支配区范围吻合;如突出椎间盘为中央型,则出现类似脊髓型颈椎病特点,即四肢不同程度感觉、运动障碍,括约肌功能障碍;若突出为旁中央型,则出现混合症状,表现为以一侧根性症状为主并脊髓半切症状,即 Brown-Sequard 综合征;急性颈椎间盘突出往往有特征性表现,肩部外展,前臂放在头上,转头或向症状侧弯曲颈部时臂痛症状会加重。

动态霍夫曼征(DHS)在颈椎间盘突出症的诊断过程中,上肢病理反射被用以检查是否锥体束受损,是判断颈脊髓受损的重要依据,其中临床常用的主要是霍夫曼征。霍夫曼征检查时头颈处于中立位,而在临床上部分颈肩痛患者行常规霍夫曼征检查为阴性,动态霍夫曼征却可出现阳性结果。所谓动态霍夫曼征即在做霍夫曼征检查时,令其重复进行头颈部伸屈运动,在颈椎伸屈运动过程中,前方突出的椎间盘与后方褶皱的黄韧带嵌入可能对脊髓构成动态卡压,DHS在一定程度上反映了这种早期损害,故该体征在颈椎间盘突出症的早期诊断中具有重要意义。

(二)影像学检查

1.X 线检查

椎间盘无法在 X 线上直接显影,但因髓核组织后突,椎间盘直径拉大,椎间盘高度降低,椎间隙变窄,同时由于代偿性保护作用,躯干重心偏移,以缓解神经根受压,表现为颈椎生理曲度变化,影像学常表现为脊柱前凸增大、曲度变直、反曲、侧弯及椎间隙前窄后宽等。

2.CT 检查

由于 MRI 显示软组织具有优越性,目前怀疑颈椎间盘突出症优先考虑 MRI 检查。无条件进行 MRI 检查或患者有检查禁忌证(如安装心脏起搏器),可进行 CT 检查明确诊断。CT 可显示椎间盘突出的位置、大小及形态,同时可以观察到硬膜囊、神经根受压情况,椎管、椎间孔形态及径线变化特点,为决定治疗方案提供根据。

3.MRI 检查

对于颈椎损伤伴有神经损害表现时,应行 MRI 检查,MRI 直接显示脊髓、椎间盘、韧带和肌肉等"软性"组织损伤类型及程度,在矢状位或轴位 MRI 图像上可清楚显示椎间盘突出,故可指导制订治疗方案,并可判断预后。

(三)电生理检查

肌电图(EMG)在临床上常用来检查周围神经损害情况,同时可定位损害部位。如 EMG 检查没有阳性发现,说明神经功能尚好。在颈椎间盘突出的诊断中 EMG 也具有很重要的意义,其能探索神经病变的位置,判断神经肌肉的病变程度和预后,又可鉴别上、下运动神经元疾病。

文献报道 EMG 对腰椎间盘突出具有明确诊断价值,对颈椎病变的作用报道不多。有学者等对 34 例经临床和影像学确诊的颈椎间盘突出患者进行验证性 EMG 检查,结果发现阳性率为97%。不过 EMG 难于鉴别脊髓前角损害还是神经根损害,必须结合病史特点和其他辅助检查结果。

五、鉴别诊断

颈椎间盘突出的表现是十分多变的,主要取决于受累的节段水平。一般来讲,本病应与颈椎病、肩周炎、椎管内肿瘤、胸廓出口综合征、颈部扭伤及尺神经炎等相鉴别。

(一)颈椎椎管内或髓外肿瘤

颈椎原发或继发性肿瘤侵入椎管可压迫颈髓和神经根,出现颈部和上肢疼痛,疼痛性质取决于肿瘤特点和损害部位。肿瘤患者无外伤史,起病慢,可同时出现进行性加重的运动、感觉障碍,局部疼痛症状突出,夜间痛明显。MRI 表现为长 T_1、长 T_2,对肿瘤侵犯部位及脊髓变化情况能非常清楚的显示,故可鉴别。

(二)颈椎病

严格区分二者是困难的,都可造成神经根和脊髓的压迫,鉴别要点。

1.病理特点

一旦颈椎病出现临床症状和体征,病情多逐渐加重,缓解期不明显;早期/轻度颈椎间盘突出可引起颈部不适或疼痛,少有脊髓压迫,即便有脊髓压迫也尚可缓解。

2.发病年龄

颈椎病多见于中老年,平均>50岁,而椎间盘突出年龄偏低。

3.起病特点

颈椎间盘突出起病急、发展快;外伤或头颈持久非生理姿势可诱发。

(三)颈椎后纵韧带骨化症(OPLL)

因后纵韧带发生皮质骨化,骨化不断增长并占据椎管容积,随着时间推移,脊髓容易受压,颈脊髓损伤可能随之发生。这类患者颈部僵硬,脊髓损害症状可逐渐发生或在外伤后出现。CT检查可以比MRI更清楚的显示骨化灶的存在。

(四)肩周炎

多于50岁左右发病,与颈椎病相似,且多伴有颈部受牵拉症状,二者易混淆。鉴别要点。

1.运动障碍

肩周炎有明显关节运动障碍,表现为患肢不能上举和外展,被动活动范围亦受限;颈椎间盘突出一般不影响肩关节活动,部分患者可因疼痛不愿或不能主动活动,但无被动活动受限。

2.疼痛部位

肩周炎部位在肩关节周围,颈椎间盘突出多以棘突为中心。

3.影像特点

肩周炎普通X线提示退变,椎间盘突出通常颈椎生理曲度消失,且伴有颈椎不稳。

4.治疗反应

肩周炎对局部封闭效果好,颈椎间盘突出则封闭无效。

(五)胸廓出口综合征

胸廓出口综合征是由于多种原因导致胸腔出口处狭窄,压迫邻近神经和血管引起的临床综合征,主要压迫$C_8 \sim T_1$神经根或臂丛内侧束,表现为尺神经分布区感觉、运动障碍及前臂血循环障碍。锁骨上窝前斜角肌有压痛并放射至手部。胸廓出口综合征试验(患者过度外展,监测桡动脉音,出现减弱或消失为阳性)阳性可用以判断该症的存在。导致压迫的因素有骨性,如颈肋、第一肋、锁骨等,或者肌源性,如前斜角肌和胸小肌;X线可发现颈肋或 C_7 横突过大。SEP 检查有助于诊断,典型 SEP 变化有 N_{13} 显著减低或消失,或 N_9 降低,潜伏期延长,$N_{9\sim13}$ 潜伏期延迟而 N_{13} 变化小。

(六)颈部扭伤

俗称落枕,发病与颈型颈椎病类似,多由于睡眠姿势不良所致。主要鉴别点在于:①扭伤在颈肩背部有固定压痛点;②颈部肌紧张;③上肢牵拉试验阴性;④痛点封闭后症状消失。

(七)神经源性疾病

肌萎缩性侧索硬化症主要特征是以上肢为主的四肢瘫,易于与脊髓型颈椎病和颈椎间盘突出相混淆。其发病年龄较脊髓型颈椎病早 10 年左右,少有感觉障碍,进展快,少有伴随自主神经症状;本病肌萎缩累计范围广泛,患者一般先出现双手肌萎缩,逐渐发展至肘部、肩部,但无感觉障碍,EMG 提示神经传导速度正常。本病发展速度较快,如颈椎病患者并发该病时,不可贸然手术治疗。

特发性臂部神经炎目前认为是运动神经的病毒感染所致,突然起病,表现为上肢疼痛,运动后加重。2 周之内疼痛减轻,随后出现上肢明显无力,肢体并无感觉异常。通常功能可以自己恢复,恢复一般是不完全的。通过肢体没有感觉变化并波及多个神经根可以很容易鉴别。EMG 可显示神经源性损害。

六、治疗

非手术治疗主要有物理治疗、颈部肌肉锻炼、止痛药物、硬膜外激素注射、神经根阻滞、小关节封闭、小关节去神经及颈托制动等方法。其最终目标是缓解颈部不适及神经症状,使患者恢复正常的生活状态,以提高患者的生活质量。

(一)适应证

非手术治疗主要适应于以下几点。

(1)颈椎间盘突出早期,以颈痛为主要临床表现,不伴有明显的神经症状。

(2)颈椎间盘突出仅表现为神经根性症状或轻度的脊髓压迫症状。

(3)有明显的神经根性症状或脊髓压迫症状,但无法耐受手术者。

(二)常用方法

1.纠正不良体位

合理的体位可以保持头颈段正常生理曲线或纠正异常的生理曲线。对于颈椎间盘突出患者,建议根据病情降低枕头的高度,维持颈椎正常曲度,降低椎间盘后方压力,利于突出椎间盘的还纳。

不良的工作体位亦是加重颈椎间盘突出的主要原因之一。及时纠正工作中的不良体位可获得较好的预防和治疗效果。对于需长时间处于同一体位的职业,应让患者在其头部向某个方向停顿过久后,向相反方向转动,并在数秒内重复数次,间隔时间不超过 1 小时。而对于长期伏案工作的患者,需适当调整工作台的高度,使头、颈、胸保持正常的生理曲线。此方法既有利于颈椎的保健,又可消除疲劳,且易于掌握。

2.牵引

借助于颈椎牵引可使被牵引部位处于相对固定状态,恢复其正常序列,避免椎体间关节的扭曲、松动及移位,是椎间关节制动与固定的有效措施之一。

牵引时可采取坐位或卧位 Glisson 带牵引。一般起始牵引重量为1.5～2 kg,然后逐渐增至4～5 kg,每次牵引 1～2 小时,每天 2 次,2 周为 1 个疗程。对症状严重者则宜选用轻重量卧位持续性牵引,牵引重量为 1.5～2 kg,3～4 周为 1 个疗程。在牵引过程中如有不良或不适反应,应暂停牵引。在牵引过程中,可根据病情,酌情配合药物、理疗、针刺、按摩等疗法。切忌使头颈过度前屈,以免引起后突髓核对脊髓前中央动脉压迫而使病情恶化。

3.颈部固定与制动

局部稳定是颈椎间盘突出症康复的首要条件。采用简易颈围或石膏围领保护即可限制颈椎的过度活动,增加颈部的支撑作用,减轻椎间隙内压力,逐渐恢复颈椎的内外平衡,避免症状进一步的加剧。对于椎间盘突出较轻的患者,持续佩戴颈围后可有效地缓解肌肉的紧张,减少突出椎间盘对脊髓及神经根的刺激,获得较好的临床效果。

4.药物治疗

适当的药物治疗可以部分缓解症状。非甾体抗炎药、肌松剂、麻醉性镇痛剂及抗抑郁药物可以用来治疗椎间盘突出引起的急性期神经根性症状,缓解患者因疼痛引起的紧张情绪。对于有神经症状的患者亦可使用神经营养药,如维生素 B_1、甲钴胺等。

5.物理治疗

物理治疗如同颈椎牵引治疗一样都是临床上应用最多的一种治疗颈椎病的非损伤性治疗法。治疗时无痛苦,患者易于接受,对颈椎病有较好的治疗效果。常用的有按摩、电疗、光疗、超声治疗及磁疗等。通过物理治疗,能改善局部血液循环,放松痉挛的肌肉,消除炎症水肿,达到缓解症状的目的。

第三节 肩 周 炎

肩关节周围炎是指肩关节的周围肌肉、肌腱、韧带、关节囊等软组织的无菌性炎症,以肩关节疼痛和功能障碍为主要特征,简称肩周炎。因好发于中老年人,尤以50岁左右年龄人发病率最高,又称五十肩、老年肩;晚期肩部功能障碍又称冻结肩、肩凝症等。

一、病因、病理

中医学认为本病多由于年老体弱,肝肾亏损,气血不足,筋肉失养,若受外伤或感受风寒湿邪,导致肩部经络不通,气血凝滞,不通则痛。西医学认为外伤或劳损及内分泌紊乱等原因引起局部软组织发生充血、水肿、渗出、增厚等炎性改变,若得不到有效治疗,久之则肩关节软组织粘连形成,甚至肌腱钙化导致肩关节活动功能严重障碍。

二、诊断要点

(一)主要病史

患者常有肩部外伤、劳损或着凉史。

(二)临床表现

(1)好发于中老年人,尤其是50岁左右者,女性多见。

(2)多数为慢性起病,患者先感到肩部、上臂部轻微钝痛或酸痛。

(3)肩部酸痛逐渐加重甚至夜间痛醒,部分呈刀割样痛,可放射到上臂和手。

(4)肩部疼痛早期为阵发性,后期为持续性,甚至穿衣梳头受限。

(5)晨起肩部僵硬,轻微活动后疼痛减轻。疼痛可因劳累或气候变化而诱发或加重。

(6)若身体营养状态不良,单侧起病后可出现双侧性病变,或病痛治愈后又复发。

(三)体征检查

(1)肩部广泛压痛,压痛点位于肩峰下滑囊,肱骨大、小结节、结节间沟,肩后部和喙突等处。

(2)肩关节各方向活动均受限,但以外展、外旋、后伸最明显。粘连者肩关节外展时,出现明显的耸肩(扛肩)现象。

(3)病程长者可见肩部周围肌肉萎缩,以三角肌最为明显。

(四)辅助检查

X线检查一般无异常。后期可出现骨质疏松,冈上肌钙化,肱骨大结节处有密度增高的阴影,关节间隙变窄或增宽等。

三、鉴别诊断

(1)神经根型颈椎病:主症为颈项部疼痛伴上肢放射性疼痛麻木,肩部无明显压痛点,肩关节活动无异常,椎间孔挤压试验、分离试验、臂丛神经牵拉试验阳性,颈椎X线片多有阳性改变。

(2)风湿性关节炎:多见于青少年,疼痛呈游走性,常波及其他多个关节,且具有对称性特点。肩关节活动多不受限,活动期血沉、抗链球菌"O"升高,严重者局部可有红肿、结节,抗风湿治疗效果明显。

(3)冈上肌肌腱炎:肩部外侧疼痛,压痛点局限于肱骨大结节(冈上肌止点)处,当患侧上臂外展至60°～120°范围时出现明显疼痛,超过此范围则无疼痛。

(4)项背筋膜炎:主症为项背酸痛,肌肉僵硬发板,有沉重感,疼痛常与天气变化有明显关系,但肩关节活动无障碍,压痛点多在肩胛骨的内侧缘。

四、治疗

本病多能自愈,但时间较长,患者痛苦。其治疗应贯彻动静结合的原则,早期患者以疼痛为主,应减少肩关节活动;中后期以活动障碍为主,以手法治疗为主,配合药物、理疗及练功等方法。

(一)手法治疗

治则为消除疼痛,松解粘连,恢复肩关节活动功能。

(1)按法:点按肩髃、肩井、天宗、缺盆、曲池、外关、合谷等穴。

(2)推法:医者一手抬起患肢前臂,另一手掌指部着力从前臂外侧经肩部向背部推数次。再从前臂内侧向腋下推数次。

（3）揉法：医者一手扶住患肢上臂部，另一手拇指着力按揉上臂和肩部，重点揉肩部。

（4）拨法：医者用拇、示、中指对握患侧三角肌，做垂直于肌纤维走行方向拨动数遍；然后医者一手按拨肩关节痛点，另一手将患肢做前屈、后伸及环转活动。

（5）摇肩法：医者一手扶住患肩，另一手握住前臂远端作环转摇动拔伸。

（6）提拉法：医者立于患者背后，一手扶住健侧肩部，另一手握住患肢前臂远端，从背后向健肩牵拉上提，逐渐用力，以患者能忍受为度。

（7）搓抖法：嘱患者患侧上肢放松，医者双手紧握患侧腕部，稍用力拔伸，做上下波浪状起伏抖动数次，再由肩部到前臂反复搓动数遍，从而结束手法治疗。

（二）药物治疗

1.中药治疗

（1）风寒型：肩部疼痛，关节活动轻度受限，感受风寒后疼痛加重，得温痛减，舌质淡，苔薄白，脉浮紧或弦。治宜祛风散寒，舒筋通络。可用三痹汤或桂枝加附子汤加减。

（2）瘀滞型：肩部疼痛或肿胀，入夜尤甚，肩关节活动功能受限，舌有瘀点，苔薄白或薄黄，脉弦或细涩。治宜活血化瘀、行气止痛。可用身痛逐瘀汤加减。

（3）气血亏虚型：肩部酸痛，劳累后痛剧；关节活动受限，部分患者伴有肩部肌肉萎缩，舌质淡，苔薄白，脉细弱或脉沉。偏气虚者症见少气懒言、四肢无力，治宜益气舒筋、通络止痛，可用黄芪桂枝五物汤加减。偏血虚者症见头晕眼花、心悸耳鸣等，治宜养血舒筋、通络止痛，可用当归鸡血藤汤加减。外用药常用海桐皮汤熏洗，外贴狗皮膏或奇正消痛贴等。

2.西药治疗

疼痛剧烈时可内服解热镇痛剂及解痉止痛药，如双氯芬酸钠、复方氯唑沙宗片等。

（三）其他疗法

（1）练功疗法：早期疼痛较重，要适当减少活动。中后期要加强肩关节各个方向的运动，如手指爬墙法、环绕练习法、手拉滑车法等。

（2）针灸疗法：取阿是穴、肩井、肩髃、肩髎、臂臑、条口等穴用温针灸，也可使用热敏灸，疗效较佳。

（3）封闭疗法：醋酸泼尼松龙 25 mg 加 1‰利多卡因 5 mL 行痛点封闭，每周

1 次,3~5 次为 1 个疗程。

(4)穴位注射疗法:在肩部取阿是穴、秉风、天宗、肩髃、肩髎等穴,使用祖师麻、夏天无等注射液注入。每天或隔天 1 次,7~10 次为 1 个疗程,每疗程结束后休息 3~5 天。

(5)物理疗法:可酌情应用各种热疗,中药离子导入治疗等。

(6)小针刀疗法:在肩周痛点行切开剥离法或通透剥离法。

五、预防调护

(1)急性期以疼痛为主,肩关节被动活动尚有较大范围,应减轻持重,减少肩关节活动;慢性期关节粘连要加强肩部功能锻炼。

(2)平时注意保暖防寒,并经常进行肩关节的自我锻炼活动。

第四节　肩峰下滑囊炎

肩部滑囊炎以肩峰下滑囊炎最多见。肩峰下滑囊亦称三角肌下滑囊,因该滑囊分为肩峰下和三角肌下两部分,两囊在成年人,一般互通为一体,为人体最大的解剖滑囊(图 8-3)。肩峰下滑囊位于肩部两层肌肉之间,外层为三角肌和大圆肌,内层为旋转肌腱袖,它能保证肱骨大结节顺利地在肩峰下进行外展活动。正常肩峰下滑囊与盂肱关节囊间有旋转袖相隔。旋转袖完全破裂时,则二者常相互贯通。肩峰下滑囊的顶为喙肩弓,包括肩峰、肩锁关节和喙肩韧带,底为肱骨大结节和腱袖,滑囊的外侧壁没有附着,肩关节外展并内旋时,滑囊随肱骨大结节滑入肩峰下方而不能触及。

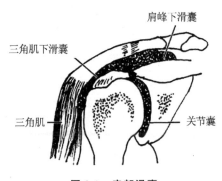

图 8-3　肩部滑囊

一、病因、病理

肩峰下滑囊炎可因直接或间接外伤引起,但本病大多数继发于肩关节周围的软组织损伤和退性形变,尤以滑囊底部的冈上肌腱的损伤、炎症、钙盐沉积为最常见。常见的原因有劳动过度、慢性劳损、冈上肌腱炎等,也有风湿病所致者。

肩峰下滑囊组织夹于肩峰与肱骨头之间,长期反复摩擦可导致损伤。滑膜受到损伤后,发生充血、水肿和滑液分泌增多,形成滑液囊积液。日久慢性炎症残存,不断刺激,滑膜增生,囊壁增厚,滑液分泌减少,组织粘连,从而影响肩关节外展、上举及旋转活动。一般在滑囊底部最先发病,常因冈上肌腱的急性或慢性损伤而发生非特异性炎症。

二、临床表现与诊断

肩部疼痛,运动受限和局限性压痛是肩峰下滑囊炎的主要症状。

急性起病者,肩部广泛疼痛,肩关节运动受限制,活动时疼痛加重。肩关节前方有压痛,可触及肿胀的滑囊,X 线检查常为阴性。

慢性起病者,疼痛多不剧烈。疼痛部位常在三角肌止点,肩关节外展内旋时疼痛加重,夜间疼痛严重可影响睡眠,检查时压痛常在肱骨大结节部位。

压痛点多在肩关节、肩峰下和大结节等处,常可随肱骨的旋转而移位。当滑液囊肿胀和积液时,可引起肩部轮廓扩大,并在三角肌前缘形成一个隆起的圆形肿块。也可在肩关节区域三角肌范围内出现压痛。为减轻疼痛,患者常使肩处于内收和内旋位。

随着滑膜的增生,囊壁的增厚,组织的粘连,肩关节的活动度逐渐减少。晚期可见肩部肌肉萎缩。

X 线检查:后期可见冈上肌的钙化阴影。

三、治疗

绝大多数肩峰下滑囊炎可以通过非手术治疗获得治愈,治疗的原则主要是止痛、防止滑囊粘连和恢复肩关节的功能。在治疗时还应重视是否有滑囊周围组织原发病变的存在,如冈上肌腱断裂或退行性变等,如有应针对原发疾病给予相应的治疗。个别病例滑膜明显增厚,经较长时间的非手术治疗后效果不佳者,可考虑手术治疗。

(一)固定与练功

急性期应用颈腕带将患肢前臂悬吊休息 3~7 天,疼痛严重者可借助外展支架将患肢固定在外展 90°,前屈 20°～30°位。症状缓解后,要及时开始医疗练功,如用耸肩环绕、马桩式站立、坐靠背椅仰卧练习等方法进行锻炼。

(二)手法治疗

适用于亚急性期或慢性期。用旋肩法使该滑囊在肩峰、三角肌与肱骨头之间进行间接按摩,促进炎症吸收与粘连的松解。

(三)药物治疗

(1)内服药。瘀滞症:多见于早期,肩部肿胀,疼痛拒按,夜间疼痛尤为明显,局部可触及波动感肿块。舌质黯红,苔薄黄,脉浮。治以活血通络止痛,方用舒筋活血汤加减。

虚寒症:多见于后期,肩部酸胀疼痛,劳累后疼痛加重,畏寒喜温,神疲乏力,可触及质软肿块。舌质淡苔薄白,脉沉细。治以温经散寒,养血通络,方用当归四逆汤加减。

(2)外用药:可选用追风壮骨膏、四生散敷贴。

(四)其他疗法

(1)拔罐:用于陈伤,可去恶血,或拔去风寒湿邪,有助于气血流通,可促进伤筋恢复。

(2)灸法:温和灸每天 2 次,每次 20～30 分钟。

(3)封闭疗法:滑囊肿大者,可先行穿刺抽液,然后囊内注射醋酸泼尼松25 mg加 2%利多卡因2 mL,每周 1 次,2～3 次。

(4)小针刀疗法:在肩峰下触摸清楚肩峰及三角肌下滑囊的位置并加以标记,在无菌操作下,以 3 mm 宽单刃小针刀从前方对准滑囊的中下部刺入,刺破滑囊前壁即可。拔出小针刀后,用拇指加压推按,以驱散滑囊内的滑液。术后局部置入无菌纱布,外面以胶布加压粘贴。

第五节　冈上肌肌腱炎

冈上肌起于冈上窝,其肌腱与冈下肌、肩胛下肌、小圆肌共同组成肩袖,附着于肱骨解剖颈。其形状如马蹄形,其作用为固定肱骨头于肩胛盂中,协同三角肌动作使上肢外展。所谓冈上肌肌腱炎系指冈上肌肌腱受到喙肩韧带和肩峰的摩擦、挤压而损伤,产生肌腱无菌性炎症。

一、病因、病理

冈上肌位于肩袖之中央,在肩关节肌群中是肩部四方力量之集汇点,因此是比较容易劳损的肌肉。当上臂外展起动时,冈上肌肌腱须通过肩峰与肱骨头之间的狭小间隙,极易受压磨损(见图8-4)。此外,冈上肌肌腱炎症发生后又易退变并钙化,骤然用力,亦可致扭伤或断裂伤。

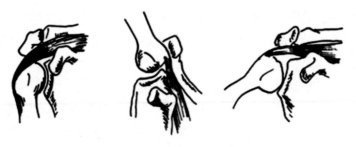

图 8-4 冈上肌肌腱炎发病机制

二、临床表现与诊断

好发于中年人,男性多于女性。发病后肩部外侧疼痛,有时向颈部或上肢放射,肱骨大结节上方压痛,肩关节自动外展于 60°～120°时出现剧痛,<60°和>120°运动时无痛,称为"疼痛弧"(见图8-5),这是冈上肌肌腱炎的特征。X线检查一般无异常,偶见冈上肌肌腱钙化、骨质疏松,为组织变性后的一种晚期变化,称钙化性冈上肌肌腱炎。

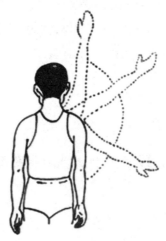

图 8-5 疼痛弧

三、治疗

(一)理筋手法

根据急、慢性不同病期及病情轻重,选择适宜手法。急性期以轻手法为主,慢性期可稍重。应先用拿捏法松解冈上部、肩部、上臂部,继而按揉;再以弹拨法舒筋活络;最后用摇肩法和牵抖法以滑利关节。

(二)针灸疗法

取穴大宗、肩髃、臂臑、曲池等,用泻法,以通络止痛、温经散寒。提插捻转,以肩臂酸痛胀麻为度,留针 20 分钟,可加艾灸。也有人认为应用针灸加推拿配合小针刀疗效较好。

(三)药物疗法

可内服舒筋活血汤、大活络丸、筋骨康健片等,或吲哚美辛、芬必得等消炎镇痛药。还可外用万花油、健民克伤痛搽剂以及熏洗或热熨患处。

(四)封闭疗法

2%普鲁卡因适量加入泼尼松 25 mg 作局部封闭,或复方丹参液 2~4 mL 局部注射,每周 1 次,连续2~4 次。近年来,有学者主张封闭疗法配合中药治疗效果更佳。唐晓菊等在局部封闭后第 2 天开始中药热敷,以三棱、莪术、桂枝、防风、夏枯草、艾叶、海风藤、苏木、独活各等量,放入 38 度米酒中浸泡,1 个月后取药渣装入布带,加热后敷患处。

(五)医疗练功

急性期避免上肢外展、外旋等用力动作,慢性期可作甩手、上举等活动。

第六节　肘部扭挫伤

外力作用于肘关节并引起关节囊、关节周围韧带及筋膜等组织损伤,出现局部肿胀、疼痛及功能障碍的病证,称为肘部扭挫伤,中医称为"肘部伤筋"。

一、临床表现

初起时肘部疼痛,活动无力,肿胀常因关节内积液、鹰嘴窝脂肪垫炎,或肱桡关节后滑液囊肿胀而加重,伸肘时鹰嘴窝消失。部分肘部扭挫伤患者,有可能是肘关节半脱位或脱位后已自动复位,只有关节明显肿胀,而无半脱位或脱位征象,易误认为单纯扭挫伤。

二、诊断要点

(1)有明显外伤史。

(2)肘关节处于半屈位,肘部呈弥散性肿胀疼痛,功能障碍,有时出现青紫瘀斑,多以桡后侧较明显。

(3)压痛点往往在肘关节的内后方和内侧副韧带附着部。

(4)X线检查:确定是否合并骨化性肌炎、脱位或骨折。

三、病因、病机

中医认为:①筋主束骨而利关节,若外力过大,使筋肉的活动超出正常范围,即可造成筋肉撕裂,血溢脉外。离经之血阻滞经络,经气不通,不通则痛;筋伤、筋裂则致关节不利。②直接暴力作用于肘部造成肘关节软组织损伤,如跌仆滑倒,手掌撑地,传导暴力使肘关节过度外展、伸直或扭转,均可造成筋肉撕裂,瘀血闭阻。③骨折或关节脱位纠正后,肘关节挫伤、瘀血阻络则成为突出的病证。

总之,肘关节扭挫伤的主要病机是血溢脉外,离经之血痹阻经络,气血不通,发为疼痛、肿胀、关节活动不利等症。

四、针灸治疗

(一)经络辨证治疗

1.桡侧副韧带损伤

主症:肘关节疼痛、肿胀、活动障碍,肘部外侧有明显的压痛点,侧扳检查阳性。

治则:取手阳明、少阳经穴为主,针刺泻法,活血祛瘀。

处方:曲池、天井、手三里、阿是穴、尺泽、合谷、商阳、关冲。

操作法:先用三棱针点刺尺泽出血,出血量以血色由黯红变鲜红为度。再于商阳、关冲点刺出血,每穴出血 3~5 滴。其余诸穴均采用针刺泻法。也可在天井与手三里或曲池与合谷采用电针,选用疏密波。留针 20~30 分钟。每天或隔天治疗 1 次。

2.尺侧副韧带损伤

主症:肘关节疼痛、肿胀、活动障碍,肘部尺侧面有明显的压痛点,侧扳检查阳性。

治则:取手太阳、少阴经穴为主,针刺泻法,活血祛瘀,疏通经络。

处方:少海、曲泽、小海、天井、阴郄、后溪、少冲、少泽。

操作法:先用三棱针点刺曲泽出血,出血量以血色由黯红变鲜红为度。同时在少泽、少冲点刺出血,每穴出血3~5滴。其余穴位均用针刺泻法。也可在少海、天井之间加用电针,采用疏密波。

3.肱二头肌腱损伤

主症:肘关节疼痛、肿胀、功能障碍,肱二头肌腱及其附着处有明显的压痛点。

治则:取手太阴、厥阴经穴为主,针刺泻法,活血祛瘀,通经止痛。

处方:曲池、尺泽、曲泽、阿是穴、孔最、郄门、内关、少商、中冲。

操作法:先取尺泽或曲泽用三棱针点刺出血,出血的血色从黯红变鲜红为止。刺少商、中冲出血,每穴3~5滴。其余诸穴均用泻法。也可在曲泽、孔最之间加用电针,采用疏密波。

(二)其他方法

1.巨刺法

主穴:①外侧副韧带损伤,取健侧的阳陵泉或足三里;②内侧副韧带损伤,取健侧的阴陵泉;③肱二头肌腱损伤,取健侧的膝关。

操作法:用3寸的毫针,从阳陵泉透向阴陵泉,或足三里透向合阳;刺阴陵泉透向阳陵泉;刺膝关透向阳陵泉。用捻转手法,在捻转的同时令患者活动患肢,一边捻转针柄一边活动患肢。留针30分钟,每10分钟捻针1次,并活动患肢。

2.同经相应法

主穴:①桡侧副韧带损伤,取患侧的商阳、关冲,健侧的足三里、阳陵泉;②尺侧副韧带损伤,取患侧的少泽、少冲,健侧的委中、阴谷;③肱二头肌腱损伤,取患侧的少商、中冲,健侧的阴陵泉、曲泉。

操作法:先在患侧的井穴用三棱针点刺出血,每穴出血5~7滴,然后取健侧的经穴行浅刺雀啄术法,同时令患者活动患肢。留针30分钟,每隔10分钟行针1次。

五、手法治疗

手法治疗的目的在于整复可能存在的关节微细错缝,拽出嵌入关节内的软组织,理顺撕裂的筋肉。对伤后短时间内即来就诊者,可施以整理手法,调整关节错缝和撕裂的筋肉,仅1~2次即可,不宜反复实施。常用手法如下。

（一）掂挺法

医师将患侧腕部夹于腋下，掌心朝上，肘尖朝下，医师双手掌环握肘部，轻轻地向肘外上侧摇摆，同时灵活地做肘部向上掂挺1～2次，稍有错落处，可听到调整的响声。

（二）挺伸法

医师左手托患侧肘部，右手握患侧腕部，先做适当范围的肘关节屈伸活动1次，使肌肉放松，待患肘处于半伸直位时，握患侧腕部的手放松并顺势将前臂伸直，配合左手掌将患肘向上一挺伸，亦可听到响声，此时医师的手仍应扶持腕部，以防摆动。

关节微细错缝矫正后，医师以两手掌环抱肘部，轻轻按压1～2分钟，有减轻疼痛的作用。然后将肘关节内外两侧的筋肉轻轻地拿捏平整，但不宜反复操作。

固定期间由于肿胀较明显，一般不用手法按摩。2～3周后，为了防止肘关节粘连，可应用轻柔的手法进行按摩，给予点穴、揉按、分筋、肘关节屈伸活动等手法，每次15～20分钟，每天1次，以达到舒筋活血通络、消肿止痛、滑利关节的作用。施行手法治疗时，动作要轻柔，切忌粗暴、过多的反复推拿和强力屈伸关节。

六、药物治疗

中药内服外用是治疗肘关节扭挫伤常用的一种内外兼治的方法，具有散瘀消肿、活血止痛、舒筋活络的功效。应用时宜根据扭挫伤的轻重、缓急、久暂、虚实辨证用药。

（一）外用药

急性扭挫伤局部瘀肿者，可选用消瘀止痛膏、双柏散或消炎散等外敷；肿痛消退后，可用上肢损伤洗方，海桐皮汤煎水熏洗。

（二）内服药

可按损伤早期和后期临床证候的不同辨证用药。

1.瘀滞证

损伤早期，肘部疼痛，弥漫性肿胀、瘀斑。局部压痛，肘关节功能活动受限。舌暗红或有斑点，脉弦紧。治宜散瘀消肿，方用活血止痛汤。肿痛甚者，可加服田三七粉或七厘散；肘部肿痛灼热、口干苦者，可加金银花、蒲公英、天花粉。

2.虚寒证

虚寒证多见于后期，肘部酸胀疼痛，劳累后疼痛加重，畏寒喜温。舌质淡，苔薄白,脉沉细。治宜温经散寒、养血通络,方用当归四逆汤加减。气虚者,可加黄芪、人参、白术;关节活动不利者,可加伸筋草、海风藤、威灵仙。

七、手术治疗

肘关节侧副韧带的损伤多见于尺侧副韧带的损伤,当尺侧副韧带完全断裂时,两断端之间存在裂隙,被动活动时肘外翻畸形明显,有时可见异常的侧向运动,甚至有小片撕脱骨折,此种情况宜采用手术治疗。如不行手术,必将形成瘢痕以维持肘关节侧向稳定性,常常会减慢肘关节功能恢复。手术修复侧副韧带取肘关节内侧切口,手术常需切断前臂屈肌抵止点,将屈肌翻开显露尺侧副韧带进行修补或重建。亦有学者主张从内上髁至尺骨结节 1 cm 之间劈开肌肉,显露尺侧副韧带进行修补。术后屈肘用石膏托固定 2 周后,改用颈腕带悬吊 1～2 周。

八、预防与调护

严重的肘关节扭挫伤,治疗不及时或治疗不当,或因进行不适当的反复按摩,都可造成关节周围组织的钙化、骨化,形成骨化性肌炎。因此,肘关节损伤后功能恢复是不能操之过急的,否则常遗留关节强直的后患。

第七节　肱骨内上髁炎

肱骨内上髁炎又称高尔夫球肘,与肱骨外上髁炎相对应,位于尺侧,主要表现为内上髁处疼痛和压痛。本病属中医学的"伤筋""筋痹"范畴,以感受风寒湿邪或气血虚损不足有关。

一、临床表现

(1)因长期劳累引起者,起病缓慢,初始于劳累后偶感肘内侧疼痛,久则加重,述肘内侧骨突部疼痛,以酸痛为主,疼痛可向上臂及前臂掌侧放散,劳累后该局部定位疼痛可加剧。因疼痛常影响肢体活动,患者不能提重物。本病可自愈,也可经劳累而反复发作。

(2)因外伤引起者可突然发病。除肘内侧疼痛外,也可有前臂旋前、屈腕受限。若合并肘部创伤性尺神经炎者,表现为前臂及手的尺侧疼痛及麻木,无名指、小指精细动作不灵活,重者出现尺神经支配的肌肉力量减弱。

二、诊断

(1)本病多见于青壮年工人,建筑、煤矿、纺织工人及家庭妇女,高尔夫球、网球运动员亦易患本病。

(2)肘内侧疼痛,不能提重物,以肱骨内上髁为中心压痛明显。

(3)前臂旋后抵抗试验、屈腕抵抗试验、屈肌紧张试验及腕伸肌紧张试验阳性。

三、病因、病机

(一)瘀血阻滞

常见于跌打损伤。由于在跌打损伤时,腕关节处于背伸位,前臂处于外展旋前姿势时,可引起肱骨内上髁肌肉起点的撕裂,出血、血肿,导致瘀血阻滞,不通则痛。

(二)劳伤气血

肱骨内上髁是前臂屈肌腱的起点,由于长期劳累,腕屈肌起点处受到反复牵拉,产生积累性劳损,耗伤气血,筋肉失养而挛急,久而久之而成筋结,经脉闭阻而疼痛。

(三)风寒闭阻

由于劳伤气血,筋肉失养,卫外不固,风寒邪气乘虚入侵经脉,气血闭阻,发为肘痹。

四、治疗

(一)针灸治疗

1.瘀血阻滞

主症:肘关节内侧疼痛,并向前臂尺侧和上臂部放射,肱骨内上髁有明显的压痛,前臂屈肌紧张试验阳性,有外伤史。舌苔薄白,脉弦。

治则:活血化瘀,通经止痛。

处方:少海、曲泽、小海、阿是穴、郄门、少泽、少冲。

操作法:取曲泽处暴露的血脉用三棱针点刺出血,出血量以出血颜色由黯红变鲜红为度。少泽、少冲用三棱针点刺出血,每穴出血3~5滴。阿是穴用刺络拔罐法,即先用梅花针叩刺出血,或用较粗的毫针点刺出血,然后拔罐。少海、郄门、小海用针刺捻转泻法,针少海时针尖斜刺至阿是穴。

2.劳伤气血,筋脉失荣

主症:肘部酸痛,时重时轻,提物乏力,按之酸楚,可触及阳性结节,喜按喜揉。舌质淡,苔薄白,脉沉细。

治宜:益气补血,养血荣筋。

处方:少海、小海、阿是穴、支正、神门、腕骨、百劳、心俞。

操作法:针刺阿是穴时,先在阿是穴处触及结节,然后选用直径 0.30 mm×25 mm 长的毫针直刺进入结节的中心,当针尖部有紧涩感时,施以龙虎交战手法。之后在结节的周围用扬刺法刺4针,即用毫针斜刺针入结节,当感到针尖部沉紧时,拇指向前捻转9次,再提插6次,每针反复5~9次,之后再用艾条灸2~3分钟。针少海时针尖斜向肱骨内上髁,针小海直刺并有麻感向周围和手指部扩散,行龙虎交战手法。针百劳时针尖斜向椎间孔,进针1寸左右,并使针感传向患肢。其余诸穴均用捻转补法。

3.风寒阻络

主症:肘部酸痛麻木,屈伸不利,遇寒加重,得温痛缓,舌苔薄白或白滑,脉弦紧或浮紧。

治则:祛风散寒,温经通络。

处方:大椎、少海、小海、阿是穴、后溪、灵道。

操作法:针大椎直刺 0.8 寸左右,使针感向患肢传导。阿是穴的针刺方法同肱骨外上髁炎,针刺后加用灸法。少海刺向肱骨内上髁,得气后行龙虎交战手法。小海直刺,并有麻感扩散。后溪、灵道直刺,行龙虎交战法。

4.同经相应取穴法

取穴:病变侧的少泽、少冲,健侧相应穴(半腱肌肌腱外侧,平阴谷穴,腘横纹上)。

操作法:首先在患侧的少泽、少冲用三棱针或较粗的毫针点刺出血,出血5~7滴。然后在健侧的相应穴用 0.30 mm×25 mm 的毫针刺入0.5~10 mm(0.2~0.5寸),行雀啄术,与此同时令患者活动患肢。通常3分钟后,疼痛会迅速缓解。留针 30 分钟,留针期间,每隔5分钟行针1次。

(二)手法治疗

1.屈伸旋转法

先在肘部痛点及其周围作揉摩手法,共3~5分钟,然后医师一手托住患肘的内侧,一手握住患肢的腕部,先伸屈肘关节数次,再将肘关节快速屈曲数次,并同时做旋转活动。如直肘旋后位,快速屈曲同时旋前;直肘旋前位,快速屈曲同时旋后,各做 3～5 次。

2.弹拨法

适于臂部、手部。患者坐位,医师立或坐于患者前方,左手臂托起患肘至患肩外展 90°,手放于肩后备用。右手靠近腋窝部弹筋,先分清赤白肉际,准备弹筋,其次探明麻筋,用拇、示指将条索状物钳入两指之间,将钳入的麻筋如操持弓弦,迅速提放,一般弹 3 次左右,患者可感到有电传感。

(三)药物治疗

1.内服药

(1)血瘀气滞证:有明显外伤史。肘内侧部刺痛,痛点固定,拒按,活动痛甚。舌质暗红或有瘀斑,苔薄黄,脉弦涩。治宜活血祛瘀、通络止痛,方用舒筋活血汤之类。

(2)筋脉失养证:有经常性握拳、抓物、提物等动作史。肘内侧部隐隐疼痛,时轻时重。劳累加重,休息减轻,患肢乏力。舌质淡,苔白薄,脉弦细。治宜养血壮筋,方用壮筋养血汤加鸡血藤。

2.外用药

瘀血阻滞、局部刺痛者,可外敷消瘀止痛药膏,或活血散、消炎散用酒调敷。一般可选用奇正消痛贴、天和骨痛膏贴敷。血不荣筋者可用五加皮汤煎水熏洗。

(四)针刀治疗

对症状严重、反复发作或触及硬结者,可选用针刀治疗。无菌操作下,触及内上髁最明显痛点,经痛点阻滞后,在进阻滞针处进针刀,刀口线与屈肌纤维走向平行,垂直皮面进针刀,直达骨面纵行剥离 2～3 刀,横行推移松解 2～3 次,若有硬结,行切开剥离。操作时必须避免损伤尺神经,特别应注意检查是否存在有尺神经先天性前置异常,若有应推开尺神经。只要针刀于内髁处旋前圆肌与桡侧腕屈肌的起点处刺入,一般不会损伤重要组织,此处也是本病的关键病变所在,在此处剥离二三刀常可起到良好效果。

(五)手术治疗

肱骨内上髁炎施行手术治疗很少应用,一般情况下多不易被患者接受。症状严重、反复发作者可选择手术治疗。取与内髁弧相平行的纵形切口,进入皮下,注意勿伤及前臂皮神经。手术的方法是剥离肱骨内上髁附着的屈肌总腱,局部有血管增生纤维化的病灶可适当切除,但术中应注意不得伤及深层的尺侧副韧带的前斜束,以免引起肘关节医源性不稳定。

第八节　肱骨外上髁炎

肱骨外上髁炎又称肱骨外上髁综合征、肱桡关节外侧滑囊炎、网球肘等,是肘关节外上髁局限性疼痛,并影响伸腕和前臂旋转功能的慢性劳损性疾病。本病属中医学"肘痹""肘劳"范畴。

一、病因、病理

本病的发生和职业工种有密切的关系,多见于木工、钳工、泥瓦工和网球运动员。当某种职业需要经常用力屈伸肘关节,使前臂反复旋前、旋后的人们,可由于劳损引起肌腱附着点的牵拉、撕裂伤,使局部出现出血、水肿等损伤性炎症反应,进而在损伤肌腱附近发生粘连,以致纤维变性。局部病理改变可表现为桡骨头环状韧带的退行性变性、肱骨外上髁骨膜炎、前臂伸肌总腱深面滑囊炎、滑膜皱襞的过度增生等。中医学认为,此由于损伤后淤血留滞,气血循行不畅,或陈伤淤血未去,经络不通所致,但气血虚亏,血不养筋常为其内因。

二、临床表现

一般起病缓慢,初起时在劳累后偶感肘外侧疼痛,延久则有加重。疼痛呈持续性酸痛,可放射至前臂、腕部或上臂,在屈肘手部拿重物时疼痛更加严重,但在伸直肘关节提重物时疼痛不明显,疼痛常在肘部受凉时加重。发病后肱骨外上髁部多不红肿,较重时局部有微热,压痛明显,病程长者偶有肌萎缩。

三、诊断要点

(1)本病好于前臂劳动强度较大的工种,多为中年人,右侧多见。

(2)肘部外侧疼痛,疼痛呈持续渐进性发展。在某些方面动作时疼痛加重,如拧衣服、扫地、端壶倒水等活动时。

(3)常因疼痛而使肘腕部活动受限,前臂无力,握力减弱,甚至持物落地。

(4)Mill征阳性,即前臂稍弯曲,手半握拳,腕尽量屈曲,前臂旋前,再将肘伸直,此时肱骨外上髁处明显疼痛。

(5)X 线片多为阳性,偶有外上髁部钙化斑及轻度骨膜反应。

四、针灸治疗

(一)毫针法

处方一:肩外陵(位于腋外线中点)。

操作:患者坐位,以 28 号 3 寸毫针呈 45°角向内斜刺,用泻法。每周治疗3 次,每次 30 分钟,10 分钟行针 1 次。5 次为 1 个疗程。

处方二:同侧膝阳关,配穴为犊鼻、阳陵泉、足三里。

操作:针刺上述穴位1.5～2 寸,得气后行提插捻转泻法,留针 20 分钟。每天 1 次,10 次 1 个疗程。

处方三:曲池穴外 0.5 寸(即肱骨外上髁内缘)为第一主穴,其上、下 0.5 寸处各配 1 穴。

操作:用 28 号 1.5 寸毫针直刺,施提插捻转手法,得气为止。每 10 分钟行针 1 次,留针40 分钟。每天治疗 1 次,7 次为 1 个疗程。

处方四:阿是穴、合谷。

操作:用单手进针法,刺入患侧合谷穴,左右捻转,得气留针。然后将另一支针用提捏进针法慢慢刺入痛点中心处,左右捻转数圈,接着略提针,针身呈斜形,针尖转变方向,向前、后、左、右各提插数次,出针。针刺时针尖要深入骨膜进行提插,隔天治疗 1 次。

(二)穴位注射法

处方:合谷、曲池、阿是穴。

操作:用醋酸泼尼松 25 mg 加 2％普鲁卡因 2 mL 做局部痛点和上述穴位注射,6 天 1 次。

(三)穴位埋线法

处方:肱骨外上髁压痛处。

操作:先在肱骨外上髁压痛最明显处做一标记,然后手持无菌血管钳夹住皮内针圆形针身,顺皮肤分布方向快速进针,小角度刺入后,与皮面平行推进,直至针体全部进入皮内,随后用胶布固定,3 天更换 1 次。

(四)头针法

处方:顶颞前斜线中 1/3 节段。

操作:在施术部位向悬厘穴方向进针约 1 寸,再向顶颞后斜线方向透刺1 针,进针 1 寸。用提插泻法,反复紧提慢按,直至患部疼痛消失或减轻,留针 1 小时以上,时间越长越好,每隔 10～30 分钟行针 1 次。

(五)穴位激光法

处方:局部痛点。

操作:用氦-氖激光器进行照射,波长 632.8 cm,可见红光,输出电流 15 mA,输出功率30 MW,照射距离 50 cm,光斑直径 1 cm,照射 20 分钟,每天 1 次。

(六)灸法

处方一:阿是穴。

操作:用隔药灸,将生川乌、生草乌、生半夏、川椒、乳香、没药、麻黄、生南星、樟脑等用白酒浸泡药酒,施灸前,取生姜切成厚约 0.3 cm,用药酒浸泡待用。在疼痛部位最明显处,根据痛处面积的大小,将药姜片 1～2 块平放于穴位处,上置艾炷点燃,每穴连灸 3 壮,2 天 1 次。

处方二:阿是穴。

操作:用麝香 1 g,硫黄 20 g,乳香、没药、血竭各 10 g 制成药锭施灸。先将硫黄于铜勺内熔化,次入乳香、没药、血竭熔化,最后入麝香,全部熔化后,倾注于一平板玻璃上。待冷却后,分成若干小块,装瓶密封备用。治疗时取一黄豆大小药锭置于肱骨外上髁压痛点处,明火点燃,使药锭熔化,略灼伤皮肤,速用一块5 cm×5 cm 胶布贴之,1 周施术 1 次。

五、推拿治疗

(一)按压弹拨法

操作:术者一手托患肘,拇指压于外上髁部,余指在内下做对抗握持。另手握患腕,逐渐屈肘,拇指用力按压外上髁前方,然后再伸肘,同时拇指向后下按压,弹拨伸腕肌起点 1 次,如此反复 4 次。

(二)理筋活络法

操作:在肘外侧部做侧摸,痛点部做指疗及揉捻法,使局部有发热感。然后用指按法点按曲池、外关等穴位,使之"得气",以达到行气活血、舒通经络的作用,医者与患者相对,一助手拿患者上臂,医者一手拿其患侧腕关节(右手拿患者右腕或左手拿患者左腕),另一手拿住肘部痛点,用屈肘摇法旋前及旋后摇晃肘关节 5～7 次,然后在拔伸下使肘关节屈曲,在旋后位使肘关节突然伸直,以撕破局部粘连。最后在局部用摩法、搓擦法理伤做结束手法。隔天 1 次,10 次为 1 个疗程。

(三)揉拨舒筋法

操作:让患者坐于治疗凳上,施术者用一手握住患肢腕部持定,用另一手反复捏揉肘部及上肢肌肉,理气活血,舒筋通络。再用拇指点揉抠拨曲池、曲泽、尺泽、肘髎、手三里等穴,并刮动肱骨外上髁和桡骨小头附近的压痛点,手法由轻逐渐加大用力。再用一手握住肘部,另一手握住腕部,反复做伸屈旋摇活动肘关节,各十多次。最后,用拍打法,反复拍打肘及上肢肌肉。

第九节　肱二头肌长头腱鞘炎

肱二头肌长头腱鞘炎是因肩臂急、慢性损伤、退变及感受风寒湿邪等,致局部发生炎症、粘连、增厚等病理改变,引起局部疼痛和功能障碍的一种病症,称肱二头肌长头腱鞘炎。

一、病因、病理

肱二头肌长头腱起于肩胛盂上结节,向下越过肱骨头,穿过肱骨横韧带和肱二头肌腱鞘的伸展部,藏于结节间沟的骨纤维管内。沟的内侧为肩胛下肌,外侧的上部为冈上肌和喙肱韧带,下部为胸大肌覆盖。关节囊伸入结节间沟,肌腱受滑膜包围。横跨结节间沟的韧带,称肱骨横韧带。肱骨横韧带为肱骨的固有韧带。该韧带有一部分与关节囊愈合。结节间沟与肱骨横韧带围成一纵行管道,管道内有肱二头肌长头腱。肱二头肌长头腱较长,可分为三部分。上部分称关节内部分,由肩胛骨盂上结节至结节间沟上界之间。中间部分称管内部分,走行于结节间沟内,外包裹滑膜鞘。下部分称关节外部分,由结节间沟下界至腱与肌腹的移行部。肱二头肌长头腱的关节内部分和管内部分表面均覆有一层滑膜层,滑膜层在肱二头肌长头腱盂上结节附着处附近与关节囊滑膜层移行。肱骨横韧带对固定肱二头肌长头腱和其他滑膜鞘起着重要的作用。

肩关节的直接外伤或肱二头肌的用力不当,可造成局部充血、水肿。如肩关节脱位或肱骨外髁颈骨折,均可导致该肌腱因牵拉,扭转而发生急性损伤。长期从事肩部体力劳动或过度运动,均可引起肱二头肌长头腱的慢性劳损。或由急性损伤失治转变而成慢性劳损。肱二头肌长头腱和腱鞘受结节间沟狭窄粗糙而面的机械刺激,加剧了肌腱与腱鞘的摩擦,使局部气血瘀滞,充血、水肿,使肌腱与鞘膜增厚,纤维管腔变窄,肌腱在管腔内滑动困难而产生症状。甚至局部发生粘连,影响关节的活动功能,从而继发肩关节周围炎。本病的病理变化是肌腱与腱鞘的损伤性炎症,表现为腱鞘充血、水肿、增厚、肌腱变黄,失去光泽,粗糙与纤维化。在肌腱与腱鞘之间,有时发生粘连形成。精血亏损:由于中年以后,肾气不足,精血亏损,筋脉失其濡养,则拘急挛缩。临床可见结节间沟粗糙或变窄,肩袖的退行性变等而导致本病。外感风寒湿邪:"风寒湿三气侵入经络,在骨则重而不举,在脉则血凝不流,在筋则屈而不伸……逢寒则急。"(《二因极 病证方论分》)机体感受风寒湿邪后,局部肌肉痉挛,缺血缺氧,筋脉挛急,从而导致本病的发生。

二、临床表现

肩部疼痛,活动时加剧。尤以外展外旋上肢,或伸肩时疼痛更甚。疼痛部位及压痛点,均在肱骨结节间沟处(肩髃穴),休息后症状缓解。本病好发于中年人,急性期主要表现为三角肌保护性痉挛,局部肿胀疼痛,常将上肢内收旋抱于胸前。检查局部可摸到捻发音,本病也可与肩关节周围炎等肩周病并存。

三、诊断要点

(1)病史:有急、慢性损伤和劳损病史,多数呈慢性发病过程。

(2)疼痛:开始表现为肩部疼痛,以后逐渐加重,最终出现肩前或整个肩部疼痛,受凉或劳累后加重,休息或局部热敷后痛减,肩部乏力。

(3)肿胀:在疾病初期,除局部疼痛外,可伴有轻度肿胀。主要为急、慢性损伤性炎症引起的局部充血和水肿所致。

(4)活动受限:肩关节活动受限,尤以上臂外展向后背伸和用力屈肘时明显,有时向三角肌放射。

(5)压痛:肱骨结节间沟处压痛明显,少数患者可触及条索状物。

(6)肩关节内旋试验及抗阻力试验阳性。

(7)X线检查:一般无病理体征。退行性变者,可发现骨刺、骨疣等,有助于对本病的诊断。

四、针灸治疗

(一)毫针法

处方:肩髃、肩髎、臂臑、曲泽、合谷。

操作:穴位常规消毒,毫针刺。中等强度刺激,平补平泻,留针 30 分钟(留针期间也可用 TDP 局部照射),每天 1 次,10 天为 1 个疗程。

(二)穴位注射法

处方:结节间沟处。

操作:用 5 mL 注射器,7 号针头,取 1% 普鲁卡因 3~4 mL,加醋酸泼尼松 1 mL,确定结节间沟,进针时针头向远侧倾斜与肩前约成 45°角,针尖斜面向下。针头经皮内、皮下及三角肌后在刺穿腱鞘时有韧性突破感,即达鞘内。如果注射时阻力很大,一般为刺入肌腱内。此时用手固定针头与注射器连接处,边注射边缓慢向外退出针头,当阻力突然消失,即为注射入鞘内。注射完毕拔出针头后,纱布覆盖针口,拇指沿肌腱纵向深部按摩及横向弹拨 10 分钟。若症状改善不明显,间隔 7 天再手法及注射 1 次,3 次为 1 个疗程,避免短时间内多次重复注射,治疗后在日常生活中避免肩关节过度活动。

五、推拿治疗

(一)捏揉点拨舒筋法

操作:让患者坐在治疗凳上,施术者站其伤侧。先用一手握住伤肢腕部提起持定,用另一手着力,反复捏揉肩部及上肢肌肉穴位,在肩井、肩髃、肩贞、肩髎、臂臑、臑会等穴处进行重点捏揉。再用拇指着力,反复点揉抠拨肩髃穴,手法由轻逐渐加大用力。再用一手着力,反复拿揉患侧肩及上肢肌肉、再用摇肩法,反复旋转摇动肩关节,旋转摇动的幅度逐渐加大。最后,用拍打法,反复拍打肩部及上肢四面肌肉 3~5 遍。用以舒筋通络,理气活血而止痛。

(二)按摩舒筋法

(1)擦法:患者取坐位,术者站其后外侧,一手托握住患侧上臂并命名其旋外,一手用掌擦法于肿胀处,以温热且有深透感为佳,随后在局部给予热敷。

(2)揉法:患者取坐位,患肢自然下垂,术者站其患侧,一足踩踏在患者所坐的凳上,用膝部顶托患臂的腋下,并使患臂架托在术者大腿的前侧,此时患臂已处于旋外部位。随后,医者一手用掌揉法施于肩前缘、肩髃、天府、天泽、曲泽、肱二头肌长腱附着处,另一手托握患者臂肘部做肩关节的旋外活动。

(3)拨法:用拇指指腹在压疼点处拨动,使用拨法时,应垂直于肌腱方向拨动,使该腱如同被动的琴弦一般。

(4)按法:患者坐位,术者站其前外侧,分别按揉天府、曲池、肩髃、肩髎肱二头肌长头腱的附着处。

(5)搓法:患者取坐位,患肢自然放松下垂,术者站于外侧,用搓法从肩向前臂方向移动,反复3～5次。

(6)抖法:术者双手握住患侧腕关节,做幅度小而频率快的抖法,抖动幅度以传至肩部为佳。

(三)揉按点穴法

(1)患者正坐,术者站于患侧,一脚踏在凳上,使患肢外展位放于术者大腿无端,术者一手固定患肢,另一手在患肩部施轻柔缓和的手法4分钟。

(2)患者承上势,术者用拇指细心地触摸到结节间沟和增粗变硬的长头肌腱,并沿其纤维方向做深沉缓和的顺理筋手法3分钟。

(3)患者承上势,术者一手置于肩前,一手放于肩后,双手掌根同时相对用力,揉按肩部3分钟。

(4)取肩贞、肩髎、天宗、曲池穴位,每穴点按1分钟以酸胀、重、麻得气为度。

(5)绷紧患肩前皮肤后贴消炎止痛膏,用三角巾悬吊制动休息。本法适用于治疗急性期肱二头肌长头腱鞘炎。

(四)搓揉舒筋法

(1)急性期:即有肿胀,疼痛剧烈者,应让患者暴露患侧肩关节。术者一手握住上臂下端并使之外旋,另一手在肿胀处施用擦法,擦法毕,局部给予热敷。

(2)慢性发作或急性期后,患者取坐位,患肢自然下垂,术者站在患侧,用滚或掌揉法于肩前缘,另一手握住腕关节,配合肩关节的外展和外旋。然后,术者托住患肢的肘部,并使肩关节处于外展位,另一手用拇指(或示、中)指指腹在压痛点,做按揉法和拨法。接上势,患肢自然放松下垂,术者立其外侧,从肩向前臂方向做患肢的搓法,继上势,术者双手握住患侧的腕关节做上肢抖法,抖动感直至肩部。

(五)拔伸抖拉法

(1)患者坐位,术者站其患侧,拿合谷、阳池、阳谷、阴池、小海各半分钟;以中指指端点按天鼎、缺盆、中府等穴。

(2)术者一手握住患者肘部,使其肩关节外展约40°,前屈90°;另一手拇指按在肱二头肌肌腱部,其余四指放在肩后,拿揉患者肱二头肌腿处3～5分钟。

(3)术者以拇指与食、中指,捏拿肱二头肌腱,并向上提位。

(4)术者一手拇指放于患者患侧之肱骨头后部,四指放其肩顶,另一手握其患侧腕部。先屈曲其肘,然后突然伸直拔伸,向前、后外侧 45°方向各拔伸 3 次,拔伸的同时,拇指向前推送肱骨颈的后侧。

(5)用擦法自肩前部至上臂、前臂反复操作 2～3 分钟。

(6)环转摇动肩关节前、后各 3 周。

(7)用双掌搓揉患侧肩部至肘,腕关节,然后抖拉上肢结束治疗。本法适宜于治疗多种原因导致的肱二头肌长头肌腱腱鞘炎。

第十节 桡骨茎突部狭窄性腱鞘炎

桡骨茎突狭窄性腱鞘炎是指桡骨茎突部位的腱鞘因运动时受到摩擦而发生炎症病变,引起腱鞘水肿、增厚、硬度增加,所致的肌腱活动障碍的一种疾病。本病好发于常用腕部操作的劳动者,女性发病率高于男性。

一、病因、病理

在腕桡骨下端茎突处有一腱鞘,鞘内有拇长展肌、拇短伸肌一起通过,进入拇指背侧。由于腱沟表浅而狭窄,底面突出不平,沟面又覆盖着伸肌支持带,因此在正常时,两腱只能紧密地通过这一坚韧的鞘内。若腕指经常活动或短期内活动过度,导致拇短伸肌腱及拇长展肌腱在腱鞘隧道中频繁活动,造成积累性劳损,使腱鞘组织纤维轻度撕裂,加上急、慢性寒冷的刺激,使肌腱与腱鞘发生炎性水肿。在水肿的吸收和修复过程中,腱鞘机化,腱壁肥厚,管腔狭窄,肌腱肿胀变粗而发病。

二、临床表现

临床患者腕部桡骨茎突处慢性疼痛及压痛,局部肿胀隆起功能障碍,腕及手指活动时疼痛加剧,并向手、肘、肩部放射。桡骨茎突部可触及硬块,狭窄严重时在桡骨茎突处可触及摩擦感,少数有弹响指,病久大鱼际有轻度萎缩。握拳试验阳性。X 线检查仅个别患者桡骨茎突处有轻度脱钙或钙质沉着现象。

三、诊断要点

(1)有外伤或劳损史。

(2)腕部桡骨茎突处慢性疼痛,进行性加重,可放射至全手、肩部及肘部。

（3）拇指及腕部活动障碍，拇指无力。

（4）桡骨茎突处轻度肿胀，局限性压痛，可触及一豌豆大的软骨样肿块。

（5）握拳试验阳性，检查时令拇指外展或屈曲内收置于掌中心，握拳并使腕部向尺侧倾斜，常引起剧烈疼痛，腕关节尺偏范围显著缩小。

（6）X线检查一般无异常。

四、针灸治疗

（一）毫针法

处方：阿是穴、阳溪、列缺、合谷。

操作：局部常规消毒。取阿是穴为主穴，以其为中心向四周透刺2～4针，顺腱鞘方向倾斜留针30分钟。阳溪穴直刺0.3～1寸，列缺穴针尖向外进针0.5～1寸，合谷穴直刺0.5～1寸，均以局部产生酸胀感为度，每天或隔天治疗1次，10次为1个疗程。

（二）穴位注射法

处方：阿是穴。

操作：局部常规消毒，将复方当归注射液2 mL注入痛点，每5天1次，5次为1个疗程。

（三）皮肤针法

处方：阿是穴。

操作：皮肤常规消毒，用皮肤针局部叩刺，以微出血为度。隔天1次，5次为1个疗程。

（四）耳针法

处方：腕区、神门、皮质下。

操作：耳郭严格消毒，用短毫针对准穴位阳性反应点快速刺入，行泻法捻转数秒，留针30分钟，每天1次，10次为1个疗程。

（五）耳压法

处方：腕区、神门，皮质下。

操作：取5 mm×5 mm胶布，中心置一王不留行籽贴压双侧耳穴，嘱患者每天自行按压3～4次，每次3分钟。每5天更换1次。5次为1个疗程。

（六）艾炷灸法

处方：阿是穴。

操作:取麦粒大小艾炷置于局部压痛点上,直接非化脓施灸,每次连续灸3～5壮,以皮肤发生红晕为度。隔天1次,5次为1个疗程。

(七)隔姜灸法

处方:阿是穴、列缺、阳溪、阳池、腕骨、合谷。

操作:切取厚约2分许的生姜1片,在中心处用针穿刺数孔,上置艾炷放在穴位上旋灸。每次选2～3个穴位,连续施灸5～7壮,以局部皮肤潮红为度。每天1次,5次为1个疗程。

五、推拿治疗

(一)理筋法

操作:患者取坐位,术者一手握住患手,另一手拇示指沿桡侧上下摩动,再用拇指指腹在有疼痛的硬结部位做横向推揉和弹拨,由轻到重,重复10～20次。每天1次,10次为1个疗程。

(二)弹拨法

操作:患者取坐位,患腕拇指向上,术者双手握腕,双拇指握稳在上,两拇指向相反方向用力,交错拨动数次,操作时可听到"吱吱"声音,重复操作:每天1次,10次为1个疗程。

(三)拔伸法

操作:患者取坐位,术者一手挟持患侧拇指近侧端,一手握住患部,相对用力拔伸拇指。握腕之手拇指在拔伸的同时按揉阳溪穴。挟持拇指的手在拔伸时,同时做拇指的外展、内收被动活动。再从第1掌骨背侧到前臂用擦法治疗,以透热为度。每天1次,10次为1个疗程。

(四)捏揉舒筋法

操作:让患者坐于治疗凳上,施术者先用一手握住患肢手部持定,用另一手着力,反复捏揉前臂桡侧及腕部桡侧肌肉韧带,在外关、偏历、列缺、阳溪等穴处,进行重点捏揉,再用拇指尖着力,在患肢桡骨茎突处,反复进行抠拨和刮动,拨离其粘连增厚之结节,刮其增厚之鞘壁,促使其肌腱活动畅通无阻。再用一手着力,捏住其拇指,反复进行掌屈背伸、内收外展,和反复旋转摇指活动。若属尺骨茎突狭窄性腱鞘炎,用一手握住患肢手部持定,用另一手拇指着力,反复抠拨和刮动尺骨茎突腱鞘之处,再屈伸拔伸牵拉旋摇小指,各反复数次。

第十一节　腕部扭挫伤

腕部有8块腕骨,分两行排列,近排腕骨与桡骨远端构成桡腕关节。尺骨远端由三角软骨与腕关节隔开。桡、尺骨远端由掌侧、背侧韧带所附着固定,构成下桡尺关节。腕部的结构较复杂,由于活动频繁,各种运动不慎或用力不当,均可造成腕部的损伤。

一、病因、病理

直接暴力的打击造成腕部扭挫伤;跌仆时手掌或手背着地,或用力过猛,迫使腕部过度背伸、掌屈及旋转活动,引起韧带、筋膜的扭伤或撕裂,从而造成腕部的扭挫伤。

二、临床表现

伤后腕部肿痛,或酸痛无力,功能障碍。若下桡尺关节韧带损伤,可扪及尺骨小头较小隆起,按压尺骨小头有松动感。

三、诊断要点

(1)有明显的外伤史。直接暴力的打击或跌仆滑倒时皆可造成腕部扭挫伤。

(2)轻者腕部疼痛无力,重则肿痛,局部瘀紫,压痛及功能活动受限明显。

(3)桡骨茎突疼痛及压痛多为桡侧副韧带损伤;尺骨茎突疼痛及压痛多为尺侧副韧带损伤;腕背伸疼痛或掌屈疼痛多为掌、背侧副韧带损伤或屈、伸肌腱损伤;前臂旋转疼痛并尺侧疼痛,多为腕部三角纤维软骨板损伤;不同方向有活动痛,也常可伴有腕骨间的错缝等。

(4)腕部扭挫伤要与无移位桡骨远端骨折、腕舟状骨骨折相鉴别。无移位桡骨远端骨折肿胀多不明显,压痛局限在桡骨远端;腕舟状骨骨折时,肿胀和压痛点局限在阳溪穴部位。

(5)必要时拍X线片,以排除骨折、脱位及骨病变。

四、针灸治疗

(一)毫针法

处方一:阳池、曲池、阿是穴。

操作:穴位局部常规消毒后,用1寸毫针刺入,待有酸、麻、胀等得气感后,留针30分钟。每天1次,6次为1个疗程。

处方二:外关、合谷、阳溪、曲池。

操作:穴位局部常规消毒后,用1寸毫针刺入,得气后留针30分钟。每天或隔天1次。

(二)穴位注射法

处方:压痛点、支沟。

操作:常规消毒后,用地塞米松6 mg和0.5%普鲁卡因2 mL混合,刺入所选穴位,待有酸胀等针感,回抽不见血,即注入药液。隔天1次,10次为1个疗程。

(三)耳针法

处方:腕、肾上腺、神门、皮质下。

操作:常规消毒后,用25号0.5寸毫针,对准上述穴位快速刺入,以不穿透对侧皮肤为度。用强刺激,每穴留针30分钟。每天1次,10次为1个疗程。

(四)皮肤针法

处方:患腕局部。

操作:皮肤常规消毒后,用梅花针在患腕局部做环腕叩刺,使局部皮肤发红并有少量出血点。

(五)灸法

处方:压痛点局部。

操作:取生川乌、生草乌各20 g,丁香、肉桂各10 g,樟脑40 g,共研细末,以米醋调匀,制成直径约1 cm、厚约0.5 cm的药饼,敷于患腕压痛最明显处,上盖纱布并以胶布固定。然后固定熏灸器,将艾条火头对准药饼熏灸40分钟,每天1次。

五、推拿治疗

(一)按摩舒筋法

操作:先点按痛点。然后摇腕,双手分握腕的尺、桡侧,在牵引下缓缓屈伸,左右摇动腕关节数次,以调理筋腱韧带及错缝。最后理筋,以切、捻、揉、分筋等手法理顺各部的韧带和肌腱。

(二)捏揉分拨摇腕法

操作:让患者坐于治疗凳上,施术者先用一手握住伤肢之手持定,用另一手反复捏揉推按患肢前臂及腕关节周围肌肉韧带等软组织及其穴位,对其损伤疼痛之处进行重点的推揉。若有粘连结节,可用指尖进行反复抠拨,使其缓解。再用双手分腕法,即用双手分别握住患肢手之大小鱼际,用双拇指着力,按于患肢腕背中央,反复向两侧分推。然后,顺势再做腕关节的掌屈、背伸、内收、外展和反复摇腕活动,各7~8次。

第十二节 腱 鞘 囊 肿

腱鞘囊肿是常发生于关节附近的囊性肿物,古称"腕筋结""腕筋瘤"。其多附着于关节囊上或腱鞘内,或与关节腔、腱鞘相通。囊肿可单独存在或几个连在一起,多见于腕、踝关节背侧面,其他如腕关节掌侧,指、趾背面与掌面及腕关节侧面与腘窝等部位亦可发生。

一、病因、病理

本病多由局部气血凝滞而成。常与劳损或外伤有关,亦有人认为是局部胶样变性所致。囊肿的外膜为纤维组织,内膜白而光滑,内为白色黏液。有时囊肿与腱鞘或关节腔相通,可能是关节或腱鞘内压力增加,造成关节囊或腱鞘膜向外突出所形成的疝状物。

二、临床表现

腱鞘囊肿患者以青壮年多见,女性多于男性。囊肿局部可见一个凸出体表的半球形或棱形肿块,起病缓慢或偶尔发现,很少有疼痛或轻度痛感,表面光滑,大多数柔软并有囊性感,少数质地硬韧。与皮肤无粘连,周围境界清楚,但肿块基底固定,几乎没有活动。发生于腘窝内的,直膝时可如鸡蛋大,屈膝时则在深处不易摸清楚。部分腱鞘囊肿可自消,但时间较长。

三、诊断要点

(1)可能有轻度外伤史。

(2)以 15~30 岁女性为多见。

（3）囊肿生长缓慢，呈圆形，触压时紧张、坚韧或软骨样硬，越小越坚硬，不与皮肤粘连。囊肿大小可随关节活动而有变化，如腕背部腱鞘囊肿，当腕掌屈时肿块突出，而背伸时则变化不明显。

（4）无自觉症状，关节活动时有微痛或不适。

（5）穿刺可抽出透明胶状黏液。

四、针灸治疗

（一）毫针法

处方一：囊肿点。

操作：用围刺法，在囊肿周围用普通针灸针穿透囊壁，多用对刺 4 针，中央 1 针。进针后，连续施以进退捻转数次，直至出现酸麻胀等针感后出针。拔针后在囊肿处加压，将囊肿内黏液挤出。每天 1 次，10 次为 1 个疗程。

处方二：囊肿中心及四周。

操作：局部消毒，医者持 30 号毫针沿囊肿边缘等距离进针，针尖要相互接触，针刺斜度不超过 15°。第 5 针直刺囊肿中央，针尖须深达囊肿基底部，留针 30 分钟，每隔 10 分钟以轻度手法捻针 1 次，有针感即可。每天针刺 1 次。

（二）火针法

处方：囊肿点。

操作：局部常规消毒后，用 26 号毫针在火焰上烧红，对准部位疾进疾出，在囊肿中央直刺 1 针，再自前后左右各向中央斜刺 1 针，深度以刺至囊肿基底部为最佳；然后用消毒干棉球在针孔四周挤压，可见无色或褐色的胶状黏液，液出净后，用消毒干棉球敷盖在囊肿部位上面，加压固定，3 天治疗 1 次。

（三）三棱针法

处方：囊肿最高点。

操作：局部常规消毒，用三棱针从囊肿最高点迅速刺入，刺破肿块后，用力马上加以挤压，囊肿内胶状黏液可随之从刺破的针孔溢出，囊肿即刻见消。随后用消毒后的干棉球放在原囊肿部位，视囊肿大小放 1 分、2 分或 5 分硬币于棉球上，胶布加压包扎 3～5 天。

（四）电针法

处方：囊肿点。

操作：囊肿局部皮肤以 75% 酒精消毒，在囊肿四周扎 3～4 针，针尖要穿透囊肿壁斜向囊肿基部,其正中部加扎 1 针至基部。接通 G－6805 治疗仪,用断续波,电流量以患者能忍受为度,留针 15 分钟。针后用酒精棉球加压按摩 3 分钟。每天 1 次。

(五)指针法

处方:囊肿局部。

操作:用拇指指腹按压在囊肿上,小囊肿用单拇指,大囊肿用双拇指,其余四指握住患者肢体,由小到大均匀加力揉挤,呈螺旋形疏导。当指下感到囊肿较前变软时,便猛加指力,挤压囊肿,至指下有囊肿破溃感受时,再由大到小地均匀减力,并以囊肿中心为圆心,向四周做划圆状揉按疏导 70 次。

(六)穴位埋线法

处方:囊肿点。

操作:彻底清洁消毒囊肿部位皮肤后,用 1% 利多卡因局部麻醉,经皮肤穿入 2 条 00 号丝线至囊肿内,两条丝线互成直角,并在皮肤表面打结。如囊肿较大,穿入缝线后可抽吸出内容物,用消毒敷料覆盖囊肿后,用纱布绷带稍加压包扎,一般性囊肿不必加压。一般 2 周后拆除缝线。

(七)穴位注射法

处方:囊肿局部。

操作:用当归注射液 2 mL,泼尼松 12.5 mg,加 1% 普鲁卡因 1 mL,做局部注射。由囊肿中心向四周分别注入药液,或先将囊肿锤破后再注入药液。

五、推拿治疗

(一)按揉挤压法

操作:让患者坐于治疗凳上,或卧于床上。施术者先用一手握住患肢之手固定,用另一手拇指着力,反复推按捏揉囊肿之处及其四周组织,摸清囊肿四周情况,拨离其周围粘连。再将患肢手腕尽量掌屈,以暴露其肿物,用拇指着力,按于囊肿之上,用爆发力猛力挤压囊肿之物,促使囊壁破裂,其胶状内容物流散于下皮下组织中,逐渐吸收。必要时可用双手拇指挤压,挤破之后,应再用力捻揉数次,使其内容物尽量溢出囊皮之外。也可用棉球加压包扎数天,以防复发。

(二)指压消肿法

操作:对囊壁薄者,可做指压法。如囊肿在腕背部,将手腕尽量掌屈,使囊肿更为高突和固定。术者用拇指压住囊肿,并加大压力挤破之。此时囊肿内黏液冲破囊壁而出,散入皮下,囊肿即不明显,再用按摩手法散冲活血,局部用绷带加压包扎 1～2 天。

第十三节　急性腰扭伤

急性腰肌扭伤为腰部的肌肉、韧带、筋膜等软组织在活动时因用力不当而突然损伤,可伴有椎间小关节的错位及其关节囊嵌顿,致使腰部疼痛并活动受限。本病中医称之为"闪腰岔气",多发于青壮年体力劳动者,临床上多见于搬运、建筑工人或长期从事弯腰工作、平时缺乏体力锻炼的人。损伤多发生于腰骶,骶髂关节或椎间关节两侧骶棘肌等部位。主要因外部暴力,以致筋脉损伤,气滞血瘀,气机不通而痛。

一、病因、病理

本病多为遭受间接外力所致,如搬运重物用力不当或体位不正而引起腰部筋膜部筋膜肌肉的损伤。急性扭伤多发生于腰骶、骶髂关节、椎间关节或两侧骶棘肌等部位。腰骶关节是脊柱的枢纽,骶髂关节是躯干与下肢的桥梁,体重的压力和外来冲击力多集中在这些部位,故受伤机会较多。当脊柱屈曲时,两旁的伸脊肌(特别是骶棘肌)收缩,以抵抗体重和维持躯干的位置,这时如负重过大,易使肌纤维撕裂;当脊柱完全屈曲时,主要靠韧带(尤其是棘上、棘间、后纵、髂腰等韧带)来维持躯干的位置,这时如负重过大,易造成韧带损伤。轻音可致骶棘肌和腰背筋膜不同程度的自起点撕裂,较重者可致棘上、棘间韧带的撕裂。腰部活动范围过大,椎间小关节受过度牵拉或扭伤,可致骨节错缝或滑膜嵌顿。另外,直接受暴力的冲击、压砸可造成腰部软组织的挫伤。

二、临床表现

本病多有外伤史,受伤时部分患者可感到腰部有"咯咯"响声,伤后立即出现一侧或两侧剧痛。腰痛不能挺直、俯仰屈伸,严重者转侧起坐甚至翻身时均感腰部疼痛异常。疼痛为持续性,活动时加重,休息后也不能缓解,咳嗽、打喷嚏、大声说话或腹部用力等均可使疼痛加重。患者站立时腰部僵硬,患者常以两手撑腰,行走时多挺直腰部、步态缓慢,卧位时常以手撑腰才能翻身转动。绝大多数患者有明显的局限压痛点,且由于疼痛可致不同程度的功能受限。本病多无下肢痛,但有可能出现反射性坐骨神经痛。直腿抬高试验可为阳性。

三、诊断要点

(1)多发于青壮年体力劳动者,有明显的外伤史。

(2)有明显的损伤部位,腰肌紧张,腰骶部有压痛、撕裂痛。

(3)患者腰部各方向的活动均受限。

(4)X线摄片检查多无明显异常,或可发现平腰、后突或侧弯变形,或两侧小关节突不对称,腰椎后突和侧弯,椎间隙左右宽窄不等。

四、针灸治疗

(一)毫针法

处方一:水沟。

操作:患者采取仰卧位或坐位,先用三棱针将患者上唇系带之粟粒大小的硬结刺破。穴位局部常规消毒后,再将上唇捏起,用缓慢捻进法或快速捻进法进针,针尖向上斜刺0.2寸,当局部出现麻胀或痛胀感觉时,继续捻针0.2～0.3寸,并嘱患者同时向左右前后活动腰部。留针15～30分钟,行针1～2次,6次为1疗程。

处方二:后溪。

操作:患者坐位,手半握拳。穴位常规消毒后,用1.5～2寸毫针刺入1.5寸左右,针尖向劳宫。留针15分钟,其间行针3次。同时令患者随意缓慢活动腰部,幅度逐渐加大。每天针刺1次。

处方三:外关。

操作:患者立位,穴位常规消毒后,用28号2.5寸毫针,垂直快速刺入,行提插、捻转手法,强刺激。得气后留针20分钟,每隔5分钟行针1次。留针期间让患者做俯仰、转侧、踢腿、下蹲等动作。

处方四:上都。

操作:患者取立位,手握空拳,掌心向下。局部常规消毒后,选用28号2寸毫针,针刺上部穴(在第2、3指掌关节间),向掌心方向刺入1～1.5寸,行捻转补泻手法、得气后留针20分钟,让患者做俯仰、转侧、踢腿、下蹲等动作,以患者出汗为度。

处方五:飞扬。

操作:患者坐位,取健侧飞扬常规消毒,用28号2.5寸毫针直刺2寸,中等刺激。边捻针边嘱患者活动腰部,留针20～30分钟,其间行针3次,每次运针

1 分钟,每天 1 次。

处方六:龈交。

操作:取龈交穴(上层系带与齿龈交接处,腰扭伤者多在此处出现一米粒大白色小结),用新洁尔灭消毒,取 30 号 1 寸毫针在小结后侧沿口唇方向水平进针,行快速捻转强刺激。留针 5~10 分钟,其间嘱患者活动腰部,幅度逐渐加大。

处方七:水沟、养老、腰痛点。

操作:穴位常规消毒后快速进针,得气后边行针,边令患者活动腰部,如前后屈伸、左右侧弯等动作,运动幅度由小到大。留针 15 分钟,其间行针 2~3 次,用捻转提插泻法针感以患者耐受为度。若针刺疗效欠佳,可在患部加拔火罐 10 分钟。

(二)刺络拔罐法

处方:阿是穴、委中。

操作:患者俯卧,严格消毒局部皮肤后,医者持三棱针在痛点散刺(豹纹刺),在委中穴点刺出血数滴,然后在痛点行拔罐术(用大号罐),每次留罐 10~15 分钟,每天 1 次,5 次为 1 个疗程。散刺须做到浅而快,点刺委中穴出血不宜过多。

(三)手针法

处方一:扭伤 1、扭伤 2。

操作:取穴(扭伤 1 在示指与中指掌骨间隙;扭伤 2 在中指与无名指掌骨间隙)后常规消毒,用 30 号 2.5 寸毫针沿掌骨间隙平刺 1.5~2.5 寸,提插捻转使酸胀感传至腕部,留针 20 分钟,间隔 5 分钟捻转 1 次,并嘱其活动腰部,幅度由小列大。

处方二:第二掌骨侧腰穴。

操作:常规消毒后,沿着压痛最明显处的第 2 掌骨拇指侧边缘垂直刺入。进针后,轻轻捻转,立即产生局部较强的胀、麻、酸、困感,并向发病部位传导。2~5 分钟后患者即感患部轻松舒适,留针 15~30 分钟(令患者活动腰部)。每天 1 次,5 次为 1 个疗程。

(四)电针法

处方一:条口透承山。

操作:用 5 寸毫针,分别取双下肢的条口刺向承山,使针感传至足后跟,接上 G—6850 型治疗仪,电流强度以患者耐受为度,脉冲率与心率大致相同,并让患者弯腰,做前后左右旋转摇动,治疗 20~30 分钟。

处方二:夹脊穴。

操作:根据腰部位的不同,取患侧或双侧相应部位的夹脊穴,用28号3寸毫针稍偏向内侧进针2~3寸,局部酸胀感或有麻电感向下肢放散。如治疗棘间韧带扭伤,可向棘间韧带方向进针1~1.5寸,局部酸胀向四周放散。接G-6805型治疗仪通电。主穴接负极,配穴接正极,选断续波,频率为200~250次/分,通电20~30分钟。

(五)头针法

处方:双足运感区,或配上1/5感觉区。

操作:患者取坐位。医师严格消毒穴位后,用26号2~3寸毫针,沿头皮斜刺一定深度后,以每分钟150~200次的频率持续捻转2~3分钟,嘱患者顺势活动,间隔10分钟,再按上法反复运针3次,留针30~40分钟。

(六)耳针法

处方一:神门。

操作:患者取坐位,医师用0.5寸毫针,严格消毒穴位后,在神门附近的痛点进针,行中等强度刺激3~5分钟。如疼痛减轻不明显,留针10分钟,并间歇加强刺激。

处方二:阿是穴。

操作:患者取坐位,医者在两耳的耳郭正中间,与耳轮脚成一水平线处找痛点,如痛点不明显即在对耳轮正中间严格消毒后针刺。采用强刺激,进针后频频捻针,以患者能耐受为度,并嘱患者活动腰部,留针20分钟。

(七)耳压法

处方:腰、骶、腰椎、肾、神门。

操作:将耳部常规消毒后,在上述穴位附近探查敏感点,将王不留行籽贴附在小方块胶布中央,贴敷于耳穴上。嘱患者每天自行按压数次,3~5天复诊后更换穴位或酌情增减。

(八)眼针法

处方:中焦区、下焦区、肾区、膀胱区以及球结膜毛细血管形状变化的相应区域。

操作:患者仰卧位,穴位常规消毒后,医师用30号或32号0.5寸长毫针,左手按压眼球保护,右手持针横刺,循眼针分区顺序方向刺入,不施补泻手法,起针时用棉球压按片刻。

(九)鼻针法

处方:腰三点(鼻下缘中央一点,鼻翼上方左右各一点)。

操作:穴位消毒后,用毫针垂直依次刺入鼻合各穴,进针深度以不穿透鼻骨为度,运用中等强度刺激,得气后留针15~30分钟,每5分钟行针1次。留针期间令患者活动腰部。

(十)穴位注射法

处方一:腰阳关、命门、腰眼。

操作:穴位常规消毒后,用注射器在消毒的空盐水瓶内抽取空气,每穴各注入空气2~10 mL,隔天治疗1次。

处方二:气海俞。

操作:用20 mL注射器接7号针头,抽取5‰葡萄糖氯化钠15 mL,于患侧气海俞快速进针,针尖向内下,直达肌肉深层,回抽无血即快速注射,患者身觉有电麻感,并向周围和臀部放射。每天1次,7次为1疗程。

(十一)火针法

处方:腰阳关、承山。

操作:穴位严格消毒后,用自控弹簧火针,针体直径1.5 mm,把针体在酒精灯上烧灼待针尖红而发亮时,准确刺入腧穴,疾刺快出,针刺深度2~3 mm。需要时隔天再针1次。

(十二)足针法

处方:22号穴(行间与太冲之间)。

操作:取两足背22号穴附近压痛最明显的部位。常规消毒后,用0.5寸毫针捻入,并轻轻捻转,同时嘱患者活动腰部,每次2~3分钟。

(十三)灸法

处方:肾俞、大肠俞、命门、阿是穴。

操作:将生姜50 g捣如泥,樟脑粉10 g,纱布10 cm×10 cm备用。治疗时先用温水浸湿纱布,拧干拉平,置于所取穴位上,将生姜泥铺于纱布上,厚约1 cm,压平。将樟脑粉分为5份,每份2 g左右。每次取1份均匀地撒在生姜泥上,点燃樟脑燃灸。灸完1次,接着再放1份,直至灸完5次为止。

五、推拿治疗

(一)旋转复位法

操作:先揉搓双侧腰部肌群,使痉挛缓解,减轻复位的阻力,再根据棘突偏移方向作逆向旋转复位。当听到清脆的"咯"的一声轻响即说明已复位,最后做同样的检查核实复位情况并做揉搓手法松解双侧肌群以收功。

(二)三搬三压法

操作:患者取俯卧位。先用搬肩压腰法:术者一手以掌根按压患者第四、五腰椎,另一手将对侧肩部搬起,双手同时交错用力,左右各1次。再用搬腿腰法:术者以一手掌根按压患者第三、四腰椎,另一手托住患者膝关节部,使关节后伸至一定程度,双手同时相对交错用力,恰当时可听到弹响声,左右各做1次。最后用双髋引伸压腰法:术者一手以掌根按压患者第三、四腰椎,另一手与前臂同时将双腿抬起,先左右摇摆数圈,然后上抬双腿,下压腰部,双手交错用力。

(三)揉按拿捏法

操作:让患者俯卧于治疗床上,施术者先用双手掌着力,反复揉按脊柱两侧肌肉,在腰椎扭伤之处及其周围做重点揉按。再用双手拇指着力,反复点揉脊柱两侧肌肉及华佗夹脊穴,并在腰部扭伤之处及其周围进行重点点揉,用以理气活血,舒筋通络,放松肌肉。再用斜扳法和侧扳法,活动腰部各大小关节,再用双手拿揉法,反复拿揉腰椎两侧肌肉,并重点拿揉扭伤之处。再用拇指点揉委中、承山等穴。最后,用拍打法,拍打腰背及下肢后侧肌肉。

(四)理筋止痛法

操作:患者正坐,术者坐其背后,以双手拇指触摸棘突,找到棘上韧带剥离处,嘱患者稍向前弯腰,术者一手拇指按在剥离的棘上韧带上端,向上推按牵引;另一手拇指左右拨动已剥离韧带,找到剥离面,然后顺脊柱纵横方向由上而下顺滑按压使其贴妥。术后避免腰部旋转活动,暂不做身体屈曲运动。

第十四节 腰 肌 劳 损

腰肌劳损是指腰部积累性的肌肉组织的慢性损伤,是引起慢性腰痛的常见疾病之一。病变主要在腰部深层肌肉纤维及筋膜组织,好发于腰背部、骶髂部及髂嵴部,多见于青壮年。发病原因多因损伤、受寒冷刺激、风湿病、脊椎病或慢性感染而引起。

一、病因、病理

引起腰肌劳损的原因较多,若劳逸不当、气血筋骨活动不调,或长期腰部姿势不良、长期从事腰部持力及弯腰活动,或长期在潮湿、寒冷的环境下生活、工作等,可引起腰背肌筋膜损伤,产生慢性疼痛。部分患者由于急性腰肌劳损缺乏充分的治疗或治疗不及时,使肌肉,筋膜因损伤而出血、渗液,产生纤维性变,导致肌肉、筋膜粘连,造成腰背痛。另外,先天性脊柱畸形、老年性驼背、脊椎骨折畸形愈合力线不正、肌肉韧带牵拉力不协调、脊椎稳定性减弱,或下肢功能性缺陷,如小儿麻痹症、股骨头无菌性坏死、髋关节结核等,走路姿势不平衡,致腰肌劳损,出现腰痛。

二、临床表现

部分患者有腰急性扭伤史,腰背部酸痛或胀痛、隐痛、重坠痛是本病主要症状,时轻时重。经常反复发作,休息后减轻,常感弯腰动作困难,怕做弯腰动作,弯腰稍久疼痛即加速,有时用拳叩击腰部可使疼痛减轻。与天气变化和居住环境有关,每遇阴雨寒冷天气,环境潮湿或受风寒湿侵害侵袭时疼痛加剧。

三、诊断要点

(1)腰部隐隐作痛,时轻时重,反复发作。

(2)慢性腰痛,休息后减轻,劳累后加重,适当活动或变换体位时减轻。

(3)弯腰工作困难,若勉强弯腰则疼痛加剧。

(4)常喜双手捶腰,以减轻疼痛。

(5)可出现臀部及大腿后侧上部胀痛。

(6)检查时脊柱外观多属正常,俯仰活动多无障碍,一侧或两侧骶棘肌处、髂骨嵴后部或骶骨后面腰背肌止点处有压痛。

(7)X线检查可显示腰椎侧弯、平腰,或见第五腰椎骶化、第一骶椎腰化、隐性脊柱裂等先天变异,或见腰椎有骨质增生等。

四、针灸治疗

(一)毫针法

处方一:肾俞、气海俞、大肠俞、志室、命门、腰眼、腰阳关及相应的夹脊穴。

操作:穴位常规消毒后,用1寸毫针向脊椎方向针刺,用中强刺激,留针20分钟,每天1次,6次为1疗程。

处方二:天柱。

操作:患者端坐微垂首,在双侧天柱穴稍做点按后,用 30 号 1 寸毫针迅速进针 0.5~0.8 寸,针尖向椎间孔方向。进针后不做任何提插捻转等手法。边留针边嘱患者站立,活动腰部,范围由小到大。留针 20 分钟,每天 1 次,8 次为 1 个疗程。

处方三:手三里与曲池连线之中点。

操作:患者取立位,手半握拳端平,针刺深约 1.5 寸,针感酸、麻、胀、重。针后同时加腰部活动,主要向疼痛方向。留针 20 分钟,注意右侧腰痛取左侧穴位,左侧腰痛取右侧穴位,中间腰痛取左侧穴位。取针后患者腰腹前方,用 手按扶在肩前部,另一手按扶在髂骨后外侧部,双手对称地施以反旋转动,使腰部旋转,直至最大限度。

(二)穴位注射法

处方:阿是穴。

操作:用 10% 葡萄糖注射液 10~20 mL 或加维生素 B_1 100 mg,在肌肉痉挛压痛处按一针多向透刺原则,分别向几个方向注入药液,将 50% 葡萄糖注射液 5 mL 加妥拉苏林 5 mg 或 5% 当归注射液 2~4 mL,注入压痛最明显处。3~4 天 1 次,10 次为 1 个疗程。

(三)刺络拔罐法

处方:肾俞、腰阳关、次髎。

操作:患者俯卧,皮肤严格消毒后,医者持三棱针在痛点散刺(豹纹刺),刺出血数滴,然后在痛点行拔罐术(用大号罐)。每次留罐 10~15 分钟,每天 1 次,5 次为 1 个疗程。

(四)灸法

处方:阿是穴、命门、肾俞。

操作:将当归、白芍、红花、续断、狗脊、公丁香、桑白皮、升麻、川芎、木香各 10 g,没药、乳香各 6 g,全蝎 3 g 共研细末,同时以 75% 酒精调制成厚约 3 cm 的药饼,并用细针在药饼上戳数孔,置于命门、肾俞及阿是穴,再放上艾炷点燃隔药施灸,每穴 5~7 壮。每天 1 次,10 次为 1 个疗程。

(五)针挑法

处方:阿是穴。

操作:患者取两腿跨骑坐位,俯伏椅背上,皮肤常规消毒后,用 0.5%~1% 普鲁卡因在穴位上注一皮丘。左手持消毒棉签,右手持特制钢针挑开皮肤,挑起皮下丝状纤维样物,拉出剪掉,一般只挑皮下纤维样物,也可深达筋膜层。术毕以1片生姜盖上,再贴上跌打风湿膏药。4～7天1次,8次为1个疗程。每次挑2～4穴为宜。

(六)耳针法

处方:腰椎区、腰痛点、神门、皮质下、肾上腺。

操作:严格消毒耳郭,快速进针,捻转片刻后留针15～20分钟。每天1次,无效时可埋针1～7天。

(七)耳压法

处方:腰、肾、肛、神门。

操作:将王不留行籽按压在腰、肾、肛、神门等穴位上。3天1次,1个月为1个疗程。

五、推拿治疗

(一)舒筋理筋法

操作:患者取俯卧位,先使用点穴、擦法、揉按等手法,舒筋活络。先从胸椎至骶部两侧,自上而下点按华佗夹脊诸穴及委中穴,再在局部由轻渐重地施以擦法。最后在疼痛处用掌根进行揉法。揉时配合拨络法,然后以双手相叠沿脊柱及其两侧自上而下施按法。

(二)揉拍止痛法

操作:让患者俯卧于治疗床上,施术者先用双手掌着力,反复揉按脊柱两侧肌肉,边揉边向下移动,直达骶部,反复3～5遍。再用双手拇指着力,反复点揉脊柱两侧肌肉及华佗夹脊穴,并重点点揉腰椎两侧肌肉穴位。再用双拳擦压法,反复擦压脊柱两侧肌肉及其经络穴位,反复3～5遍,并重点擦压腰椎两侧肌肉穴位。再用双手拿揉法,反复拿揉腰椎两侧肌肉及其穴位,对其疼痛之处进行重点拿揉。再用拇指点揉环跳、承扶、委中、承山等穴。最后,拍打腰背及下肢后侧肌肉。

(三)弹经活络法

操作:患者俯卧,术者立于患者足下,弹左足用右示指,弹右足用左示指放在昆仑穴上,向下用力压,然后向外踝方向滑动,术者感觉指下有一根筋在滚动,患者感觉麻、痛或触电感向足心放散,左右昆仑各弹拨3次。

(四)摖按揉推法

操作:患者俯卧,先沿双侧骶棘肌自上而下施行摖法,再在腰部终痛处及其周围施行按摖法或一指推法,配合按压肾俞、大肠俞、阿是穴。根据具体情况,适当配合相应的被动运动。

第十五节　胸椎间盘突出症

胸椎间盘突出症(TDH)在临床上并不多见,尤其是症状性胸椎间盘突出症,其发病率占整个脊柱所有椎间盘突出症的 $0.25\%\sim0.75\%$。虽然其发病率低于颈椎病和腰椎间盘突出症等疾病,但该病多进行性发展,致残率较高,手术难度和风险大;此外,其临床表现较为复杂且缺乏特异性,容易造成延误诊断或漏诊。

一、病因

胸椎退变、外伤、脊柱畸形等是导致胸椎间盘突出的直接原因或诱因,一般认为胸椎间盘突出症是在胸椎间盘退变的基础上发生的,而创伤可能与发病密切相关。但其确切的病因目前尚不明确,多数学者主张胸椎间突出症的发生和发展是多种因素共同作用的结果。

(一)积累性力学损伤

理论上,胸椎间盘突出症可以发生在胸椎的任一节段,但研究发现椎间盘突出以下胸椎为多,T_8 水平以下约占 75%,而 T_4 水平以上则相对较少。这主要与下胸椎为应力集中部位,容易遭受损害有关。胸椎上 10 节胸椎与肋骨和胸骨一起组成了笼状结构,笼状结构增加了胸椎的稳定性,同时也限制了椎间活动。而笼状结构外的下胸椎因肋骨限制减少,活动度较大,且笼状结构内的脊柱作为一个整体运动,容易使位于胸腰段结合区的下胸椎处于应力集中,使其容易遭受较强的应力作用,进而产生急性或慢性的椎间盘损伤。此外,在上中胸椎区域的胸椎间盘突出症发病率男性与女性类似,而在下胸椎区域的胸椎间盘突出症发病率男性明显高于女性,这可能与男性在工作和生活中常常承受重体力劳动引起的力学损伤有关。

(二)慢性退行性变

临床研究表明,胸椎间盘突出症好发于中老年,90%患者的发病年龄在30～70岁之间,平均年龄为51.4岁,一般病史较长,逐渐加重,部分患者合并颈椎、腰椎间盘突出,尤其是下胸段椎间盘突出症患者更为常见。该病通常合并胸椎椎体后缘骨赘、小关节增生和脊柱韧带肥厚等脊柱退变,这些特点与慢性退行性变一致。病理学研究发现,胸椎间盘突出与颈椎间盘突出一样,也是在椎间盘退变的基础上发生的。一般椎间盘内钙化的胸椎间盘突出常常有临床症状,但这很难解释为何上胸椎椎间盘突出极为少见。

(三)创伤

研究发现50%的胸椎间盘突出症与创伤密切相关。当纤维环急性损伤时,脊柱屈曲和扭转负荷的结合力可致后部髓核突出。而在临床工作中,真正能追问出有创伤史的病例极少,因此对于创伤是否真正参与了胸椎间盘突出症的发病尚存在着争议。临床上对于创伤往往只注意到椎体的骨折,而容易忽视椎间盘髓核和终板的损伤情况。终板发生损伤后,从椎体到椎间盘的营养通路受阻,椎间盘的营养障碍进一步加剧了椎间盘退变的过程,加上原有椎间盘纤维环部分损伤或后纵韧带断裂,容易导致椎间盘突出。

(四)脊柱后凸

脊柱后凸可引起胸椎间盘突出,尤其是后凸畸形的顶点部位容易出现髓核脱出压迫神经的现象。近期的研究结果表明,胸椎间盘突出症与休门氏症及不典型休门氏症之间存在明显的相关性,而休门氏症即为青年性脊柱后凸。该研究发现,胸腰段椎间盘突出相应及邻近节段的脊柱后凸角度显著大于正常人群,这可能导致局部应力增加,加速椎间盘的损伤。脊柱后凸时,脊髓通常移向前方,此时若合并椎间盘突出,则更容易产生或加重对脊髓的压迫。此外还有研究发现,椎体发育欠佳、椎体楔形改变、骨骺破坏、后缘离断,很可能导致脊柱后凸并加速椎间盘的退变,但脊柱后凸与椎间盘突出发生的先后关系尚不能确定。

二、病理

由于胸椎椎管相对较小,脊髓在椎管内的缓冲间隙也小,胸椎生理后凸使脊髓前间隙相对较小,因此程度较轻的椎间盘突出即可产生压迫。胸椎间盘突出后,椎间盘本身及其邻近的组织结构均可发生各种继发性病理变化。

正常椎间盘没有血管组织,其营养供应主要通过两个被动途径扩散而获取:

一是终板途径,即椎体内血管的营养物质通过骨髓腔-血管-软骨终板面扩散到椎间盘,营养髓核与纤维环内层;二是纤维环途径,即纤维环表面血管营养纤维环外层。软骨终板既具有屏障功能,又有营养中介作用。椎体骨-软骨终板-椎间盘界面的通透性决定于软骨终板与椎体之间血管的多少。软骨终板硬化、钙化、增厚后导致椎间盘血供减少,同时妨碍废物的排除,使乳酸浓度升高,pH 降低,加速细胞凋亡或死亡,并形成恶性循环,导致基质降解。终板内软骨细胞可以合成髓核基质,产生黏多糖,软骨终板钙化减少了终板为髓核产生的黏多糖,使髓核含水量降低,导致椎间盘进一步退行性变。同时,基质降解酶在椎间盘变性中发挥着重要作用,影响着基质的合成和破坏平衡,这一调控基质代谢的酶系统包括:金属蛋白酶、蛋白多糖酶、弹性蛋白酶、金属蛋白酶组织抑制因子等。在发生变性的椎间盘中蛋白多糖含量逐渐下降,水含量明显降低,胶原类型发生转换。此外,炎症物质、细胞因子既是椎间盘发生变性的病理产物,又是进一步促进其退行性变,参与椎间盘发生突出并产生临床症状。

胸椎间盘突出可通过对脊髓的直接压迫以及影响脊髓的血供和静脉回流而产生一系列症状,由于胸段椎管间隙小,胸脊髓血供差,胸椎间盘突出所造成的脊髓损害往往较为严重,其病理改变可由间盘组织或后方皱起的黄韧带直接压迫而造成。而胸椎间盘侧方突出可直接压迫神经根,中心型突出亦可向后压迫推移硬膜囊牵拉神经根,神经根受椎间盘组织的直接压迫或神经根受牵拉导致炎症反应,出现根性疼痛。

三、症状

胸椎间盘突出症发病隐袭,多数慢性起病,少数患者有外伤史,可能出现急性发病,引起神经症状甚至瘫痪。该病的临床表现复杂多样,缺乏明确的症状不适,症状比较模糊,容易造成误诊。慢性起病者早期多缺乏典型的疼痛或神经功能损害症状,许多患者被误诊为心血管、消化道、泌尿生殖系统或精神病等疾病,甚至还采取了不必要的胸部或腹部手术治疗。

临床上根据突出的解剖位置不同,将胸椎间盘突出症分为中央型、旁中央型、外侧型和硬膜内型。其中,中央型和旁中央型突出约占整个胸椎间盘突出症的 70%,硬膜内型突出罕见。高位中央型突出,主要表现为脊髓压迫综合征、脊髓病变;低位中央型突出,主要表现为圆锥或马尾受压的表现,出现马尾综合征,表现为背部、下肢痛合并括约肌松弛、大小便功能障碍;外侧型突出压迫神经根,主要表现为根性痛症状,伴或不伴脊髓压迫症状,出现放射痛、肋间神经痛、感觉障碍等。然而,这些症状早期并不典型,可以单独或合并存在,没有截然的界线,外侧型突出有时也可压迫脊髓而出现锥体束征,中央型突出又可间接牵拉神经根而导致神经根痛,这就给临床上进一步判断和诊断提供了挑战。

(一)疼痛

为常见的首发症状,其特点可为持续性、间歇性、钝性、锐性或放射性疼痛。根据突出的部位和节段不同,疼痛可呈轴性、单侧或双侧分布。少部分患者主诉为一侧下肢疼痛,易与腰椎间盘突出症相混淆;沿胸壁的放射性疼痛亦为常见的主诉。咳嗽、打喷嚏或活动增加均可加剧疼痛症状,而休息后上述症状可减轻。有时也会发生不典型的放射性疼痛,如 $T_{11\sim12}$ 的胸椎间盘突出症可表现为腹股沟及睾丸疼痛,易与髋部和肾疾病相混淆。发生在中胸段的胸椎间盘突出症可表现为胸痛和腹痛,而颈痛、上肢痛及 Horner 综合征并非都由颈椎病所致,也应考虑到 $T_{1\sim2}$ 椎间盘突出症造成的可能。

(二)感觉障碍

感觉改变是仅次于疼痛的常见症状,尤其是麻木,也可表现为感觉异常及感觉迟钝。在没有疼痛症状的情况下,这些感觉障碍表现也许就是诊断胸椎间盘突出症的唯一线索。

(三)下肢运动障碍

部分患者早期仅表现为脊髓源性间歇性跛行、下肢无力、僵硬沉重感,可有或无疼痛、麻木,休息片刻症状减轻,严重者可出现瘫痪。这种瘫痪多为痉挛性,踝阵挛和髌阵挛阳性,深反射亢进,Babinski 等病理征阳性。值得注意的是,下胸椎胸椎间盘突出也可表现为迟缓性瘫痪,如足下垂。

(四)括约肌功能障碍

大小便功能障碍一般是脊髓功能损害的后期表现,少数有性功能障碍。有报道患者就诊时,60%患者主诉有运动和感觉障碍,30%患者主诉有膀胱功能障碍,其中 18%二便功能都出现障碍。

四、体征

胸椎管与颈椎和腰椎相比要小很多,胸椎管内的脊髓容易受压,但由于患者间的椎间盘突出程度和椎管容积大小存在差异,不同患者的临床体征也有很大的差异。

发病早期往往缺乏阳性体征,可仅表现为轻微的皮肤感觉障碍,但感觉丧失的范围不定,多数患者感觉丧失的范围位于压迫的平面以下。随着病情的发展,一旦出现脊髓压迫,则表现为典型的上运动神经元损害体征:①肌力减退:肌力减退除发生在腿部外,还可以出现下腹部的肌力减退,而且这种减退多为双侧性,近侧肌群和远侧肌群的肌力减弱程度通常是一致的。②多数患者可出现深反射亢进和病理反射阳性,也可出现踝阵挛或髌阵挛。③针刺痛觉或触觉减退,由于脊髓被挤压的部位位于脊髓前方,一般脊髓后方传导的神经功能如位置觉和振动觉通常可以很好地保留。④还可出现肌张力增高、肌肉痉挛和异常步态等。当病变位于 $T_{11\sim12}$、$T_{12}\sim L_1$ 时可以出现广泛肌肉萎缩、肌腱反射亢进或减弱、病理征阳性或阴性等上运动神经元和下运动神经元混合性损害的体征。当旁中央型突出较大时还可导致脊髓半切综合征,表现为病变节段以下同侧上运动神经元性瘫痪及触觉深感觉的减退,对侧病变平面 2~3 个节段以下的痛、温觉丧失。此外,在体格检查时,还可发现部分患者存在脊柱畸形,但局限性的脊柱后凸比较少见。

五、影像学表现

影像学检查是确诊胸椎间盘突出症的主要方法之一,常见的影像学检查方法对胸椎间盘突出症诊断的正确率差距较大。常规的胸椎 X 线平片对该病的诊断缺乏特异性,而脊髓造影、CT 扫描及磁共振成像(MRI)则相对较高。

(一)X 线平片

X 线平片若显示有椎体后缘离断、显著骨赘、椎间盘钙化、脊柱后凸或休门氏症样改变,对诊断胸椎间盘突出症有提示意义。相对于颈椎和腰椎间盘突出症,胸椎间盘突出症合并椎间盘钙化的概率要多一些,约占胸椎间盘突出症的50%,这是其影像学的一个特点。

(二)脊髓造影

脊髓造影的准确性要比胸椎 X 线平片高得多,但其敏感性仍较低,不足70%。目前采用水溶性非离子碘造影剂经腰穿逆行造影,小的椎间盘突出可表现为轻至中度造影剂充盈缺损,大的椎间盘突出表现为造影剂中断。但对于有些外侧型椎间盘突出,脊髓造影不能发现明显异常,易于漏诊,文献报道脊髓造影的漏诊率超过 30%。

(三)CT 扫描

由于胸椎管内脂肪组织较少,极少量的脂肪组织仅限于椎管背侧和椎间孔内,胸椎单纯的 CT 扫描对硬膜囊前方显影不满意,不易发现突出的椎间盘(图 8-6)。结合 CT 脊髓造影(CTM)则可清晰地显示脊髓受压程度和椎间盘突出的类型,普通脊髓造影不能发现的外侧型突出也能清晰显示。CTM 的敏感性及特异性可与 MRI 相媲美,但缺点在于该检查为有创性操作,尤其是需要医师划定较为明确的检查部位、进行多节段的横断扫描,否则容易漏检。

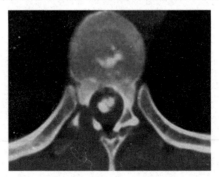

图 8-6 胸椎间盘突出症的 CT 表现

椎间盘突入椎管内,严重钙化

(四)MRI

MRI 的优势在于该检查本身无创,结合矢状面和横断面图像可更加精确地评价突出的椎间盘及对脊髓压迫的程度,同时可以了解有无脊髓变性,还有助于发现脊柱较大范围内多发的椎间盘突出,并与其他一些神经源性肿瘤相鉴别(图 8-7)。

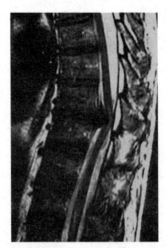

图 8-7 胸椎间盘突出症的 MRI 表现

$T_{9\sim10}$椎间盘突出,胸段脊髓严重受压变形

六、诊断

由于胸椎间盘突出症的发生率较低以及临床表现的多样性和不典型性,容易发生误诊或漏诊,该病的临床诊断往往富有挑战。近年来随着诊断技术的发展,尤其是 MRI 在脊柱外科的应用,本病的诊断准确率有了很大改观。

临床医师应提高对该病的认识,仔细询问病史和体格检查最为重要。对于40 岁以上的患者出现背痛或下肢痛、下肢进行性运动或感觉障碍、大小便障碍等,一旦确定有胸脊髓损害的症状或体征即应考虑到本病的可能,通过进一步的影像学检查以明确有无胸椎间盘突出的存在,多可得出诊断。

七、鉴别诊断

患者就诊时主诉较为杂乱且缺乏特异性,故应系统地从脊柱源性和非脊柱源性疾病的角度进行全面的评估。易与该病症状相混淆的非脊柱源性疾病包括有胆囊炎、动脉瘤、腹膜后肿瘤以及其他一些腹腔内和胸腔内疾病,而与该病有类似首发症状的脊柱源性疾病包括肌萎缩侧索硬化、脊髓多发性硬化、横贯性脊髓炎、脊髓肿瘤及动静脉畸形等。

当确定患者下肢有上运动神经元损害时要除外有无颈椎病可能;当下肢症状显著重于上肢时,除了考虑有颈脊髓损害,同时要考虑胸脊髓压迫的可能;当患者表现为广泛下运动神经元或混合性神经损害时,要考虑胸腰段脊髓压迫;当表现有脊髓损害但是并无显著压迫时,要除外脊髓血管畸形和其他脊髓疾病。

八、治疗

对于发病早期、症状较轻、无严重神经损害或锥体束征的患者,可以采用非手术治疗。具体措施包括卧床休息、避免过度负重和剧烈活动、避免外伤、减少脊柱的轴向载荷、限制脊柱的反复屈伸活动、佩戴胸腰骶支具等;同时配合应用非甾体抗炎药控制疼痛症状,还可进行热敷等。

对于青少年胸椎间盘突出症,椎间盘钙化后部分可以吸收,而中老年一般钙化不容易吸收,可根据病变的严重程度选择非手术治疗。轻微疼痛且药物治疗有效的患者可进行定期随访,如果症状继续发展或加重,则应建议手术治疗。

第十六节　髋部扭挫伤

髋部扭挫伤是指髋关节在过度内收、外展、屈曲及过伸活动时，髋关节周围肌肉、韧带及关节囊等，在外力的作用下扭挫造成撕伤、断裂或水肿，引起髋关节功能不同程度的障碍疾病，以青壮年多见。如运动中过度伸展、摔跤、蹲伤或自高处坠下等。临床根据损伤时间分为新鲜性扭挫伤和陈旧性扭挫伤两种，早期诊断和治疗效果迅速良好。

一、病因、病理

激烈运动时，髋关节活动范围大，致使肌肉、韧带造成撕裂或离断，局部组织水肿，甚至局部瘀血积滞，产生肿胀、瘀斑，脉络不通而疼痛，同时髋关节功能失调。高处坠落和蹲伤，多髋关节后侧臀部肌肉和腰部肌肉受挫伤，局部组织瘀血、疼痛，不能活动，甚至强迫体位。

二、临床表现与诊断

损伤后局部疼痛、肿胀，甚至产生瘀斑。被动活动时疼痛加剧。如蹲伤后臀部疼痛，轻度肿胀，压痛明显，屈髋时臀部疼痛而受限。腰部和臀部损伤，除局部症状外，偶可出现下肢不等长，也称长腿症或骨盆倾斜症，X线片只见骨盆倾而无其他异常。患肢呈保护性姿态，如跛行、拖拉步态、骨盆倾斜等。

三、治疗

(一)药物治疗

髋部扭挫伤后患者应卧床休息，并应以内服中药治疗为主。早期因瘀血积滞，脉络不通，应活血化瘀，通络止痛。可选用复元活血汤、桃红四物汤、血府逐瘀汤等。根据多年临床经验，早期常规处方用药是丹参、红花、赤芍、土鳖虫、川膝、当归尾、青皮、丹皮、金银花、蒲公英、甘草。体温高者可加紫花地丁、败酱草、臀部疼痛或骨盆倾斜者加桑寄生、续断。时间拖久者应活血通络、温经通络，上方去双花、蒲公英，加独活、鸡内金、木瓜。

(二)手法治疗

患者取俯卧位，术者在髋部痛点采用按揉、弹拨、拔伸等法及配合髋关节被动活动。患者仰卧,医师站在患侧,面对患者,于患处先用按、揉法舒筋,病情减轻后,再用弹拨手法拨理紧张之筋,以解除肌筋的痉挛。

第十七节　梨状肌综合征

梨状肌综合征亦称梨状肌损伤或梨状孔狭窄综合征,是指因梨状肌发生损伤、痉挛、变性以致梨状孔狭窄,从而使通过该孔的坐骨神经和其他骶丛神经及臀部血管遭受牵拉、压迫所产生的一种病症。本病以老年人多见。

一、病因、病理

梨状肌为臀中深层的一块小肌肉,起自骶骨前面的外侧面,由坐骨大孔穿出,将坐骨大孔分为梨状肌上孔与下孔,止于股骨大转子。主要协同臀部内外肌群其他肌肉完成大腿外旋动作。由于所处解剖位置重要,往往由于受到风寒侵袭或在某些动作,尤其在下肢外展、外旋再由蹲位变直立时,使下肢负重内收内旋易使梨状肌拉长、过牵而伤,均可引起该肌充血、痉挛、水肿、肥厚等无菌性炎症反应,从而刺激或压迫该部位的坐骨神经,产生以坐骨神经痛为主要症状的综合征,即梨状肌综合征。

二、临床表现

临床表现主要为通过梨状肌上、下孔的神经、血管及梨状肌本身损害的症状,其中最突出的是干性坐骨神经痛。起病可急可缓,病前多有外伤、过度体力劳动或受凉史。病程大多为慢性间歇性经过。通常累及一侧下肢。初期症状多为臀部钝痛、刺痛并伴有紧困、酸胀感,且疼痛常向大腿后侧、小腿后外侧及足背或足外缘放射,走路或其他体力活动时加剧。此外,有时疼痛尚伴有下腹部及会阴部感觉异常。

三、诊断要点

(1)大部分患者有外伤史或慢性劳损史,部分患者有夜间受凉史。

(2)自觉患肢变短,行走跛行。患侧臀部有深在性酸胀,伴有一侧下肢沿大腿后面、小腿后外侧的放射性疼痛,偶有小腿外侧麻木或足趾的麻木以及会阴部不适,走路时身体半屈曲,鸭步移行步态。

(3)腰部无畸形,无椎旁压痛点。患侧臀肌可有萎缩、松弛。梨状肌部位有压痛和放射痛,局部可有条索样隆起或弥漫性钝厚,肌肉松弛,沿坐骨神经可有压痛。

(4)直腿抬高试验60°以内疼痛明显,超过后疼痛反而减轻,下肢外展外旋时可引起坐骨神经痛。

(5)梨状肌紧张(内旋髋)试验:患肢向健肢上交叉(内收髋)试验时神经牵拉呈阳性。亦常见跟腱反射改变。

(6)腰椎摄片无异常。

(7)肌电图提示潜伏期延长,震颤电位等神经受损表现。

四、针灸治疗

(一)毫针法

处方一:主穴:环跳、秩边、居髎。配穴:疼痛沿下肢外侧放射者,加阳陵泉、丘墟;疼痛沿下肢后侧放射者,加委中、昆仑;疼痛沿下肢前面放射者,加足三里;腰痛者,加相应背俞穴。

操作:环跳穴直刺,针尖向外生殖器方向,深2～3.5寸,使局部酸胀或麻电感向下肢放散。秩边进针2～3寸,使局部酸胀,亦可再深刺,使之产生麻电感并向下肢放散。居髎针刺手法亦重,使得气感向四周扩散。每天1次,疼痛缓解后隔天1次。

处方二:阿是穴。

操作:用"合谷刺"法,患者侧卧,患侧在上,局部常规消毒,选28号2.5～3.0寸毫针,于患侧梨状肌走行部位压痛最明显处快速直刺至病所,行大幅度捻转提插手法,中强刺激量,使患者局部产生强烈的酸胀感,能出现抽动感放散至会阴部更佳。然后将针退至皮下,分别以45°左右的角度向左右深刺,行同样手法,待患者出现酸胀感至尾骶部和下肢即可出针。

(二)电针法

处方:主穴:梨状肌的体表投影部位。配穴:L_3～S_2夹脊穴、委中、承山、阳陵泉、绝骨、昆仑。

操作:用26号3寸毫针在体表投影最明显的压痛点上快速进针,使之得气,然后在该针左右两旁的梨状肌走行上分别再刺2针,亦使之得气,接上G-6805治疗仪,用连续波通电15～20分钟,隔天1次,10次为1个疗程。

(三)温针法

处方:主穴:患侧梨状肌中心点(或取病变部位的压痛点正中)。

操作:采用28～30号3寸长的毫针,在患侧梨状肌的中心点直刺1针,达到梨状肌部位后,用轻微小频率的提插捻转手法(补法),中强刺激。傍针距正中(左右上下均可,视病情、病位而定)3 cm处各斜刺1针,针向病所。深度与直刺正中针相同,产生针感后,再在齐刺3针的针柄上进行温针灸3～7壮,每次留针30分钟,每天1次,10次为1个疗程。

(四)刺络拔罐法

处方:阿是穴、委中。

操作:皮肤常规消毒后,针具选用梅花针,操作时右手握针柄的后段,示指压针柄中段,使用手腕之力在压痛点最明显处反复进行叩刺,待皮肤微出血时,再加火罐帮助淤血外排,留罐10～20分钟,起罐后在患部下肢委中穴处用三棱针点刺出血,待黯色血排净。见红赤血时即将消毒棉球按压在针孔上。隔天1次,7次为1个疗程。

五、推拿治疗

(一)点拨舒筋法

(1)患者俯卧,医者先用拇指指腹在梨状肌部位做与梨状肌走行垂直方向地拨动,拨动3～5次后,再用拇指点按梨状肌约1分钟。

(2)用示、中、环三指指腹从臀及大腿后中线,沿足太阳膀胱经由上向下依次拨动至腓肠肌下缘承山穴处,反复3～5遍。

(3)用拇指点按承扶、殷门、委中、阳陵泉、承山、昆仑等穴位。

(4)用掌揉法从臀部沿大腿后侧向下依次按揉至腓肠肌部,反复2～5遍。

(5)用掌拍法,由上向下拍数遍,最后抚下肢结束手法。隔天1次,不需辅助任何药物。

(二)搓揉按压法

搓揉按压法主要用于慢性梨状肌损伤。

(1)患者俯卧位,术者先按摩臀部、腰部痛点,可用搓法、揉法等,使局部有温暖舒适感。然后以指代针点按阿是穴以及痛点周围及下肢诸穴,如大肠俞、秩边、阳陵泉等穴。以局部有沉胀酸痛感为度,亦可用肘压法,按压痛部。

(2)医者可使用拨络法。用双手拇指推拨梨状肌,推拨的方向应与肌纤维行走方向相垂直,以剥离其粘连。

(3)可按照髋关节后侧部筋伤手法施用摇拨、屈按等手法以及"伸膝蹬空法"被动活动臀部肌群以及除其痉挛。

(4)最后用捋顺法、拍打法做结束手法。

(三)理筋通络法

让患者俯卧于治疗床上,施术者先用掌根着力,反复按揉搓摩臀部及下肢后侧肌肉。再用双手拇指着力,反复拿揉臀部梨状肌处,对其痉挛或粘连结节进行重点拿揉和拨离,促使其缓解,若其指力达不到,可用肘尖着力,进行反复点揉拨压梨状肌处及臀部和下肢穴位。再用手掌着力,反复按揉臀部及下肢后侧肌肉和穴位,并用掌推法,反复推揉臀部及下肢后侧。最后,用拍子拍打臀部及下肢后侧面。

第十八节　踝关节扭伤

踝关节扭伤主要是指踝关节内侧副韧带、外侧副韧带和下胫腓韧带的损伤。一般是骑车、上下楼突然跌倒或道路不平时由于踝关节不稳定而使其过度向内和向外翻转所致。临床分为内翻型和外翻型2种,以前者多见。本病可发生于任何年龄,以青壮年常见。运动员在进行田径、球类和体操等身体训练时,尤易发生此病。此外,踏空、高坠等均可导致踝关节扭伤。本病属中医学"筋伤"的范畴,是由于经筋损伤,脉络受阻所致。

一、病因、病理

踝关节扭伤的主要病因是前外侧的胫腓前韧带、内侧的三角韧带、内外侧副韧带等的损伤。多发生在行走过程中因道路不平或阻碍物不慎跌倒,或空中落地、站立不稳,下楼或下坡时失脚踏空,体育运动中撞跌摔地时,足部突然受到内翻和外翻的暴力所引起。踝关节的扭伤可引起软组织的急性损伤,当其处于跖屈位时,距腓前韧带与胫骨之纵轴走行一致,而且处于紧张状态,故在跖屈位受到内翻暴力时,首先发生距腓前韧带损伤;当踝关节于0°位受到内翻暴力时,可单纯发生跟腓韧带损伤,也可以是继发于距腓前韧带损伤之后,由外力继续作用所导致。距腓后韧带在外踝3组韧带中较为坚强,损伤极少发生,仅于踝关节极度背屈位而又受到内翻暴力时,才会损伤。外翻断裂时则合并有多踝或腓骨下端骨折,并可同时有下胫腓韧带损伤。

二、临床表现

踝关节扭伤之后踝部立即出现肿胀疼痛,不能走路或可勉强行走。伤后2～3天局部即可出现紫淤血斑。内翻扭伤时,多在外踝前下方肿胀,压痛明显。若将足做内翻动作时,则外踝前下方发生剧痛。外翻扭伤时,在内踝前下方肿胀,压痛明显。若将足做外翻动作时,则内踝前下方发生剧痛。轻者韧带受到过度的牵引而引起损伤反应;重者则引起完全或不完全的韧带断裂及关节脱位,若不及时处理或处理不当时,局部渗出液与淤血积聚,造成损伤组织愈合不良或结缔组织过度增生,以上因素均可导致局部的粘连,关节不稳和其他继发性病理变化。

三、诊断要点

(1)有明显的受伤史即踝关节扭伤史。受伤之后有局部肿胀、骤然疼痛和紫淤血斑,且行路时疼痛加剧。

(2)受伤后行走不利,伤足不敢用力着地,踝关节活动时损伤部位疼痛而致关节活动受限,患者跛行甚至完全不能行走。

(3)局部有明显压痛感。

(4)做与受伤姿势相同的内翻或外翻位X线摄片检查,一侧韧带撕裂显示患侧关节间隙增宽;下胫腓韧带断裂,则显示内、外踝间距增宽。

四、针灸治疗

(一)毫针法

处方一:丘墟透照海。

操作:使患足处于稍内翻位,于患足进针处常规消毒,毫针从丘墟刺入,针尖指向照海,缓慢提插进针,以患者有强烈的酸麻胀痛感为度。当在照海处可隐约摸到针尖,但针尖仍处于皮下时,即停止进针。于针柄处置艾条施温针灸法,换灸2次,每天或隔天1次。治疗10次左右即可。

处方二:健侧外关。

操作:以1.5寸毫针,快速刺入皮下,进针至0.5～1寸,患者得气后行平补平泻手法,强度以患者能耐受为度。留针过程中行针2～3次,并让患者自行做旋转踝关节的动作。每天或隔天治疗。

处方二:中渚、阳池。

操作:取患侧中渚穴与阳池穴,于常规消毒后快速进针直达皮下,待患者产生酸胀感后留针 20 分钟,留针期间辅以自行揉按,活动患部的动作。

处方四:大陵、内庭、侠溪、阿是穴。

操作:取健侧大陵、内庭、侠溪及疼痛局部,以 1.5 寸毫针快速刺入皮下,至 0.5~1 寸停针,有酸麻胀重等针感时即行平补平泻法,以患者能耐受为度,留针 20~30 分钟,行针期间嘱咐患者以踝关节旋转运动相配合。

处方五:第二掌骨桡侧末端"足端踝穴"。

操作:患者取坐位,将与病足同侧的手握空拳,放松肌肉,将虎口朝上,取足踝穴常规消毒后,垂直刺入 0.6~0.8 寸,并同时活动踝关节。

处方六:神门、阳谷、阿是穴。

操作:仰掌取神门,屈腕取阳谷,均取患处对侧穴位。常规消毒,以 1 寸毫针快速刺入穴位。针神门时,以神门透大陵,针尖指向大陵;针阳谷时,以阳谷透阳池,针尖向阳池方向斜刺。阿是穴采取平补平泻手法。提插捻针,得气后留针,并令患者做跳跃动作,以增强疗效。

处方七:阳池、阿是穴。

操作:取患者同侧阳池穴及局部阿是穴,常规消毒后快速进针,得气后留针,患者可配合自我按摩,使扭伤局部血液循环改善,淤血消散,则疼痛自除。

处方八:冲阳、足三里、八风穴、阿是穴。

操作:取患侧八风穴,配合冲阳,得气后留针 30 分钟,阿是穴行平补平泻法。

处方九:同侧腕关节对应点。

操作:常规消毒后,斜刺进针,得气后反复刮针柄,并活动受伤关节。

(二)耳针法

处方:耳穴踝、膝、神门、皮质下、肾上腺。

操作:外踝扭伤加健侧腕骨,骨踝扭伤加患侧阳溪透太渊。淤血肿痛者加耳尖穴,筋伤重者配肝,内伤者配脾。严格消毒后,以速刺法垂直刺入皮下 0.2~0.3 寸,以局部产生胀感、耳郭渐有热感为度,同时令患者活动扭伤的踝部,并逐步增大活动幅度。出针后,可由耳尖放血数滴,以增强治疗效果。

五、推拿治疗

(一)摇按捋顺理筋法

操作:踝关节扭伤时,令患者侧卧,使伤膝在上,助手以双手握住患者伤侧小腿下端,固定伤膝。医者双手相对,拇指在上握住足部,做踝关节摇法,然后徐徐使足跖屈内翻,在牵引下将足背屈,外翻,同时双手拇指向下按压,最后以手拇指在韧带损伤处做捋顺法。亦可使患者取端坐位,医者以一手握住患足背部,在踝关节轻度内翻姿势下,进行持续性牵引,同时以另一手拇指和示指顺肌腱走向进行按摩,并喷白酒于伤侧足部。停止按摩后,在继续牵引的情况下,将踝关节内翻,尽力跖屈。施行此理筋手法时,对单纯韧带扭伤或韧带部分撕裂者可进行手法埋筋,瘀肿严重者,手法宜轻。

(二)理筋顺筋止痛法

操作:让患者仰卧于治疗床上,施术者用一手握住患者足前部固定,另一手着力,反复捏揉按摩踝部损伤之处及其周围软组织等,用以活血理气顺筋通络,手法宜轻柔而不可用力过猛,以免增加出血和渗出。并向四周散其气血,理筋顺筋。若属外踝损伤,则应反复点揉外踝损伤之处及其周围软组织。若属内踝损伤,则应反复点揉内踝损伤之处及其周围软组织。然后,用一手握住踝上部,另一手握住足前部,双手协同用力,反复做踝关节的跖屈背伸活动,再反复做踝关节的向内旋转摇踝活动和向外旋转摇踝活动,各反复 10 余次。以促使其恢复活动功能。

(三)推揉疏筋法

操作:推拿的原则是以解除肌肉的紧张痉挛,消散淤血,去除粘连,活动关节为主。首先以拇指行推法和擦法,对小腿各肌群逐一施行推拿的侧重。在有明显压痛和淤血聚结的地方,用拇指指尖轻推,行指揉及拔络法,以患者有痛感为度。在受伤部位行揉、擦手法的同时,另一手握住患足前部并摇动关节,通过疏理经筋的方法而使其断离的软组织得以复位。

第十九节 跟 骨 痛

跟骨痛症是跟部周围由急性或慢性损伤引起的一系列疼痛性疾病的总称,以跟部跖侧的疼痛为主,常伴有跟骨骨刺。足内在肌张力失常、跟骨内压增高或局部炎症、跟骨关节部损伤、骨质增生等,均可导致足跟痛。此病多发生于 40~60 岁的中、老年人,妇女及肥胖的男性尤为多见。临床可分为跟后痛、跟下痛、跟痛病 3 类。机体功能的下降、长期慢性的劳损以及某些持久地站立、行走的刺激,均可导致跟骨周围的痛证。也有并无明显外伤史而逐渐发生的足跟疼痛。

一、病因、病理

本病的发生可由急性损伤或慢性劳损所引起,认为与跟垫的退变有关。急性者如行走时足跟部突然踩着硬物,或下楼时用力过猛、足跟着地等,都可引起损伤。踝部皮肤是人体最厚的皮肤,皮下脂肪致密、发达,且与跟骨之间有滑液囊存在。中、老年人,特别是形盛而体衰者,肝肾不足,筋骨衰弱,尤其容易由于足跟负重过大而出现跟痛。经常长途跋涉,跟下软组织遭受反复挤压性损伤;跖腱膜长期、持续地受到牵拉,在跟骨结节附着处发生慢性损伤等,均可引起跟痛。此外,病程日久,可在跟骨结节部的前缘产生骨质增生,即跟骨刺,单纯的跟骨刺有时较小引起疼痛,当承重走路时,跟骨结节滑囊及跟部脂肪垫因受骨刺的挤压与刺激,而发生滑囊炎及跟骨脂肪垫变性,始引起疼痛。在此过程中,跟垫中胶原纤维水分含量和可塑性纤维组织减少。另外,类风湿、跟骨结核、青少年或儿童因跟骨骨骺炎等,均可产生眼痛症。

二、临床表现

急性损伤者,表现为足跟着力部急性疼痛,不敢走路,尤其畏行凸凹不平的道路。慢性者起病缓慢,可有数月或几年的病史。早晨起床后立时疼痛加重,行走片刻后疼痛减轻,但行走过久或晚间疼痛又加重。多数为一定发病,偶有两侧足跟皆痛者。局部无红肿,在跟骨跖面的跟骨结节处有压痛,如骨刺较大者,可触及骨性隆起。

三、诊断要点

(1)少数患者有扁平足的病史。

(2)急性损伤局部微肿,压痛明显,且走路时因鞋的摩擦而使疼痛加重。

(3)表面皮肤增厚,皮肤微红,足尖着地无力。

(4)慢性损伤局部检查不红不肿,但有压痛或骨性隆起。

(5)X 线检查可显示跟骨结节上缘或下缘有刺状骨质增生形成。

四、针灸治疗

(一)毫针法

处方一:昆仑、仆参、太溪、水泉。

操作:常规消毒后取 1.5~2.0 寸毫针直刺以上各穴,行平补平泻手法,以足跟部有酸、麻、胀、重等针感为度,每次留针 20 分钟。每天 1 次,10 次为 1 个疗程。

处方二:三阴交、阿是穴。

操作:对于虚证的患者在三阴交及疼痛局部行平补手法后留针 30 分钟,再隔姜灸 7 壮。加刺太溪穴。实证患者则在三阴交及疼痛局部行平泻手法,不留针,加刺太冲穴。同时以陈醋湿热敷足跟部,效果更好。隔天 1 次,2 次为 1 个疗程。

处方三:太溪、大陵、水泉、阿是穴。

操作:患者取坐位,穴位常规消毒后,以 1 寸毫针直刺大陵穴,行提插捻转手法,以针下有抵触感为度。以相同手法针刺其他各穴以及疼痛局部,每次留针 25 分钟。

处方四:下关、大陵、三阴交、阿是穴。

操作:患者仰卧或者垂足,先后疼痛范围内上下揉按以寻找敏感点。局部常规消毒后直刺,以局部产生麻胀感为度,行平补平泻手法,可同时震动患侧足跟,使针感放射到足跟部为宜。行针至足跟有热感即可。留针 30 分钟,每 10 分钟行针 1 次。每天或隔天治疗 1 次,5 次为 1 个疗程。

(二)穴位注射法

处方:阿是穴。

操作:本法适用于足跟疼痛较重者,以泼尼松混悬液 0.5 mL,加普鲁卡因 3 mL,在严格无菌操作下行痛点封闭,封闭后休息 1～2 天,一般治疗 1 次即可取得较好疗效。

(三)灸法

处方:阿是穴。

操作:在跟部取阿是穴,涂少许活血酒。各置一含少量麝香、雄黄、冰片的小艾炷,用药线点燃,待患者感到有灼热时急用木片压灭,使患者自觉热气内攻。若无此感觉可连用 2～3 次。对于病程长者,少顷便加用悬灸,对跟部及周围进行广泛温和灸 5～10 分钟。嘱患者着软底鞋,勿久行负重,3～7 次症状可消失。

五、推拿治疗

(一)按揉理筋法

操作:做理筋手法时,应遵循治疗力度先轻后重,活动范围由小渐大,活动速度由慢到快的原则,选用具有通经活络、行气活血、补肾壮骨等作用的轻柔手法,以解除其由于局部淤血凝滞、脉络不通、气血不行而导致的疼痛,亦可在痛点及其周围做按摩、推揉手法,以温运气血而减轻疼痛。

(二)捏揉抠拨捏拿法

操作:让患者俯卧于治疗床上,施术者先用一手着力,反复捏揉小腿后侧肌肉,从跟腱经承山至委中穴,反复3～5遍。再用拇指着力,反复抠拨弹拨昆仑、太溪等穴,并从跟腱抠拨捏拿至跟骨结节处,反复3～5遍。治跟后滑囊炎有效。

(三)理筋分筋法

操作:令患者取坐位或卧位,屈膝90°,医者一手握住患足做背屈固定,使跟腱处于紧张状态,另一手按摩患者小腿至皮肤潮红,然后以理筋、分筋等手法施于小腿前侧、足跟部及痛点3～5分钟,取足三里、太溪、昆仑、阳陵泉、绝骨、申脉、解溪等穴,分别以拇指按压,施强刺激2～3分钟,重点按压刺激患部压痛点,再以叩诊锤叩跟骨压痛点3～5次,轻推、摩揉小腿及跟部,以缓解肌痉挛及足跟部疼痛,最后用力向外旋转膝踝关节,并牵伸小腿,每2～3天1次,5次为1个疗程。

(四)指刮舒筋通络法

操作:让患者俯卧于治疗床上,施术者用拇指尖着力,摸准滑囊疼痛之处,反复进行刮动,如刮动跟后滑囊疼痛处,或刮动跟下滑囊疼痛处,反复刮动其滑囊结节平复消失为度。对治疗跟后滑囊炎和跟骨结节下滑囊炎有效。

(五)捶击疏经止痛法

操作:让患者俯卧于治疗床上,施术者先用一手握住患肢踝关节固定,用另一手握住小捶(铁锤、木槌、或卵圆石均可),对准其足跟疼痛的滑囊结节,反复进行捶击,至其滑囊被击破吸收,则其疼痛消失。对治疗跟骨结节下滑囊炎有效。

第九章 骨 痹

第一节 膝关节骨性关节炎

膝关节骨性关节炎早期多为单侧性发病,通常由于创伤或术后关节长期不适当的外固定所致。如因撕裂的半月板滑动或交锁所引起。双侧发病者多为年龄较大的男性,妇女多在停经期,因骨的退行性改变而致本病,该病的发生率随年龄的增大而增高,是一种常见的老年人关节病,通过初步的流行病学检查,我国人群中膝关节的骨性关节炎患病率为9.56%,60岁以上者达78.5%,本病属中医学"骨痹"范畴。

一、病因病理

由于创伤、肥胖等因素导致膝关节软骨、软骨下皮质、关节周围肌肉承受过度的压力;或由于老年性退行性变、骨质疏松等因素,导致膝关节软骨、软骨下皮质、关节周围肌肉发生异常,从而使膝关节软骨发生变性。软骨基质内糖蛋白丢失使关节表层的软骨软化,在承受压力的部位出现断裂,使软骨表面呈细丝绒状物。以后软骨逐渐片状脱落而使软骨层变薄甚至消失。软骨下的骨质出现微小的骨折、坏死,关节面及周围的骨质增生构成X线上的骨硬化和骨赘及骨囊性变。关节滑膜可因软骨和骨质破坏,代谢物脱落入关节腔而呈现轻度增生性改变,包括滑膜细胞的增生和淋巴细胞的浸润,其程度不如类风湿关节炎明显。严重的骨性关节炎的关节囊壁有纤维化,周围肌腱亦受损。

二、临床表现

本病起病缓慢,症状多出现在50岁以后,随年龄增长而发病者增多。膝关节疼痛,并伴有压痛、骨性肥大、骨性摩擦音、少数患者有畸形。关节的疼痛与活动有关,在休息后疼痛可缓解;在关节静止久后再活动,局部出现短暂的僵硬感,持续时间不超过 30 分钟,活动后消失;病情严重者即使休息时都有关节痛和活动受限。

三、诊断要点

(1)膝关节疼痛,受累关节僵硬时间<30 分钟。

(2)多发生在 50 岁以后的老年人。

(3)有骨摩擦音,伴有压痛。

(4)X 线检查,关节间隙变狭窄,软骨下骨质硬化,关节缘有骨赘形成,软骨下骨质出现囊性变,股骨头呈扁平样改变和关节半脱位。

四、针灸治疗

(一)毫针法

处方:膝眼、梁丘、膝阳关、阳陵泉、足三里、阿是穴。

操作:局部皮肤常规消毒,针刺得气后,施行提插捻转强刺激;操作后留针 15～20 分钟。每天或隔天 1 次,10 次为 1 个疗程。

(二)灸法

处方:足三里、膝眼、阴陵泉、阿是穴。

操作:在患肢找准上述诸穴,将燃着的艾条对准穴位,距离为 2～5 cm,进行回旋灸或雀啄灸,以患者能忍受,局部皮肤潮红为度。每次 15～20 分钟,每天 1 次,10 次为 1 个疗程。

(三)温针法

处方:阳陵泉、阴陵泉、梁丘、阿是穴。

操作:局部皮肤常规消毒后,用 30 号 2 寸毫针,阳陵泉直刺 1.2 寸,阴陵泉直对阳陵泉刺入 1.5 寸,梁丘直刺 1.2 寸,阿是穴直刺 1～1.2 寸,施以平补平泻手法,得气后在针柄上插艾条段温灸,留针 20～30 分钟,隔天 1 次,10 次为 1 个疗程。

(四)穴位注射法

处方:膝眼、阳陵泉、足三里、梁丘、阿是穴。

操作:将患肢上述诸穴严格消毒,采用当归或威灵仙注射液,进行穴位注射,针刺得气回抽无血后,推注药液,每穴 0.5～1 mL,隔天 1 次,10 次为 1 个疗程。

(五)耳针法

处方:交感、膝、神门、阿是穴。

操作:在耳郭上找准以上诸穴,严格消毒耳郭,快速捻入进针,得气后,行捻转强刺激,留针10~15分钟。每天或隔天1次,10次为1个疗程。

(六)耳压法

处方:神门、膝、踝、交感、阿是穴。

操作:在耳郭上选准上述诸穴,用莱菔子或王不留行籽按压穴位,每穴按压2~5分钟,然后用胶布固定于穴区上。每周贴压2次,10次为1个疗程。

五、推拿治疗

(一)点按法

操作:先用拇指、示指或中指分别卡握在髌骨关节内外侧间隙处,两力相挤持续1~2分钟,然后点按内外膝眼、髌骨下极、鹤顶穴、血海、梁丘及风市穴,对痛点明显者可持续点按2分钟,每次20~30分钟,每天2次,20次为1个疗程。

(二)捶击法

操作:双手握空拳在髌骨周围快速捶击50次,速度由慢到快,再由快到慢,要有反弹感。可促进关节积液的吸收。每天操作1次,每次5~10分钟,10次为1个疗程。

(三)拇指推揉法

操作:患者仰卧或坐位,术者立于患膝外侧,一手扶按患肢固定,一手拇指压推揉患处,沿膝前关节囊、髌韧带、双侧副韧带、腘后关节囊等部位行指压推揉治疗,指力由轻到重,以局部酸胀为度,每次5~10分钟,每天1次,10次为1个疗程。

(四)弹拨肌筋法

操作:患者仰卧或坐位,术者右手拇指与其余4指相对分置于膝外内侧,先把拇指自外向内弹拨捏提膝外侧肌筋数次,再用其余4指由内向外强拨膝内侧肌筋数次,最后术者将右手置于膝后,弹拨腘后肌筋数次。每天1次,每次30~60分钟,10次为1个疗程。

(五)松筋解凝法

操作:患者仰卧于诊断床上,先行拿揉、擦等手法放松患肢肌肉,一助手握患者股骨下端。术者握患足进行对抗牵引,然后在持续牵引下进行患膝屈、伸、内、外旋活动,并重复1～2次,最后以拿揉及叩拍法放松患肢,结束手法治疗。隔天1次,10次为1个疗程。

(六)捏推髌骨法

操作:患者取坐位,术者双手拇示指相对捏握髌骨,先横向推运,再纵向推运,最后环转推运髌骨,反复数次。每天1次,每次20～30分钟,10次为1个疗程。

(七)关节扳屈法

操作:患者取俯卧位,术者一手扶按患侧腘窝部,另一手握患踝,向后扳屈小腿,逐渐加大膝关节屈曲度,以患者能忍受为限。每次15～20分钟,每天1次,10次为1个疗程。

(八)屈伸法

操作:患者仰卧法,术者一手握住患侧大腿下端向下按压,另一手握住足踝部向上提拉,使膝关节过伸,到最大限度时停留数秒或同时轻微震颤数次,放松后再重复1～2次;患者俯卧位,术者一手放在大腿右侧,另一手握患踝部尽量屈膝关节到最大限度时停留数秒,放松后再重复1～2次。行上述手法每周2～3次,每次10分钟、15分钟,10次为1个疗程,疗程间隔7天。

(九)牵引法

操作:患者俯卧,患肢上踝套,牵引装置的滑轮架安放在床头侧,行屈膝牵引,床头侧摇高,以体重对抗牵引力量。牵引时医者扶按患膝紧贴床面固定,随屈膝度增大,小腿前侧垫枕,以稳定牵引。牵引重量为10～15 kg,牵引时间为20～30分钟,每天1次,15次为1个疗程。

(十)弹拨法

操作:患者俯卧位,患侧大腿下段前方垫枕,使膝前悬空。术者立于患侧,先用拇、中指按压环跳、承扶、殷门、委中、承山、三阴交等穴,然后弹拨腘绳肌和腓肠肌,其中腘绳肌肌腱重点弹拨。每周行手法弹拨2次。每次每膝10～15分钟,10次为1个疗程。

第二节 强直性脊柱炎

强直性脊柱炎（ankylosingspondylitis，AS）是一种病因不明的与 HLA-B27 相关的慢性炎症性疾病，主要侵犯骶髂关节、脊柱骨突、脊柱旁软组织以及外周关节，并可伴见关节外表现，如急性前葡萄膜炎、主动脉瓣关闭不全、心脏传导障碍、肺上叶纤维化、神经系统受累及继发性肾脏淀粉样变，严重者可发生脊柱畸形或强直。本病的治疗以非甾体抗炎药、慢作用药及生物制剂为主。强直性脊柱炎中医病名为大偻，肾虚督寒为本病的根本病机，辨证分为肾虚寒湿证和肾虚湿热证。

一、概述

(一)强直性脊柱炎的发展简史

强直性脊柱炎是一个古老的疾病。Brodie 于 1850 年首先描述了一位 31 岁男性患者，临床表现为脊柱强直，偶尔伴发严重眼部炎症；直到 1930 年人们才充分认识到骶髂关节病变是强直性脊柱炎放射学上的特点。由于以前对该病认识不充分，曾经有过许多命名，如类风湿关节炎中枢型、类风湿脊柱炎。

1963 年国际抗风湿病联盟会议命名为"强直性脊柱炎"，以代替类风湿脊柱炎，随着医学的发展以及发现该病与 HLA-B27 强相关以来，对该病的认识逐渐深入。

(二)强直性脊柱炎在全球和全国的总体流行及分布情况

强直性脊柱炎发病存在明显的种族和地区差异。欧洲白种人的患病率大约为 0.3%，在亚洲，中国的患病率与欧洲相仿，患病率初步调查为 0.3% 左右，日本本土人为 0.05%～0.2%。在非洲黑种人中，强直性脊柱炎非常罕见，仅在中非和南非有过个别的病例报道。

二、强直性脊柱炎的发病机制与病理

(一)发病机制

虽然强直性脊柱炎的病因及发病机制至今仍不明，但其发病可能涉及遗传、感染、免疫、环境、创伤、内分泌等方面因素。

1.遗传因素

强直性脊柱炎具有遗传倾向,遗传基因在其发病中起了主导作用,所涉及的遗传因素除 HLA-B27 及其亚型之外,尚有 HLA-B27 区域内及区域外的其他基因参与,同时也体现了家族聚集性。

2.免疫因素

(1)细胞免疫和体液免疫应答:强直性脊柱炎患者存在多种抗体和细胞免疫改变,具有自身免疫性特征。活动期强直性脊柱炎患者血清 IgG、IgM,尤其是 IgA 水平经常增高,提示该病涉及体液免疫;在强直性脊柱炎患者体内存在严重的 Th1/Th2 失衡,且随炎症的活动,Th1 细胞的分化能力较 Th2 细胞下降更明显。

(2)细胞因子网络调节:强直性脊柱炎患者体内存在多种细胞因子的改变,血清中 TNF-α、IL-17 水平明显升高,且与疾病活动指数具有相关性。

3.其他因素

外源性因素可能诱发强直性脊柱炎,包括细菌感染、寒冷潮湿、外伤等因素。

(二)病理

强直性脊柱炎的原发病理部位在附着点或肌腱、韧带囊嵌入骨质处,附着点炎导致强直性脊柱炎典型病变的发生,如韧带骨赘形成、椎体方形变、椎体终板破坏及足跟腱炎。

T 细胞在强直性脊柱炎发病中的作用,CT 引导骶髂关节活检组织的免疫组织化学研究发现,炎性骶髂关节处存在 CD4$^+$ T 细胞、CD8$^+$ T 细胞、巨噬细胞。在特征性的黏液样浸润物附近富含 TNF-α 的 mRNA,而在新骨形成区发现转化生长因子-β(TGF-β)的 mRNA。

三、中医对强直性脊柱炎的认识

(一)中医古籍相关论述

《黄帝内经》对痹病的概念、病机、病位、症状及鉴别、预后等均有较详尽的记载,是后世医家论痹、治痹之渊源,其中有关"肾痹""骨痹"的论述,颇多与现代医学之强直性脊柱炎有相似之处,可以看作是中医学对本病认识的先驱。如《素问·痹论》云:"五脏皆有所合,病久而不去者,内舍于其合也。故骨痹不已,内舍于肾……肾痹者,善胀,尻以代踵,脊以代头"。又如《素问·骨空论》云:"督脉为病,脊强返折"。在汉隋唐时期,如《诸病源候论·背偻候》云:"肝主筋而藏血,血为阴,气为阳。阳气,精则养神,柔则养筋。阴阳和同,则血气调适,共相荣养也,邪不能伤。若虚则受风,风寒搏于脊膂之筋,冷则挛急,故令背偻"等。元代朱震亨《丹溪心法·腰痛七十三》云:"湿热腰痛者,遇天阴或久坐而发者是也;肾虚者,痛之不已是也。瘀血者日轻夜重者也"。此明确指出,肾虚是腰痛的根本原因。到了明清时期,《杂病源流犀烛》云:"凡人一身之骨,最大者脊骨也……且居中丽正,一身之骨胥于是附,犹屋之正梁,且为一身之骨之主也"。尤在泾《静香楼医案·下卷》云:"脊背为督脉所过之处,风冷承之,脉之不得通,则恶寒而痛,法宜通阳"。此明确指出应以"温通"为用。

以上记载有关腰脊、骶髂关节部位疾病的描述,虽然不能认为它就是强直性脊柱炎,但其中包含着似本病的可能性。

(二)现代医家对病因、病机及其辨治的认识

王为兰教授认为,肾虚督滞是强直性脊柱炎的基本病因、病机;朱良春教授根据病情轻重将本病分为肾痹型和骨痹型:前者为前期型,又分湿热郁阻和肾督亏虚两型,后者为后期型;路志正教授在《治痹心得》中谈到治疗痹病应注意的问题,其要点包括:治痹病不可单用风药、注重痰瘀燥毒、重视脾胃、痹病后期宜培补肝肾、注意综合疗法等。

(三)中医对强直性脊柱炎的认识

1.强直性脊柱炎中医病名为大偻,属于尪痹范畴

中医学中并没有强直性脊柱炎的病名,但诸多医著中却有类似强直性脊柱炎临床表现的记载和论述,如"骨痹""肾痹""龟背""历节风"等。焦树德教授在学习、继承前人论述的基础上,谨遵仲景先师"诸肢节疼痛,其人尪羸"之意,创立"尪痹"病名,把关节变形、骨质受损、筋挛肉倦、屈伸不利、活动受限、几成废人的疾病,冠之"尪痹",并在 1981 年 12 月武汉召开的"中华全国中医学会内科学会成立暨首届学术交流会"上正式提出"尪痹"病名。并且"尪痹"之病名被愈多的医家、学者所认同,经专家们论证将本病名纳入了国家中医药管理局 1994 年 6 月发布、1995 年 1 月实施的《中华人民共和国中医药行业标准·中医病证诊断疗效标准》(以下简称《标准》):"尪痹由风寒湿邪客于关节,气血痹阻,导致小关节疼痛、肿胀、晨僵为特点的疾病"。并明确指出:"本病指类风湿关节炎"。

2.大偻病名由来

《标准》中已明确规定"尪痹"指类风湿关节炎,也就是说类风湿关节炎相关的中医病名即称"尪痹"。为此,中医学对于强直性脊柱炎还应考虑建立新病名

来适应临床研究和中西医结合的需要。我们在长期诊治大量强直性脊柱炎患者时体会到尽管辨其证属"肾虚督寒证候"者颇占大多数,然表现为无畏寒喜暖,反见发热、畏热、口干、口渴、咽痛、口臭、心烦、便秘、溲黄等热象者有之,发病无明显腰背痛,而以四肢关节尤其是膝、踝、足跟、足底等关节肿胀疼痛的强直性脊柱炎患者也不乏其人,故仅以"尪痹肾虚督寒证"作为强直性脊柱炎的中医病名未免含义狭窄而不确切。于是,1999年我们正式提出:强直性脊柱炎相关的中医病名为"大偻"。"大偻"之名首见于《黄帝内经》。《素问·生气通天论篇》曰:"阳气者,精则养神,柔则养筋,开阖不得,寒气从之,乃生大偻"。"大"者具有两层含义,一为脊柱乃人体最大的支柱,二为寓其"病情深重"之意。"偻"者指脊柱生理曲度消失,包含有当直不直而屈曲或当屈曲而不曲反僵直的双重含义。综上所述"大偻"即指病情深重,脊柱弯曲,或僵直的疾病,因此用"大偻"来指强直性脊柱炎也是比较合适恰当的。

3.大偻已被国家中医重点专科建设项目所采纳

在国家中医重点专科建设项目中,经过协作组反复研讨,确定强直性脊柱炎的中医病名为大偻,其辨证论治方法已经被《大偻(强直性脊柱炎)诊疗方案》所采纳。

4.大偻病因、病机

大偻(强直性脊柱炎)主要病因、病机不外乎在肾督亏虚、阳气不足的情况下,或因风寒湿邪深侵肾督。督脉行于脊背通于肾,总督人体诸阳,督脉受邪则阳气开阖不得,布化失司。肾藏精主骨生髓,肾受邪则骨失淖泽,且不能养肝荣筋,血海不足,冲任失调,脊背腰胯之阳失布化,阴失营荣。加之寒凝脉涩,必致筋脉挛急,脊柱僵曲可生大偻之疾;或因久居湿地之域及素嗜辛辣伤脾蕴湿,化热交结,湿热之邪乘虚入侵痹阻肾督,阳之布化失司,阴之营荣失职,湿热蕴结,伤骨则痹痛僵曲、强直而不遂,损筋则"软短""弛长"而不用,损肉则肉削倦怠,形体尪羸,也可生大偻之疾;或因肾督虚,邪气实,寒邪久郁,或长期温肾助阳药后阳气骤旺,邪气从阳化热,热盛阴伤,阳之布化受抑,阴之营荣乏源,筋脉挛废,骨痹痛僵,还可产生大偻之疾。若兼邪痹胸胁、四肢、关节、筋骨,则见胸胁痛而不展,肢体关节肿痛僵重,屈伸不利等。

综上所述,大偻的发病系由肾虚亏虚、阳气不足为其内因,风寒湿热之邪深侵为其外因,内外合邪所致。还会波及肝、脾、肺、心、胃肠、膀胱等其他脏腑病变。同时诸多经脉与督脉相通。

四、临床表现

(一)临床症状

1.一般症状

起病缓慢而隐匿,早期可有低热、食欲缺乏、乏力、消瘦等症状。

2.中轴关节表现

隐匿起病的腰背部或骶髂部疼痛和/或发僵,半夜痛醒,翻身困难,晨起或久坐后起立时腰部发僵明显,但活动后减轻。可有臀部钝痛或骶髂关节剧痛,偶向周边放射。疾病早期疼痛多在一侧呈间断性,数月后疼痛多在双侧呈持续性。随病情进展由腰椎向胸颈部脊椎发展,则出现相应部位疼痛、活动受限或脊柱畸形。

3.外周关节表现

以膝、髋、踝和肩关节居多,肘及手和足小关节偶有受累。以非对称性、少数关节或单关节及下肢大关节的关节炎为特征。我国约45%的患者从外周关节炎开始发病。24%~75%的患者在病初或病程中出现外周关节病变。髋关节受累者达38%~66%,表现为局部疼痛,活动受限,屈曲挛缩及关节强直,其中大多数为双侧受累。膝关节和其他关节的关节炎或关节痛多为暂时性,极少或几乎不引起关节破坏和残疾。

4.关节外表现

眼部受累多见,甚至是本病的首发症状,可出现虹膜炎或葡萄膜炎,发生率达25%~30%。心血管系统受累少见,病变主要包括升主动脉炎、主动脉关闭不全和传导障碍。肺实变是少见的晚期关节外表现,以缓慢进展的肺上段纤维化为特点。肾脏受累较少,以淀粉样变及IgA肾病为主。

(二)体征

骶髂关节和椎旁肌肉压痛为本病早期的阳性体征。随病情进展可见腰椎前凸变平,脊柱各个方向活动受限,胸廓扩展范围缩小,及颈椎后突。以下几种方法可用于检查骶髂关节压痛或脊柱病变进展情况。

1.枕墙距

令患者靠墙直立,双足跟贴墙,双腿伸直,背贴墙,收颌,眼平视,测量枕骨结节与墙之间的水平距离。正常为0,>0即枕部触不到墙为异常。

2.屏墙距

测量方式同上,为测量耳屏距墙的距离。

3.颈椎旋转度

患者坐位,挺直上身,收颌,双手平放于膝,用一量角器向患者鼻尖方向置于患者头顶,令患者向左右旋转颈部,分别测量两侧旋转角度,计算平均值。

4.颌柄距

令患者下颌贴向胸骨柄,测量两者间的距离。正常为 0,>0 即下颌触不到胸骨柄为异常。

5.指地距

患者直立,弯腰、伸臂,测量指尖与地面的距离。

6.Schober 试验

令患者直立,在背部正中线髂嵴水平做一标记为零,向下 5 cm 做标记,向上 10 cm 再做标记,然后令患者弯腰(注意保持双膝直立),测量两个标记间的距离,此增加值(cm)即为 Schober 值。<4 cm 提示腰椎活动度降低。(附)改良的 Schober 试验:令患者直立,在腰部两侧髂后上棘连线中点水平做一标记为零,向上 10 cm 再做标记,然后令患者弯腰(注意保持双膝直立),测量两个标记间的距离,此增加值(cm)即为改良 Schober 值。应测量两次取平均值。

7.踝间距

患者平卧,双膝伸直,两踝尽量向外伸开,测量两踝间最大距离。然后让患者直立,双膝伸直,两踝尽量向两侧伸开,测量两踝间最大距离。计算两次测量的平均值为最后测量值,单位为 cm。

8.胸廓活动度

患者直立,用刻度软尺测量其第 4 肋间隙水平(妇女为乳房下缘)深呼气和深吸气之胸围差。<5 cm者为异常。

9.侧位腰椎活动度

患者直立,双臂贴紧体侧自然下垂,双手指伸直,测量中指距地的距离,然后令患者向左侧、右侧弯腰(保持双膝直立),分别测量计算左右两侧中指距地的距离差,左右两侧的平均值为最后值,单位为 cm。

10.骨盆按压

患者侧卧,从另一侧按压骨盆可引起骶髂关节疼痛。

11."4"字试验

患者仰卧,一侧下肢伸直,另侧下肢以"4"字形状放在伸直下肢近膝关节处,并一手按住膝关节,另一手按压对侧髂嵴上,两手同时下压。下压时,骶髂关节出现痛者,和/或者曲侧膝关节不能触及床面为阳性。

五、实验室检查及其他检查

(一)实验室检查

活动期患者可见血沉(ESR)增快,C反应蛋白(CRP)增高及轻度贫血。类风湿因子(RF)阴性和免疫球蛋白轻度升高。强直性脊柱炎有遗传倾向,但不一定会遗传。目前已证实,强直性脊柱炎的发病和 HLA-B27 密切相关,并有明显家族遗传倾向。强直性脊柱炎患者 HLA-B27 阳性率达 90% 左右,但是大约 90% 的 HLA-B27 阳性者并不发生强直性脊柱炎,以及大约 10% 的强直性脊柱炎患者为 HLA-B27 阴性。近年的研究提示,其他新的致病基因如 IL-23R、IL-1 和 ARTS1 也与强直性脊柱炎致病相关。

(二)影像学检查

1.X 线检查

(1)骶髂关节 X 线片:强直性脊柱炎最早的变化发生在骶髂关节。该处的 X 线片显示软骨下骨缘模糊,骨质糜烂,关节间隙模糊,骨密度增高及关节融合。骶髂关节炎 X 线片的病变程度分为 5 级:0 级为正常;1 级为可疑;2 级有轻度骶髂关节炎;3 级有中度骶髂关节炎;4 级为关节融合强直。

(2)脊柱 X 线片:脊柱的 X 线片表现有椎体骨质疏松和方形变,椎小关节模糊,椎旁韧带钙化以及骨桥形成。晚期可有严重的骨化性骨桥表现,而呈"竹节样变"。

(3)髋关节 X 线:髋关节受累者可表现为双侧对称性关节间隙狭窄、软骨下骨不规则硬化,髋骨和股骨头关节面外缘的骨赘形成,还可引起骨性强直。

(4)其他部位 X 线片:骨盆、足跟等部位 X 线片可见耻骨联合、坐骨结节和肌腱附着点(如跟骨)的骨质糜烂,伴邻近骨质的反应性硬化及绒毛状改变,可出现新骨形成。

2.CT 检查

骶髂关节及髋关节 CT:典型的患者 X 线检查可有明显改变,但对于病变处于早期的患者 X 线表现为正常或可疑,CT 检查可以增加敏感性且特异性不减。

3.MRI 检查

在强直性脊柱炎早期 X 线片不易发现骶髂关节的改变,MRI 对异常信号的高敏感性,以及断层的高分辨率避免了影像结构重叠,可以清晰地显示滑膜部及韧带部,结构清楚,尤其 MRI 对早期轻微的关节面骨质信号异常的显示,敏感性明显高于 X 线片。此外最近研究表明脊柱、骶髂关节 MRI 不但可以更清晰地显示强直性脊柱炎患者慢性炎症病变如硬化、侵蚀、脂肪沉积、骨桥强直等,还可以显示强直性脊柱炎急性炎症病变如骨髓水肿、滑囊炎、滑膜炎、附着点炎等的程度,对评价疾病的急性炎症活动度和慢性炎症病变的程度有较高的价值。

六、诊断与鉴别诊断

(一)诊断

1.纽约标准

目前较为广泛通用的标准是1984年修订的纽约标准。

(1)临床标准:①腰痛、僵3个月以上,活动改善,休息无改善。②腰椎额状面和矢状面活动受限。③胸廓活动度低于相应年龄、性别的正常人(<5 cm)。

(2)放射学标准:双侧骶髂关节炎≥2级或单侧骶髂关节炎3~4级。

(3)分级:①肯定强直性脊柱炎符合放射学标准和至少1项临床标准。②可能强直性脊柱炎符合3项临床标准,或符合放射学标准而不具备任何临床标准(应除外其他原因所致骶髂关节炎)。

2.国际脊柱关节炎评价工作组脊柱关节病诊断标准

(1)2009年国际脊柱关节炎评价工作组提出的中轴型脊柱关节病分类标准:适用于腰背痛≥3个月且发病年龄<45岁的患者,具有影像学显示骶髂关节炎加上1个以上脊柱关节病特征,或者HLA-B27阳性加上2个以上其他脊柱关节病特征,可诊断为中轴型脊柱关节病。

脊柱关节病特征包括:炎性腰背痛、关节炎、附着点炎(足跟)、葡萄膜炎、指或趾炎、银屑病、克罗恩病/结肠炎、非甾体抗炎药治疗效果好、脊柱关节病家族史、HLA-B27、CRP升高。

影像学显示骶髂关节炎的定义为:MRI检查显示活动性(急性)炎症,高度提示与SPA相关的骶髂关节炎,或根据修订的纽约标准有明确放射学骶髂关节炎。

(2)2010年国际脊柱关节炎评价工作组提出的外周型脊柱关节病分类标准:关节炎、附着点炎或趾炎,加上≥1个脊柱关节病特征,或加上≥2个其他脊柱关节病特征。脊柱关节病特征为:葡萄膜炎、银屑病、炎性肠病、前期感染史、HLA-B27阳性、影像学骶髂关节炎(X线或MRI);其他脊柱关节病特征为:关节炎、附着点炎、趾炎、炎性下腰痛史、SPA家族史。

(3)国际脊柱关节炎评价工作组炎性腰背痛诊断标准:慢性背痛>3个月,且满足以下5条至少4条,可诊断为炎性腰背痛,分别为:年龄<40岁,隐匿发

病,活动后改善,休息后无改善,夜间痛(起床时改善)。

(二)鉴别诊断

强直性脊柱炎的常见症状,如腰痛、僵硬或不适等在很多临床疾病中普遍存在,需注意和以下疾病相鉴别。

1.类风湿关节炎

本病多见于女性。由于类风湿关节炎的基本病理改变为滑膜血管翳及血管炎,故常以掌指关节及近端指间关节为主,为对称性多关节炎,多不累及骶髂关节,如脊柱受累也常只侵犯颈椎。患者的关节区常可见类风湿皮下结节。类风湿因子阳性,其阳性率在类风湿关节炎患者可达 60%~95%。

2.骨关节炎

骨关节炎又称骨关节病。本病多见于 50 岁以上中老年人群,其病理表现以关节软骨损伤、关节边缘和软骨下骨反应性增生为特点。缓慢起病,关节肿痛、发僵,常在活动后加重,休息后可缓解,关节活动时可有骨摩擦音。关节以手远端指间关节、膝关节、髋关节、第一跖趾关节、颈椎、腰椎易受累。位于远端指间关节的结节称为 Heberden 结节,位于近端指间关节的结节称为 Bouchard 结节。实验室检查血沉、血常规、C 反应蛋白等指标往往正常,类风湿因子阴性。关节 X 线片检查见关节间隙变窄、骨赘、骨硬化、关节无强直。患者无全身系统性病变。另有一种特殊的骨关节炎即弥漫性特发性骨质增生症(diffuse idiopathic skeletal,DISH)需与强直性脊柱炎相鉴别。该病为至少在连续四节椎体的前面或前外侧面有骨化或钙化;椎间盘相对完好;无椎弓关节骨性僵直,无骶髂关节侵蚀、硬化或骨性融合;可合并颈椎后纵韧带骨化症(ossification of posteripr longitudinal ligament,OPLL)或椎体后缘增白、硬化。而强直性脊柱炎病变多自双侧骶髂关节开始向上蔓延,椎弓关节常有破坏。椎体呈方形。骨化薄而平。强直性脊柱炎多发于 20~30 岁青中年,而 DISH 多见于老年人,骨化厚而浓密,外缘呈水波样,椎弓关节、骶髂关节正常,椎体一般无方形改变。

3.Reiter 综合征

本病和强直性脊柱炎同属于血清阴性脊柱关节病,多见于成年男性,不洁性交或腹泻常为诱因。临床表现以关节炎、尿道炎和结膜炎三联症为特征。关节炎为多发性、不对称性,以下肢关节,如膝关节、踝关节、跖趾关节、趾间关节易受累。肌腱端病为本病较特异改变,发生在背部、足底、足跟、胸壁和下肢软组织出现刺击样疼痛。关节炎反复发作后常伴有骶髂关节和脊柱病变。本病 90% 的患者可出现尿道炎。约 2/3 患者出现双侧性结膜炎,少数患者可出现角膜炎、巩膜炎、前眼色素层炎、虹膜睫状体炎、视网膜炎等。皮肤黏膜损害也常见,约占25％,典型改变的有环状龟头炎。

4.银屑病关节炎

本病是与银屑病相关的炎性关节病,也是血清阴性脊柱关节病中的一种。它有典型的皮肤鳞屑性皮疹,皮疹为圆形或不规则形,表面覆以银白色鳞屑,去除鳞屑后显露出薄膜,刮除薄膜可见点性出血,此为银屑病的典型表现,具有诊断意义。17％患者具有类似强直性脊柱炎的骶髂关节炎改变,但常为单侧受累。远端指(趾)关节受累时有所见"笔帽征"的X线特征。90％患者有指甲损害,表现为小坑、纵嵴和甲碎裂。实验室无特异指标,有血沉增快、贫血、类风湿因子阴性;有典型银屑病皮损,再出现关节炎时较好诊断。若关节炎症状先出现,则应注意鉴别。

5.肠病性关节炎

本病也是血清阴性脊柱关节病的一种,指炎性肠病导致的关节炎,即溃疡性结肠炎与克罗恩病性肠病关节炎等。关节炎以膝关节、踝关节等单关节炎为主,关节肿胀疼痛,呈游走性、非对称性,少数患者出现关节腔积液。临床症状还可见发热、腹痛、腹泻。实验室检查滑液细菌培养阴性,类风湿因子阴性,HLA-B27阳性率为50％～70％,低于强直性脊柱炎,反复发作的患者关节X线片可有骨质疏松表现。

6.髂骨致密性骨炎

本病多发于20～25岁女性,多见于妊娠或产后妇女,肥胖女性更易罹患,它是以骨质硬化为特点的非特异性炎症,慢性发病,病程较长,临床症状一般较轻,可出现轻度的下背部、腰骶部位疼痛、酸沉感,疼痛呈间歇性,骶髂关节X线片或CT显示病变累及双侧骶髂关节中下2/3髂骨耳状面或全部耳状面,病变致密,均匀一致,略呈三角形,未见有骨质破坏及透亮区。病变内缘为髂骨关节面,外缘亦整齐。骶髂关节面光整,关节间隙无明显改变,骶骨未见异常。病变进展缓慢,邻近骨质疏松改变不明显。实验室检查HLA-B27阳性率如正常人群。

7.腰肌劳损

本病多由于腰背肌纤维、筋膜等软组织的慢性损伤而产生腰痛,起病缓慢,症状时轻时重,多在休息后减轻,劳累后加重。一般无外周关节肿痛,无晨僵现象。X线改变可有腰椎轻度骨质增生、骨质疏松等。实验室检查ESR、CRP正常,HLA-B27阴性。

8.机械性腰痛

本病可发生于任何年龄,无家族史,起病突然,一般持续时间<4周,活动后症状加重,无夜间痛重,疼痛范围局限,活动后疼痛加剧,即时相指标 ESR、CRP 等多正常。而强直性脊柱炎好发于 40 岁以下男性,可有家族史,发病隐匿,疼痛持续时间>3 个月,夜间痛重,疼痛范围弥散,活动后疼痛可减轻,ESR、CRP 可升高。

七、药物治疗

(一)中草药辨证论治

辨证论治是中医的灵魂。历代医家本着"有是证、则是方、用是药"的原则,对大偻(强直性脊柱炎)辨证论治,取得了较好的效果。阎小萍教授提出了"两期六型"辨证方法,以及进一步精炼优化的"寒热为纲"辨证方法,在临床中广泛应用。

1."两期六型"辨证方法

(1)活动期:①肾虚督寒证。临床特点。腰、臀、胯疼痛,僵硬不舒,牵及膝腿痛或酸软无力,畏寒喜暖,得热则舒,俯仰受限,活动不利,甚则腰脊僵直或后凸变形,行走坐卧不能,或兼男子阴囊寒冷,女子白带寒滑,舌苔薄白或白厚,脉多沉弦或沉弦细。治法。补肾祛寒、强督除湿、散风活瘀、强壮筋骨。方药。补肾强督祛寒汤加减。熟地,淫羊藿,金毛狗脊,制附片,鹿角胶(或片或霜),杜仲,骨碎补,补骨脂,羌独活,桂枝,川断,赤白芍,知母,地鳖虫,防风,川怀牛膝。加减。寒甚病重者加制川乌、制草乌,干姜、七厘散助阳散寒止痛;关节沉痛僵重,舌苔白厚腻者,去熟地,加片姜黄、炒白芥子、生薏米;大便溏稀者可去或减少川牛膝用量,加白术,并以焦、炒为宜;项背寒痛者可加重羌活用量,并加炙麻黄;久病关节僵直不能行走,或腰脊坚硬如石者,可加透骨草、寻骨风、自然铜及泽兰,甚者可再加急性子。②邪郁化热证。临床特点。腰、骶、臀、胯僵痛,困重,甚则牵及脊项,无明显畏寒喜暖,反喜凉爽,伴见口干、咽燥、五心烦热、自汗盗汗,发热或午后低热,甚者关节红肿热痛,屈伸不利,纳呆倦怠、大便干、小便黄,舌偏红,舌苔薄黄或黄白相兼少津,脉多沉弦细数,尺脉弱小。治法。补肾清热、强督通络。方药。补肾强督清热汤加减。狗脊,生地,知母,鹿角霜,骨碎补,龟板,秦艽,羌活,独活,桂枝,白芍,黄柏,地鳖虫,杜仲,寄生,炙山甲。加减。若午后潮热明显者加青蒿、炙鳖甲、银柴胡、胡黄连、地骨皮;若咽干、咽痛,加元参、知母、板蓝根;若关节红肿疼痛、僵硬、屈伸不利者,加忍冬藤、桑枝、寒水石、片姜黄、生薏米、白僵蚕；若疼痛游走不定者加威灵仙、青风藤、防风；若腰脊、项背僵痛不舒、活动受限者，加葛根、白僵蚕、伸筋草、防风。③湿热伤肾证。临床证候特点：腰、臀、胯酸痛、沉重、僵硬不适，身热不扬，绵绵不解，汗出心烦，口苦黏腻或口干不欲饮，脘闷纳呆，大便溏软或黏滞不爽，小便黄赤或伴见关节红肿灼热焮痛，或有积液，屈伸活动受限，舌质偏红，苔腻或黄腻或垢腻，脉沉滑、弦滑或弦细数等。治法。清热除湿、祛风通络、益肾强督。方药。补肾强督清化汤加减。狗脊，苍术，黄柏，牛膝，薏苡仁，忍冬藤，桑枝，络石藤，白蔻仁，藿香，防风，防己，萆薢，泽泻，寄生，炙山甲。加减。若关节红肿热痛兼有积液，活动受限甚者可加茯苓、猪苓、泽兰、白术、寒水石；若脘闷纳呆甚者可加佩兰、砂仁、川朴；若低热无汗或微汗出而热不解、五心烦热可加青蒿、炙鳖甲、败龟板、知母，并加重炙山甲用量；若腰背项僵痛、俯仰受限可加白僵蚕、伸筋草、葛根、羌活；若兼见畏寒喜暖恶风者加桂枝、赤白芍、知母；若口黏、胸闷、咽中黏痰频频者加苏藿梗、杏仁、茯苓、化橘红；若腹中不适、便意频频、大便黏滞不爽者加焦槟片、炒枳壳、木香、乌药。④邪痹肢节证。临床证候特点：病变初起表现为髋、膝、踝、足跟、足趾及上肢肩、肘等关节疼痛、肿胀、沉重、僵硬，渐见腰脊颈僵痛不舒、活动不能；或除腰背胯尻疼痛外，并可累及以下肢为主的大关节，畏寒、疼痛、肿胀，伴见倦怠乏力、纳谷欠馨等。病处多见畏寒喜暖(亦有无明显畏寒、反喜凉爽、发热者)舌淡红暗、苔白，脉沉弦或沉细弦。治法。益肾强督、疏风散寒、祛湿利节。方药。补肾强督利节汤加减。狗脊，骨碎补，鹿角片，青风藤，络石藤，海风藤，桂枝，白芍，制附片，知母，秦艽，独活，威灵仙，续断，桑寄生，炙山甲。加减。若见口干欲饮、溲黄便干等化热征象者，可减或去桂枝、制附片，加大知母用量并加用炒黄柏、生地；若关节红肿热痛或不恶寒、反恶热喜凉者可加忍冬藤、桑枝、寒水石，减或去桂枝、制附片；若上肢关节疼痛、晨僵畏寒者可加羌活、片姜黄、制川乌或草乌；若恶风畏寒，腰尻凉痛喜覆衣被，四末不温者，可加淫羊藿、干姜、炒杜仲；若下肢关节沉重肿胀，伴见倦怠、食欲差者可加千年健、苍术、白术；若关节屈伸不利、僵硬不舒甚者可加伸筋草、白僵蚕。⑤邪及肝肺证。临床证候特点。腰、脊、背部疼痛、僵硬、屈伸受限，心烦易怒；胸锁关节、胸肋关节、脊肋关节疼痛、肿胀感，或伴有压痛；或伴有胸闷、气短、咳嗽、多痰等；或伴有腹股沟处、臀部深处疼痛及坐骨结节疼痛，或伴有双目干涩疼痛且可牵及头部、双目白睛红赤或红丝缕缕，发痒多眦，大便或干或稀，脉象多为沉弦，舌苔薄白或微黄。治法。燮理肝肺、益肾强督、通络利节。方药。补肾强督燮理汤加减。狗脊，骨碎补，鹿角，延胡索，香附，苏梗，姜黄，枳壳，桂枝，白芍，续断，杜仲，羌活，独活，防风，炙山甲。加减。若腰脊背痛僵明显可加桑寄生、菟丝子;如同时兼畏寒及颈项僵痛者可再加干姜、炙麻黄、葛根;若胸锁、胸肋、脊肋关节疼痛甚至伴有心烦易怒者可酌加青皮、川楝子;若胸闷、气短明显者加檀香、杏仁、槟榔;若胸脘胀满、纳谷欠馨,可去方中枳壳,酌加厚朴、枳实、陈皮;若微咳者可酌加炒苏子、炒莱菔子、杷叶、紫菀;若伴低热者可减少桂枝用量酌加炒黄柏、知母、败龟板,并可加大炙山甲的用量;若白睛红赤双目干涩、发痒多眦明显者可酌加白菊花、枸杞、知母、炒黄柏、炒黄芩,减少或去掉桂枝、骨碎补、鹿角的用量;若大便秘结可加生地、决明子;若大便溏稀日数次者可酌加补骨脂、建莲肉、炒薏苡仁。

(2)缓解期:缓解稳定证经治疗后,腰、脊、背、胸、颈及关节等部位疼痛、僵硬基本消失或明显减轻,无发热,血沉、C 反应蛋白等化验结果基本在正常范围。

鉴于病情明显减轻且较稳定。则可将取效明显的最后一诊方药 4～5 剂共研细末,每服 6 g,温开水送服,每天 3 次以巩固疗效。

2."寒热为纲"辨证方法

(1)肾虚督寒证:腰骶、脊背、臀疼痛,僵硬不舒,牵及膝腿痛或酸软无力,畏寒喜暖,得热则舒,俯仰受限,活动不利,甚则腰脊僵直或后凸变形,行走坐卧不能,或见男子阴囊寒冷,女子白带寒滑,舌暗红,苔薄白或白厚,脉多沉弦或沉弦细。

治法:补肾强督,祛寒除湿。

方药:补肾强督祛寒汤加减。狗脊,熟地,制附片,鹿角霜,骨碎补,杜仲,桂枝,白芍,知母,独活,羌活,续断,防风,威灵仙,川牛膝,炙山甲等。

(2)肾虚湿热证:腰骶、脊背、臀酸痛、沉重、僵硬不适,身热不扬,绵绵不解,汗出心烦,口苦黏腻或口干不欲饮,或见脘闷纳呆、大便溏软,或黏滞不爽,小便黄赤或伴见关节红肿灼热焮痛,或有积液、屈伸活动受限,舌质偏红,苔腻或黄腻或垢腻,脉沉滑、弦滑或弦细数。

治法:补肾强督,清热利湿。

方药:补肾强督清化汤加减。狗脊,苍术,炒黄柏,牛膝,薏苡仁,忍冬藤,桑枝,络石藤,白蔻仁,藿香,防风,防己,萆薢,泽泻,桑寄生,炙山甲等。

以上两种证候可以根据临证进行加减。如外周关节型可以按照邪闭肢节证分寒热辨证加减;胸肋、臀部深处等疼痛可以按照邪及肝肺证进行加减。

(二)西医治疗

1.非甾体抗炎药

该类药物作用机制主要是通过抑制环氧化酶的活性,使花生四烯酸不能被环氧化酶氧化成前列腺素,从而起到了抗炎、解热、镇痛的作用。近年来应用于临床的选择性 COX-2 抑制剂,如尼美舒利、美洛昔康、塞来昔布等因其对正常表达在胃黏膜、血小板及肾脏的 COX-1 抑制较轻而不良反应较少,而且抗炎、镇痛作用与其他非甾体抗炎药无明显差别,从而进一步提高了强直性脊柱炎患者长期服药的安全性。

2.改善病情药物

(1)柳氮磺吡啶:该药可改善强直性脊柱炎的关节疼痛、肿胀和发僵,并可降低血清 IgA 水平及其他实验室活动性指标,适用于改善强直性脊柱炎患者的外周关节炎,并对本病并发的前葡萄膜炎有预防复发和减轻病变的作用。但该药对强直性脊柱炎的中轴关节病变的治疗作用缺乏证据。通常推荐用量为每天2.0 g,分 2～3 次口服。剂量增至 3.0 g/d,疗效虽可增加,但不良反应也明显增多。本品起效较慢,通常在用药后 4～6 周。为了增加患者的耐受性,一般以0.25 g每天 3 次开始,以后每周递增 0.25 g,直至 1.0 g,每天 2 次,或根据病情,或根据患者对治疗的反应调整剂量和疗程,维持 1～3 年。为了弥补柳氮磺吡啶起效较慢及抗炎作用欠强的缺点,通常选用一种起效快的抗炎药与其并用。本品的不良反应包括消化系统症状、皮疹、血细胞减少、头痛、头晕以及男性精子减少及形态异常(停药可恢复)。磺胺过敏者禁用。

(2)沙利度胺:该药有特异性免疫调节作用,能选择性地抑制正常单核细胞产生 TNF-α,也能协同刺激人 T 细胞、辅助 T 细胞应答,还能抑制血管形成和黏附因子活性。

(3)其他改善病情药物:如甲氨蝶呤、来氟米特、雷公藤片等对外周关节病变为主的强直性脊柱炎患者具有一定疗效,但对于中轴脊柱关节为主的强直性脊柱炎目前研究尚未发现对于强直性脊柱炎有确切疗效。

3.糖皮质激素

强直性脊柱炎患者出现虹膜睫状体炎时可在局部使用,合并外周关节炎时可关节腔内注射,不推荐全身用药。

4.生物制剂

TNF-α 抑制剂,用于治疗活动性或对抗感染治疗无效的强直性脊柱炎,治疗后患者的外周关节炎、肌腱末端炎及脊柱症状,以及 CRP 均可得到明显改善。但其长期疗效及对中轴关节 X 线病变的影响如何,尚待继续研究。本品常见的不良反应是注射部位局部反应,包括轻度至中度红斑、瘙痒、疼痛和肿胀等,注射部位反应通常发生在开始治疗的第 1 个月内,在随后的治疗中发生频率降低。

注射部位反应平均持续 3～5 天。其他不良反应包括头痛、眩晕、皮疹、失眠、咳嗽、腹痛、上呼吸道感染、血压升高、外周血淋巴细胞比例增多、鼻炎、发热、关节酸痛、肌肉酸痛、困倦、面部肿胀、转氨酶升高等，大部分不需要处理。此外严重不良反应有感染、严重变态反应及狼疮样病变、诱发肿瘤等。

(1)英利昔单抗：其特点是与 TNF-α 结合率高，可清除循环和细胞上的 TNF-α，但对 TNF-β 无作用。使用方法：每次 3～10 mg/kg 静脉滴注，每4～8 周 1 次，也有人推荐初始剂量为 3 mg/kg，然后第 2 和 6 周给相同剂量，以后每 8 周给药 1 次，如疗效不理想，可增量至 10 mg/kg 或间隔缩短到每 4 周 1 次。

(2)依那西普：其特点是与 TNF 结合率较低，作用比较温和，同时中和循环中可溶的 TNF-α 和 TNF-β，有更好的耐受性和非免疫原性。推荐方法是25 mg，每周 2 次，皮下注射。

(三)中成药辨证治疗

1.寒证

(1)补肾舒脊颗粒：骨碎补、狗脊、鹿角、川断、羌活等。

功效：补肾舒脊，散寒除湿，活血止痛。

主治：强直性脊柱炎，肾督阳虚、寒湿瘀阻。

用法：每次 1 袋，每天 2 次。

(2)尪痹胶囊(片、颗粒)：熟地黄、续断、附子(制)、淫羊藿、威灵仙、皂角刺、羊骨等。

功效：补肝肾，强筋骨，祛风湿，通经络。

主治：用于肝肾不足，风湿阻络所致的尪痹，症见肌肉、关节肿痛、局部肿大、僵硬畸形、屈伸不利、腰膝酸软、畏寒乏力、屈伸不利及类风湿关节炎见有上述证候者。

用法：口服，1 次 5 粒，1 天 3 次。

(3)藤黄健骨片：熟地黄、鹿衔草、骨碎补(烫)、淫羊藿、鸡血藤、肉苁蓉、莱菔子(炒)。

功效：补肾，活血，止痛。

主治：用于肥大性脊椎炎、颈椎病、跟骨刺、增生性关节炎、大骨节病。

用法：口服，1 次 5 粒，1 天 3 次。

(4)独活寄生丸：独活、桑寄生、熟地黄、牛膝、细辛、秦艽、茯苓等。

功效：祛风除湿。

主治：养血舒筋，祛风除湿。

用法:口服,1 次 1 丸,1 天 2 次。

(5)风湿骨痛胶囊:骨碎补总黄酮。

功效:温经散寒,通络止痛。

主治:用于寒湿痹所致的手足四肢腰脊疼痛。

用法:每次 2~4 粒,每天 2 次。

2.热证

(1)清热舒脊浓缩丸:狗脊、知母、生石膏、苍术、黄柏等。

功效:清热、舒脊、利节、益肾。

主治:强直性脊柱炎关节腰骶脊背疼痛,关节红肿热痛,伴见口干、烦热等。

用法:口服,每次 6 g,每天 3 次。

(2)湿热痹胶囊(颗粒):苍术、关黄柏、薏苡仁、连翘、川牛膝、地龙等。

功效:祛风除湿,清热消肿,通络定痛。

主治:湿热痹证,其症状为肌肉或关节红肿热痛,有沉重感,步履艰难、发热、口渴不欲饮,小便黄淡。

用法:口服,1 次 4 粒,1 天 3 次。

(3)四妙丸:苍术、川牛膝、黄柏、薏苡仁。

功效:清热除湿,通筋利痹。

主治:适用于热痹,表现为肢体关节疼痛,痛处灼热,肿痛剧烈,筋脉拘挛,日轻夜重,兼有发热、心烦,小便黄少,舌红苔黄,脉滑数。

用法:口服,每次 6 g,每天 3 次。

(4)知柏地黄丸:知母、黄柏、熟地、怀山药、山萸肉、丹皮、茯苓、泽泻。

功效:滋阴降火。

主治:早期强直性脊柱炎,属阴虚火旺者。

用法:每次 1 丸,每天 2 次。

(5)帕夫林胶囊:白芍总苷。

功效:舒筋活络。

主治:强直性脊柱炎外周关节炎。

用法:每次 2 粒,每天 3 次。

上述辨证如伴见关节疼痛较甚者可选用元胡止痛片;颈项僵痛明显者可选用愈风宁心片;疼痛固定不移,夜间痛甚,疼痛持续不减者,可用七厘散;骨质疏松者可加用壮骨关节胶囊、强骨胶囊或壮骨健肾丸。

注意:辨其不同证候,采用不同配伍。

肾虚督寒证:可选用补肾舒脊颗粒＋帕夫林胶囊＋风湿骨痛胶囊＋七厘散。

邪郁化热证:可选用补肾舒脊颗粒＋帕夫林胶囊＋知柏地黄丸＋血塞通。

湿热伤肾证:可选用四妙丸＋帕夫林胶囊＋知柏地黄丸＋血塞通。

邪闭肢节证:可选用补肾舒脊颗粒＋尪痹胶囊(片、颗粒)＋六味地黄丸。

邪及肝肾证:可选用补肾舒脊颗粒＋元胡止痛片＋帕夫林胶囊＋六味地黄丸。

八、外治疗法

(一)中医外治疗法

根据病情及临床实际,结合寒热证候辨证选用外治治疗。证偏寒者,可选用中药热敷、中药离子导入、中药蒸汽加手法按摩、红外线疼痛治疗加中药蒸汽、中药药罐疗法和电磁治疗、超声药物透入、中药穴位贴敷、拔罐和走罐、针灸、火疗等治疗,酌情选用祛风散寒除湿、温经通络外用药物;证偏热者,可选用中药湿包裹、中药穴位贴敷、半导体激光照射治疗、拔罐和走罐、针灸等治疗,酌情选用清热利湿外用药物。

寒证常用治疗药物:寒痹外用方(川乌 10 g,桂枝 15 g,透骨草 20 g,乳香10 g,没药 10 g,制元胡15 g),辣椒碱,PIB骨通贴膏,穴位贴。

热证常用治疗药物:热痹外用方(黄柏 15 g,知母 15 g,大黄 15 g,冰片 6 g,忍冬藤 20 g,地丁 20 g),如意金黄散,新癀片,冰硼散,穴位贴。每天 3～4 次,每次 1～2 项。

(二)其他疗法

根据病情,可配合选用手法治疗;中晚期脊柱活动受限者,可选用微创治疗(针刀疗法)、带刃针疗法、钩活术疗法;脊柱或外周关节疼痛者,可选用蜂针疗法;下腰部疼痛剧烈者,可行骶髂关节内糖皮质激素注射,每年以 3 次以下为宜;膝关节红肿热痛,活动受限者,可选用双膝关节内糖皮质激素注射,每年以 3 次以下为宜;药物及保守治疗效不佳、关节功能严重受限者,可行关节置换术治疗;脊柱过度屈曲、功能严重障碍者,可行脊柱矫形术治疗;并发骨质疏松症者,可采用针刺缓解原发性骨质疏松症疼痛技术,或选用骨质疏松治疗康复系统、骨质疏松治疗仪治疗;伴发脊柱及外周关节纤维化及骨化,可选用骨质增生治疗仪进行治疗。

九、外科治疗

强直性脊柱炎是主要累及青少年男性的自身免疫性疾病,也是一种自限性疾病,多数强直性脊柱炎患者经非手术治疗会停止发展,症状缓解或消失,但仍有一部分强直性脊柱炎患者会发展到严重的畸形,而影响脊柱和关节功能,最终需要手术矫形,以最大限度地恢复功能。

强直性脊柱炎主要累及脊柱和髋膝关节,肩关节和踝关节有时也会受累,但比例很低。现分别叙述。

(一)强直性脊柱炎累及脊柱

典型的强直性脊柱炎从骶髂关节开始发病,然后向上发展累及腰段、胸段甚至颈段脊柱的关节突关节,使其强直,韧带骨化。当然并非所有累及脊柱的强直性脊柱炎患者均发展到颈椎告终。相当一部分患者局限到胸腰椎,产生后凸畸形,少数患者可发展到颈椎,产生颈椎后凸,严重者引起上颈椎及颈枕关节强直,最严重者可累及下颌关节,使患者张口功能受限。

1.外科治疗目的

医师在为患者制订治疗计划及与患者交代病情时应明确,强直性脊柱炎累及脊柱是脊柱的关节韧带均已骨化融合,手术治疗后的脊柱绝不能变成活动的节段,只能将处于非功能位的畸形脊柱通过手术变成近似功能位的脊柱,然后再融合。因此矫正畸形后的脊柱仍然没有活动节段。但经过手术矫正畸形后,使头部抬高,两眼可平视或向上看,躯干直立可改善步态及站立姿势,也可改善生活质量和劳动能力,同时也可增加患者的心肺功能,减轻或消除神经根刺激症状。

2.外科手术适应证

常见适应证包括:①寰枢椎不稳,伴有疼痛及中度神经功能障碍。②颈椎后凸畸形,出现下颌顶住胸部,头部不能抬高,双眼不可平视。此在临床较少。③腰椎后凸,出现头不能抬起,眼不能平视,上半躯干前弯,形成严重驼背。④脊柱骨折伴假关节形成。

截骨技术:虽然有胸椎后凸,但由于胸椎椎管小,且为胸髓,容易损伤,且损伤后后果严重,故一般选择腰段做截骨,多在腰 1～2、腰 2～3 节段截骨。最早截骨是经腰 1～2 节段做椎板"V"形截骨,但是由于早期技术存在缺陷,死亡率和截瘫发生率较高。近 10 年来,采用术中皮质诱发电位,监视术中神经功能,采用多节段截骨,椎板根钉固定技术,使手术矫正效果明显提高,截骨完成后椎体张口不大,术后神经功能并发症降至 1‰ 以下。对强直性脊柱炎并发应力骨折假关节形成的患者,应切除假关节,采用椎弓根钉及钩固定技术,同时植骨修复假关节。对合并严重后凸畸形者,同期行后凸畸形矫正术。对颈椎严重后凸,做颈 7 后方截骨术,使头部抬起,采用椎弓根钉或侧块接骨板固定。但此手术有相当的难度和较高的神经系统的并发症。

(二)强直性脊柱炎累及关节

累及髋关节最为常见,据报道占 42%,而累及膝关节均为 10%,踝关节更少,累及其他关节罕见,本文叙述累及髋关节、膝关节、踝关节的外科治疗。

1.累及髋关节

强直性脊柱炎初期改变为关节边缘的骨炎,其特点是存在慢性炎症细胞和肉芽组织。由于破骨细胞活性增加而出现骨质疏松,随后软骨下骨和纤维软骨被纤维组织替代,关节表面出现侵蚀和退行性改变。有的迅速发展成骨性强直,关节间隙消失,骨小梁通过髋臼与股骨头之间间隙而融合成片,股骨头突入髋臼也较多见,而有的则仅有轻、中度关节活动障碍,关节间隙虽变窄,但仍保留。双髋多同时受累,但双侧严重程度可不同步。对强直性脊柱炎累及髋关节做滑膜切除有害无益。有学者曾诊疗多例患者,患者术前原有部分关节活动,但行滑膜切除后迅速强直。人工关节置换术是治疗晚期强直性脊柱炎累及髋关节的唯一手段,其手术适应证包括严重的关节疼痛及关节功能障碍,特别是双侧累及者。对于合并关节强直者更应考虑人工关节置换。

2.累及膝关节

多数情况,累及膝关节必然累及髋关节。累及膝关节者常发生膝关节强直,而在临床工作中,常见的足膝关节屈曲位强直,使手术面临极大困难和严重并发症。对强直性脊柱炎累及膝关节,采用全膝关节置换术是最好的选择,全膝关节置换术后患者可获得一个稳定的有一定活动度的无痛关节。同时,根据目前文献和有学者的经验,一次手术同侧髋关节、膝关节置换,先髋后膝,但髋关节切口可暂不闭合,待完成膝关节置换术后确保髋关节人工关节位置好时再闭合切口。

3.累及踝关节

此为少见情况。累及踝关节者,一定会累及同侧髋关节、膝关节。踝关节强直是否要手术取决于踝关节的位置,如强直在功能位,则在髋关节、膝关节置换后,踝关节可不手术。如踝关节强直在非功能位,尽管做了髋关节、膝关节置换术,但由于踝关节位置不良,则也很难恢复正常行走功能,则踝关节可做人工关节置换或踝关节截骨术。踝关节人工关节置换术的疗效仍存在许多问题,需要慎重选择。

十、调护

(一)心理调护

给患者详细解释病情,以消除紧张情绪,积极配合治疗。饮食应清淡,避免进食葱蒜、辣椒等刺激性食物,应戒烟戒酒,少进食羊肉、狗肉等温性食物,忌服补药。注意保持个人卫生,勤用淡盐水漱口,睡前用流动水清洗外阴,保持衣物和生活环境清洁。

(二)生活调护

初期减少活动,多注意休息。

(三)治疗调护

使用外用药时,注意皮肤过敏情况。急性期以休息为主,鼓励患者作床上关节锻炼,随着病情缓解逐渐加大运动量。

第三节 退行性脊柱炎

一、概述

退行性脊柱炎又称肥大性脊柱炎、增生性脊柱炎、老年性脊柱炎、脊椎骨关节炎等,是指椎间盘退变狭窄,椎体边缘退变增生及小关节因退变,使相应的神经根受压或受损而出现一系列功能障碍的病症。以椎体边缘增生和小关节肥大性变化为其主要特征。本病好发于中年以后,男性多于女性,长期从事体力劳动者易患此病。

本病属中医"腰痛"的范畴。

二、病因病机

(1)每因用力不慎,姿势不当,或负重过度,跌仆损伤,使经络受损,气血运行不畅,血脉瘀阻,不通则痛。

(2)年老肾气不足,精髓亏虚,或房劳过度,耗伤精血,使肾元虚惫,精血空虚,筋脉失养,致腰痛连腿,屈伸不利。

(3)因感受风寒,或久卧湿地,或冒雨涉水,或久居冷室,寒湿之邪,闭阻经络,使气血阻滞,骨节酸痛。

(4)素体阳气偏盛,内有蕴热,或嗜食辛热之品,积热于里;或感受时邪,误治失治,邪热传里;或感受寒湿之邪,久郁化火。使邪热浸淫腰脊,流注筋脉,痛及腰腿,灼热疼痛。

三、临床表现和体征

(一)症状

(1)患者多为40岁以上的体质肥胖者,有长期从事弯腰劳动和负重的工作史或有外伤史,起病缓慢。

(2)早期症状典型,患者常感腰背酸痛不适,僵硬板紧,不能久坐久站,晨起或久坐起立时症状较重,稍加活动后减轻,但过度活动或劳累后加重。

(3)腰部俯仰活动不利,但被动运动基本达到正常。

(4)急性发作时,腰痛较剧,且可牵制到臀部及大腿,若骨刺压迫或刺激马尾神经时,可出现下肢麻木无力、感觉障碍等症状。

(二)体征

(1)腰椎生理曲度减小或消失,甚或出现反弓。

(2)局部肌肉痉挛,有轻度压痛,一般无放射痛。

(3)下肢后伸试验常呈阳性,直腿抬高试验一般可接近正常。

(4)X线检查,可见椎体边缘有不同程度增生,或有椎间隙变窄,生理弧度改变。

四、鉴别诊断

根据患者的年龄、病史、症状、体征及X线所见,本病一般诊断不难。临床上主要是跟强直性脊柱炎(多在40岁以下发病,脊柱强直出现较早,椎体模糊呈竹节样改变,无关节间隙模糊,骶髂关节首先受累,急性期血沉、抗链球菌"O"均增高)相区别。

五、针灸治疗

(1)治则:通络止痛。

(2)主穴:相应脊椎夹脊穴。

(3)配穴:①劳损腰痛,宜活血化瘀,可刺血郄委中穴,放血,腹部可用刺络拔罐法治疗;②肾虚腰痛,宜补肾壮腰,配肾俞、命门、腰阳关、关元俞、太溪,补法、多灸;③寒湿腰痛,宜温通经络,散寒去湿,取肾俞、命门、大肠俞、腰阳关,用温针灸或直接灸;④湿热腰痛,宜清热祛湿,配三焦俞、大肠俞,用泻法或刺络法治疗。除此之外,若腰痛沿经脉向下肢放射,呈牵拉样疼痛,可配合足少阳及足太阳经脉的环跳、阳陵泉、委中、绝骨、昆仑等穴治疗。

(4)方义:腰椎两侧夹脊穴紧靠腰椎,是治疗椎关节病变有效而安全的穴位,具有通络止痛的功效,为临床所常用;委中为血之郄穴,有去瘀止痛之功;肾俞、命门、腰阳关、关元俞都是壮腰补肾之要穴,用温灸法,可温阳去湿而除寒;泻三焦俞、大肠俞有清利下焦湿热之功。古人认为,足太阳膀胱经是主筋所生病者,足少阳胆经是主骨所生病者,退行性脊柱炎病在骨而牵涉筋,故可沿经脉向下肢放射疼痛,针灸也常配合膀胱经及胆经穴位治疗,以舒筋理骨,上下结合,以提高疗效。

六、基本推拿治疗

(一)治则

舒筋通络,行气活血,解痉止痛。

(二)主要手法

擦法、按法、揉法、点压法、弹拨法、扳法、擦法及被动运动。

(三)常用穴位及部位

肾俞、命门、腰阳关、腰夹脊、气海俞、关元俞、委中、阳陵泉、承山等。

(四)操作

(1)擦揉腰背法:患者俯卧位,医者用深沉有力的擦法施于腰背两侧骶棘肌,自上而下反复3~5遍,然后用掌根按揉3~5遍,以缓解肌肉痉挛。

(2)弹拨止痛法:医者用拇指在腰背疼痛的部位上,做与肌纤维垂直方向的弹拨,再结合局部痛点按压肾俞、大肠俞、腰阳关、居髎等穴。

(3)腰椎扳法:患者俯卧位,医者先行腰椎后伸扳法扳动3~5次,然后用腰椎斜扳法,左右各1次。

(4)活血通络法:患者俯卧位,医者以红花油或冬青膏为介质,在腰部督脉经及两侧膀胱经施擦法,再横擦腰骶部,以透热为度。

(5)有下肢牵痛者,可用擦法施于大腿后外侧和小腿外侧,随后拿委中、承山,按揉阳陵泉、昆仑等穴。

七、其他疗法

(一)耳针

耳穴选腰椎、骶椎、坐骨神经、神门、肝、肾。以患侧为主,每天针刺1次,每次留针2~4小时,或用微针埋针,每周1~2次。

(二)穴位注射

穴位仍按夹脊穴为主,药物选用丹参注射液、当归注射液,每次4 mL,分

2 穴注射;或用 10% 葡萄糖 10～20 mL 穴位注射,每次 1～2 穴;疼痛明显者选用 2% 普鲁卡因 4 mL 加泼尼松龙 1 mL,穴位注射,每天 1 次。

(三)敷贴

用双柏散和水加蜂蜜,煎热后湿敷腰部。每天 1 次,适用于湿热腰痛者。

(四)其他

治疗腰痛方法颇多,除上述方法外,其他如红外线照射、超短波治疗、低频磁疗、激光治疗、药物离子透入法、蜡疗等均有帮助,可配合选用。

第十章 骨 痈 疽

第一节 急性化脓性骨髓炎

急性化脓性骨髓炎是指骨与周同组织的急性化脓性炎症,包括骨髓、骨、骨膜。祖国医学称为"附骨疽""骨疽",是临床常见病。好发于 3～15 岁的儿童,男女发病率约为 4：1。胫骨、股骨发病率最高,约占 60％,其次是肱骨、桡骨,也可见于椎骨、髂骨等。

一、病因

(一)中医病因

1.热毒注骨

疗毒、疮疖、痈疽或咽喉、耳道化脓感染,以及麻疹、伤寒、猩红热等病后,余毒内蕴;或凶六淫邪毒外侵,郁久化热成毒;或因饮食、七情所伤,毒火内生,热毒循经入骨,腐骨成脓而致本病。

2.损伤感染

开放性损伤,邪毒自伤口入侵,阻滞经络气血郁久生热,腐肉蚀骨;或因闭合性外伤,气血凝滞,壅塞经络,积瘀成痈。

3.正气虚弱

"正气存内,邪不可干""邪之所凑,其气必虚"。人体正气虚弱,邪气乘虚而入。强调内因与外因的相互关系。

综上所述,中医学认为热毒(细菌)是致病的因素,正虚(内因、抵抗力)是发病的基础,损伤是诱发的条件。

(二)西医病因

1.致病菌感染

最常见的致病菌是金黄色葡萄球菌,其次是链球菌、肺炎链球菌、大肠埃希菌、铜绿假单胞菌和伤寒沙门菌等。

2.感染途径

本病的感染途径有以下3种。

(1)血源性感染:大多数细菌是由身体的某一感染病灶,如淋巴结感染、脓肿、疖痈、扁桃体炎等,通过血液循环被带入骨组织,这是最常见的感染途径。

(2)创伤性感染:如开放性骨折、贯通性骨损伤等,细菌由创口进入骨组织。

(3)蔓延性感染:由邻近感染性病灶蔓延到骨组织,如指端感染所引起的指骨骨髓炎等。

3.发病条件

细菌感染人体后,不是百分之百都发病,一般发病条件除感染程度之外,还有两个重要因素。首先是通过上述3条感染途径,血中存在高度感染力的致病菌,加上全身与骨骼抵抗力的下降,形成暂时性菌血症。如果此时肢体遭受外伤,如挫、扭、跌、打等引起骨的干骺端充血、出血,形成血肿,使局部血流减慢,细菌沉积,并迅速生长繁殖而形成骨髓炎。儿童的干骺端是生长最活跃的部分,血运丰富,血管曲折.血流自然缓慢。同时儿童活泼好动,自控能力差,损伤机会多,故本病多发于儿童。

二、病理

细菌侵入长骨干骺端,在局部形成感染灶后,其发展结果取决于患者的抵抗力、细菌的毒力和治疗措施3个方面。如果患者抵抗力强,细菌毒力较低,而且治疗及时有效,病灶即可被吸收而治愈。相反,患者抵抗力弱,细菌毒力强,或治疗不当,病灶便不断扩大,病情继续发展。一般可分为3个阶段。

(一)脓肿形成

病灶区的脓毒可向3个方向蔓延:一是向外穿破骨皮质达骨膜下,形成骨膜下脓肿。骨膜下压力逐渐增高,脓毒经骨小管逆流回骨髓腔,形成广泛性骨髓炎。二是感染灶脓毒向内蔓延入骨髓腔,髓腔内脓液逐渐增多,压力增高,通过骨小管向外穿破骨皮质形成骨膜下脓肿,穿破骨膜形成软组织脓肿或皮下脓肿,最后穿破皮肤,形成窦道,脓汁由窦道排出体外。三是感染灶脓毒穿破骺板,进入关节腔,形成化脓性关节炎。

(二)形成包壳骨

骨膜下脓肿形成后,被掀起的骨膜就会形成一层反应性新生骨,新骨逐渐增厚,形成包壳,即称为包壳骨。包壳骨虽是一种病理性产物,但在大块骨坏死后,它起到保持骨的连续性,代替原骨撑重的作用。

(三)形成死骨

死骨的形成有下面 2 个因素。

(1)骨膜下脓肿形成后,骨膜从骨皮质上被掀离,局部骨质失去来自骨膜的血液供给。

(2)骨髓腔内压力增高,骨营养血管被压缩,栓塞,致骨缺血,最终导致广泛骨坏死。

当坏死骨与周围骨尚未分离时,炎症被控制,血液重建,可转为活骨。如果炎症不能控制,逐渐与周围活骨分离,即为死骨,死骨是不可逆的。小块死骨可被吸收或从窦道随脓汁排出,大块死骨只有手术取出,否则病灶永不静止。

急性化脓性骨髓炎的病理特点是骨质破坏,坏死和反应性骨膜增生同时存在。早期以破坏坏死为主,晚期以增生为主。

三、诊断

(一)临床表现

1.初期

全身症状是起病急,开始全身不适,倦怠,食欲减退,很快转入高热,寒战,体温可达 39～40 ℃,甚至神昏谵语,大便干,小便赤,恶心,呕吐,脉洪数,舌红,苔黄腻。局部症状是患肢剧痛、跳痛、胀痛,不能活动,拒按,肿胀。化验,白细胞计数增高,可达 $40 \times 10^9/L$ 以上,中性粒细胞比例增高,血沉快,血培养阳性。

2.成脓期

一般发病后 3～4 天,上述全身症状与局部症状进一步加剧,全身虚弱,壮热不退,持续 1 周左右,疼痛可突然减轻,此为脓肿穿破骨膜,髓腔压力减低,形成软组织脓肿。皮肤红、热,触之有波动。

3.破溃期

发病 3～4 周,如治疗不能有效控制,脓肿可进一步穿破皮肤,形成窦道。脓汁由窦道排出,此时令身与局部症状均逐渐缓解。主要表现为全身衰弱,无力神疲,少气懒言,形体消瘦,面色㿠白,舌淡苔少,脉细数。

(二)诊断要点

(1)起病急骤,具有典型的全身症状与局部症状。

(2)身体其他部位有感染性病灶,或有外伤史。

(3)化验检查:白细胞计数增高明显,中性粒细胞比例增高,血沉快,穿刺液涂片或血培养阳性。

(4)X线检查:早期无异常所见。2～3周后可见骨质疏松,干骺端骨结构模糊,可有骨膜反应,中后期可有病理性骨折。

四、治疗

本病起病急,发展快,症状重,若失治误治,不仅可转变成慢性骨髓炎,甚至可危及生命。因此,早期诊断,及时有效的治疗是关键。并且在治疗中应强调中西医结合,内治外治并用。

(一)中医内治法

1.初期

初期治以清热解毒,通络祛瘀为主,方药可选用仙方活命饮合黄连解毒汤,或五味消毒饮。如高热寒战,舌红苔黄,脉滑数,治以清营退热为主,用黄连解毒汤合五味消毒饮,加乳香、没药。如高热神昏,有出血点,治以凉血解痉为主,用犀角地黄汤合黄连解毒汤,也可投安宫牛黄丸、紫雪丹等。

2.成脓期

此期包括成脓初期,骨膜下脓肿刚刚形成,以及骨膜下脓肿穿破形成软组织脓肿两个阶段。前者若能及时有效治疗,预后较好;后者难免形成慢性骨髓炎。故此期总的治则应该是先"清营托毒",后"托里透脓"。可分别选心五味消毒饮、黄连解毒汤、透脓散及托里消毒饮等,随症加减应用。

3.破溃期

此期病机为虚中夹实,以虚为主。治则是"扶正托毒""祛瘀生新"。若为初溃,脓液多;稠、腥为气血尚充实,治疗仍以祛邪为主,可选用托里消毒饮。若溃后脓少、稀、薄为气血虚弱,治疗当以补虚为主,方用八珍汤、十全大补丸等。如兼见脾胃虚弱,消化不良,可选用四君子汤加陈皮、山楂、麦芽。如证见气阴两虚,口干食欲缺乏,可用生脉散加山楂、麦芽。

(二)西药治疗

早期使用足量有效的抗生素,是控制病情发展的有效手段,并能使之治愈。

为了防止致病菌产生耐药性,常需两种以上的抗生素联合使用。常用的抗生素有青霉素、链霉素、红霉素、氨苄西林,也可用头孢菌素、庆大霉素、新青霉素等,肌内注射和静脉滴注相结合。治疗的同时要尽早做药物敏感试验,以便选用最有效的药物。

本疗法还包括输液,防止脱水和酸中毒,维持水、电解质平衡;大量维生素 C 静脉滴注,并补给维生素 B,以保护心脏;注意休息,增加营养,宜高蛋白饮食;如中毒症状重,口,少量多次输新鲜血,适当使用镇静止痛剂和退热药等。

(三)外治法

1.切开引流

切开引流属于外科治疗手段,尽早做外科处理。对减轻局部反应,改善全身情况极为重要,一经诊断应立即切开。最常用的是骨皮质钻孔引流减压,若脓汁过多,可凿骨开窗,彻底冲洗髓腔,注入抗生素,做皮下一层缝合,放置引流条,24 小时后取出。也可在髓腔内放两根塑料管,近端管接输液瓶,滴注抗生素溶液;远端较粗的管连接引流瓶,做连续灌注冲洗。

2.中药外用

早期局部红肿未溃,可选用拔毒生肌散、双柏散、金黄膏等外敷,亦可选用蒲公英、地丁、野菊花等清热解毒之鲜品捣烂敷患处。如已破溃,可根据不同的病程做相应处理,如开始可选用冰黄液冲洗疮口,随后可选用药捻置于疮口或窦道内,先崩白降丹、红升丹、十金散等药捻,以利脓腐排出。后用八宝丹、生肌散以促其收口。

3.患肢制动

无论手术或非手术治疗,患肢均应制动。目的在于缓解肌肉痉挛,减轻疼痛,防止关节畸形、脱位或病理性骨折。制动方法可采用夹板、石膏托、皮牵引等。

第二节　慢性化脓性骨髓炎

慢性化脓性骨髓炎又称附骨疽,是指急性化脓性骨髓炎急性感染消退以后,留有死骨、死腔和窦道,即为慢性化脓性骨髓炎,是骨组织的慢性化脓性疾病,病程可长达数月、数年,甚至数十年。

一、病因、病理

慢性化脓性骨髓炎的成因,首先是继发于急性化脓性骨髓炎,由于失治误治,或治疗不彻底,迁延而成慢性;其次少数病例是因开放性骨折伤口感染,尤其是火器伤所致的开放性骨折,感染机会更多,其致病菌与急性骨髓炎相同。一般认为发病 4 周后为慢性期,其实从急性骨髓炎到慢性骨髓炎是一个逐渐发展变化的过程,不应机械地从时间划分。其病理变化过程是形成死骨和窦道后,脓汁由窦道排出,而死骨却仍留在体内或一部分被吸收,并在周围形成包壳,包壳不断生长及小块死骨被吸收而形成死腔,并将残留的脓汁、细菌包在其中。同时死腔内还可形成炎性肉芽组织、瘢痕组织等。由于死骨死腔、包壳及周围瘢痕组织均缺乏血运供给,所以药力和机体抵抗力都难以达到病灶,虽经引流、用药等治疗,窦道可暂时关闭,病灶稳定而达临床治愈,而一旦机体抵抗力下降,如感冒、咽炎、扁桃体炎等,残存于病灶中的细菌会迅速生长繁殖,重新发作,愈合之窦道再次破溃。经引流、用药后再趋于稳定。如此循环往复,时溃时愈。由于病灶中的致病菌始终不能彻底消灭,反复化脓,不断炎性刺激,可出现骨质增生、硬化、死骨、死腔、包壳、炎性肉芽组织、脓肿、窦道并存的现象,这是慢性骨髓炎病理改变的特点。同时周围软组织大量瘢痕形成,皮肤色素沉着,并有癌变的可能。

二、诊断

(一)症状和体征

患肢长期隐痛、酸痛,时轻时重。局部有压痛、叩击痛。皮肤上有长期不愈或反复发作的窦道一至数个,流出脓液稀薄,淋漓不尽,或有小块死骨流出。窦道口常有肉芽组织增生,周围有色素沉着。若脓汁排出不畅时,局部肿胀疼痛加剧,并有发热和全身不适等症状。经治疗后窦道可逐渐愈合,症状消失,可维持数月或数年不等。若遇感冒、过度劳累等诱因,可再度复发,如此反复发作。触之患肢骨面凸凹不平,轮廓不清,皮下组织变硬,皮肤留有凹陷窦道瘢痕,紧贴骨面。病史长者,可伴有肢体增长或短缩或增粗,或弯曲畸形及病理性骨折等。

(二)X 线检查

骨干不规则增粗,皮质增厚,密度增高,周围有新的包壳。髓腔变窄或消失,同时有大小不等的死骨,有空洞透光区,有骨质增生与破坏并存的现象。

三、治疗

由慢性骨髓炎病程长,消耗大,全身正气虚弱,总的病机是虚中夹实。故治疗上应以扶正祛邪,内外兼治,局部与整体相结合为治疗原则。

(一)内治法

1.非急性发作期

次期病程长,流脓耗血,多见正气虚衰。脾胃两亏者,治则:扶正祛邪,托疮生肌,方用消炎解毒汤,加黄芪、白术、党参。若以阴虚为主者,秦艽鳖甲汤加减;阳虚为主者,阳和汤加减;气血虚者,八珍汤加减。根据患者体质情况,可适当输血补液,给予高蛋白饮食等。局部治疗以引流为主,冲洗窦道,药液灌注。也可外用中药,如药膏、药粉、药捻等。

2.急性发作期

治则:清热解毒,托里排脓。方用透脓散合五味消毒饮。也可按急性化脓性骨髓炎治疗。

(二)手术治疗

手术是治疗慢性骨髓炎的主要方法,通过手术能摘除死骨,消灭死腔,改善病区血液循环,为彻底治愈创造条件。所以,凡有死骨并分离清楚,有死腔伴窦道流脓,包壳骨形成充分,能代替原骨干者均可手术治疗。只有急性发作期不宜手术,而只能引流。

手术方法有下面几种。

(1)单纯病灶清除术:主要是摘除死骨,打通髓腔,切除瘢痕及炎性肉芽组织。

(2)带蒂肌瓣填塞术:用于死骨大,病灶广,清除死骨与病灶后,骨质缺损,留有较大空腔者,设计肌瓣充填之,以消灭死腔,改善局部血运。

(3)碟形手术:用于分泌物多,骨痂少,皮肤瘢痕大者,将病骨凿成底小口大如碟形,以便于引流。

以上手术均需做适当的外固定,临床以石膏托最常用。

第三节　化脓性关节炎

关节腔内由细菌所引起的感染称为化脓性关节炎,属中医"关节流注"和"骨病疽"范畴。如明代汪机《外科理例·流注》说:"大抵流注之症,多因郁结,或暴怒,或脾气虚,湿气逆于肉理,或腠理不密,寒邪客于经络,或闪扑,或产后,瘀血流注关节,或伤寒余邪未尽为患,皆因真气不足,邪得乘之。"本病多发于儿童和青少年,男多于女,好发于髋、膝、肘、肩、踝等关节。愈后往往留下不同程度的关节功能障碍。

一、病因、病理

总的病因是由于人体正气不足,邪毒壅滞关节所致。根据邪毒来源,可归纳为 4 个方面。

(一)暑湿邪毒

夏秋之季,暑湿邪毒客于营卫之间,限于经脉肌肉之内,与气血搏结,流注关节。

(二)热毒余邪

因患疗、疮、痈、疖及切口感染等而失治误治,或虽治而余毒未尽,或因挤压、碰撞使邪毒走散,流注关节。

(三)化热成毒

因长期过累积劳,肢体经络受损,或跌仆闪挫.瘀血停滞,郁而化热成毒,凝聚关节。

(四)毒邪直入

由于穿刺或开放性外伤,邪毒通过针眼或创口直接入侵关节。

现代医学认为与急性化脓性骨髓炎基本相同。多继发于身体某部位的化脓性病灶,经血行播散至关节内所致。也可由关节附近的化脓性骨髓炎,病灶穿破骺端进入关节腔所致。少数由外伤创口直接感染而成,此种感染多见于成年人。

根据细菌的毒力、感染途径、病程长短及机体抵抗力等情况,大致可分为 3 个阶段。

1.浆液性渗出期

感染后,关节滑膜开始充血,水肿,白细胞浸润,关节内出现浆液性渗出液,其性状较清晰。此期尚未累及关节软骨,如能及时控制炎性发展,关节功能可恢复正常。

2.浆液纤维蛋白渗出期

此期滑膜炎性反应加剧,渗出液增加,内含白细胞成分也增加,并出现脓细胞,渗液外观浑浊黏稠。此期滑膜和关节软骨被一层浆液纤维蛋白膜覆盖,关节内已有纤维性粘连,虽经治疗,关节功能也难以完全恢复正常。

3.脓性渗出期

此期渗出液为脓性,内含大量红细胞、白细胞、细菌和纤维蛋白,滑膜和关节囊肿胀增厚,局限白酶溶性坏死。此期关节软骨被脓液中的蛋解破坏而发生纤维粘连。愈后关节功能严重障碍或强直。也可因炎症引起关节囊、韧带松弛和关节内压增高,导致病理性关节脱位。

二、诊断要点

(一)临床表现

1.初期

全身不适,食欲减退,很快出现恶寒发热,关节疼痛,不能伸直,局部肿胀、灼热、压痛。舌苔薄白,脉紧数。

化验白细胞计数增高,中性粒细胞比例上升。关节穿刺为浆液性渗出液。

2.酿脓期

上述症状进一步加剧,全身中毒反应明显。高热寒战,出汗,体温可达40℃以上,口干,苔黄,脉数。局部红、肿、热、剧痛、拒按,肌肉痉挛,关节处于半屈曲状态,甚至出现病理性关节脱位或半脱位。化验白细胞计数可达$20 \times 10^9/L$以上,中性粒细胞比例0.8~0.9,血沉快。关节穿刺液浑浊黏稠,镜检可见脓细胞。

3.溃脓期

次期为持续性全身中毒症状,局部红肿等症状加重。关节穿刺物为脓液。如脓肿穿破关节囊,疼痛可稍减,最后穿破皮肤形成窦道,脓汁排出,关节内压减低,全身中毒症状及疼痛等局部症状均可缓解。此时患者主要表现出神疲面白,懒言,无力等衰弱症状更加突出。同时由于关节装置破坏严重,关节畸形,脱位,活动受限会更明显。

(二)诊断

1.全身症状

起病急,高热、寒战,全身中毒症状明显。

2.局部症状

关节红肿、剧痛、拒按,皮温增高,关节稍一活动即出现剧痛。关节处于半屈曲状,不能负重。

3.实验室检查

白细胞计数增高,血沉快,关节穿刺液浑浊或呈脓性,细菌培养阳性。

4.X 线检查

早中期关节周围软组织影扩大,关节间隙增宽,附近骨质疏松。晚期关节间隙变窄或消失,骨面毛糙,有骨破坏或增生。

(三)鉴别诊断

1.急性化脓性骨髓炎

全身症状相似。局部肿胀,压痛在干骺端,而不在关节。对关节活动影响较小,愈后对肢体功能影响亦小。两者可互相侵犯,同时存在。临床须仔细鉴别。

2.急性风湿热

多关节,对称性,游走性,全身症状轻,不化脓,不破溃,关节穿刺液少而清,细菌培养阴性,愈后关节不留后遗症。

3.关节结核

在急性发作期或有混合感染时两者相似,但结核起病缓慢,病程长,全身症状与局部表现初期均不明显。晚期破溃流出脓液性状不同。X 线片以骨破坏为主,而化脓性关节炎破坏与增生并见。

4.小儿髋关节暂时性滑膜炎

全身情况良好,体温可稍高,血沉正常,末梢血象正常,2 周后自愈。

三、治疗方法

对本病的总体治疗原则应是局部与全身兼顾,祛邪与扶正兼施,中西医结合,内外结合,标本同治。急性期多为邪实正盛,治疗以祛邪为主;慢性期(溃后)局部症状突出,属虚中夹实,以虚为主,治疗当以扶正祛邪为主。总之,应根据不同阶段,正邪消长的不同情况,采取相应的治疗措施。

(一)内治法

1.中医治疗

(1)初期:治则为清热解毒,利湿化瘀。方药用黄连解毒汤、五神汤加减。

(2)酿脓期:治则为清热解毒,凉血利湿。方药选用五味消毒饮、黄连解毒汤加减。

(3)溃脓期:治则为托里透脓。方药选用托里消毒饮或透脓散加减,用于初溃脓泄不畅者。若溃后正虚为主者,治则应为补益气血,选用八珍汤、十全大补丸等。

2.西医治疗

早期使用足量有效的抗生素,对于控制炎症的发展非常重要。一旦诊断应立即使用,同时尽快做细菌培养和药敏试验,以便选用更敏感的抗生素。注意降温,补液,纠正水、电解质紊乱,必要时亦可输新鲜血。

(二)外治法

1.关节制动

其作用是可预防感染扩散,减轻肌肉痉挛和疼痛,防止病理性脱位或畸形,同时也能减轻关节软骨面的压力和摩擦,防止遭受进一步破坏。制动的方法可选用石膏、夹板和牵引等。

2.关节穿刺

通过穿刺抽出关节腔内的脓性分泌物,从而可减少毒素的吸收,减轻中毒症状,其他作用同关节制动。另外,在穿刺的同时,可进行关节腔冲洗,然后注入抗生素。

3.切开引流

切开引流是局部治疗的主要外科手段之一。它不仅能排出脓汁.消除关节腔内压力,而且有利于彻底冲洗,同时可以放置引流管,经管吸出渗液,并注入抗生素。

4.外用中药

初期局部红肿热痛,可选用清热解毒,活血化瘀的汤剂、散剂、膏剂,做局部外敷。促进病灶消散吸收。晚期破溃,形成窦道瘘孔者,可将药物敷于创口或深入窦道,促进排脓,祛腐生肌,以便收口愈合。

(三)恢复期

治疗局部炎症消退后,即可采用促进关节功能恢复的方法,如理疗、热敷、中药熏洗及手法按摩等。如果当关节强直不可避免时,应使其强直在最有用的位置上。

(四)后遗症处理

1.关节面完整,而功能受限

此为关节内外有粘连所致。若受限不大,可不必处理,否则,在麻醉下将粘连松解,注意手法应轻柔,防止骨折。

2.关节强直

若关节强直,坚固不痛,位置良好,对工作与生活影响不大者,可不必治疗。否则,根据具体情况选用截骨术或关节成形术。若坚固不痛,但位置不良,可在关节外做截骨矫形术。若纤维性强直,并伴有疼痛者,可根据畸形程度,做关节融合术、截骨术或关节成形术。

3.陈旧性病理脱位

若活动尚好,短距离行走局部不痛或痛轻者,可顺其自然。若功能障碍,或局部疼痛明显,影响工作与日常生活者,可做关节融合术或截骨矫形术等。

若软组织瘢痕挛缩,关节功能不良者,可做瘢痕切除,软组织松解术。

第十一章 骨结核

第一节 脊柱结核

脊柱结核,中医称之为脊柱痨、龟背痰,占骨关节结核的首位。常累及 2 个以上椎体。腰椎发病率最高,胸椎次之,再次为胸腰段和腰骶段,颈椎、颈胸段、骶尾椎较少见。病变 99% 在椎体,1% 在椎弓。

一、病因、病理

本病系因先天肝肾不足,后天失调,肾虚督空,风寒湿痰诸邪乘虚而入,流注脊背而发生。现代医学认为,由于脊柱本身承重大,容易积劳致损,或因外力作用,局部损伤;加上椎体以松质骨为主,营养血管多为终末动脉,结核杆菌从原发病变处经血液循环侵入脊椎,容易滞留于椎体而发病,称为椎体结核;细菌偶有流注、停聚在椎弓,导致发生椎弓结核。此外,约有 10% 的椎体病变在 2 处或2 处以上,2 处病变之间,有比较健康的椎体或椎间盘间隔,称为跳跃型病变。

(一)椎体结核

1.中心型结核

中心型结核多见于儿童,以胸椎病变为多。病变在椎体的中央,以骨质破坏为主,发展较快,易形成死骨,死骨吸收后,形成空洞。椎体广泛破坏、塌陷后,可穿破上下的椎间盘而侵蚀邻近椎体,常可累及相邻的好几个椎体。

2.边缘型结核

边缘型结核多见于成人,以腰椎为多。病变在椎体的边缘(多数在椎体前缘和前纵韧带下椎间盘),以溶骨性破坏为主,骨质破坏被吸收后,形成病变椎体边缘局限性缺损,很少形成大块死骨。病变可较久地局限于一个椎间盘,也可沿滑膜下和前纵韧带下,向上下相邻椎体侵蚀,但大多只限于2个椎体,累及3个以上椎体者少见。椎体的破坏和塌陷,不如中心型结核明显。

3.韧带下型结核

此型结核少见,病变主要累及椎旁韧带,早期很少侵犯椎体和椎间盘,但常有椎旁脓肿形成。当大量脓液积聚在前纵韧带下时,可使多个椎体前缘产生凹形变,椎间盘可无明显破坏;晚期,椎间盘、椎体均可累及。此型结核亦有人认为是椎旁脓肿的继发病变。椎体结核,因骨质破坏、塌陷,脊柱多出现后突畸形。结核病变所产生的寒性脓肿,可向远处流注;亦可向体外或胸腹腔内脏器(如肺、肠、膀胱等)穿破,形成窦道或瘘管,导致混合感染。

(二)椎弓结核

单纯椎弓结核很少,多发生于横突和棘突,呈溶骨性破坏,偶有小块死骨形成。椎弓结核常继发于椎体结核。

脊髓受病变破坏产物的压迫、后突或残存骨嵴的磨损均可发生截瘫。在骨病变的活动期,脓肿,干酪样物、死骨、肉芽或坏死椎间盘等破坏产物压迫脊髓,发生的截瘫为早期截瘫,手术减压效果较好;骨病变治愈后,脊柱明显后突畸形、椎管变形、纤维组织增生、椎体破坏后残存骨嵴,磨损或压迫脊髓,发生的截瘫为晚期截瘫,手术减压治疗效果差。椎体结核的截瘫发生率在10%左右;椎弓因三面环绕脊髓,发生结核后的截瘫发生率约25%。颈椎和胸椎部位椎管较狭窄,而脊髓较粗大,缓冲余地较小,并发截瘫较多见;腰椎椎管较宽大,其内为脊髓圆锥和马尾神经,缓冲余地较大,故发生截瘫者少见,但可出现神经根受压相应症状。

二、诊断要点

(一)临床表现

本病多见于儿童和中青年。初期起病缓慢,症状不显著,仅有患处隐隐酸痛,常不引起重视。继而少气乏力,全身倦怠,夜间疼痛加重。脊背肌肉僵硬,活动不利,动则痛剧。舌淡红,苔薄白,脉沉细。中期病变部位逐渐肿起。寒热交作或潮热盗汗,失眠,食欲缺乏。舌红,少苔或无苔,脉沉细数。后期,窦道形成,时流稀脓,或夹有豆腐花样物质,久则疮口陷凹,周围皮色紫暗,经久不愈合,日渐消瘦,精神委靡,面色无华,心悸失眠,盗汗日重。舌淡红,苔少,脉细或虚大。或午后潮热,口燥咽干,食欲减退,咳嗽痰血。舌红,少苔,脉细数。

脊柱不同部位发生结核病变,临床表现不尽相同。

1.颈椎结核

$C_5 \sim C_7$ 的发病率较高。主要症状是颈部僵直、疼痛和活动受限,严重者可见颈部短缩、后凸畸形。寒性脓肿常见于咽后壁,偶见于食管后方,锁骨上窝;也可向体外、咽腔和食管内穿破。患者喜崩双手托住下颌。咽后壁脓肿较大时,可妨碍呼吸,患者张口喘气,睡眠时鼾声很大。

2.胸椎结核

上胸椎发病率较低,$T_6 \sim T_{12}$ 的发病率逐渐增加。最早的症状和体征是背痛和局限性后凸,其后凸畸形状如驼峰、龟背。寒性脓肿多位于椎旁,小可见于脊柱的两侧、腰三角等处;可出现局限性脓胸、支气管瘘。偶有肋间神经后凸畸形和食管后脓肿痛症状。

3.腰椎结核

最常见的症状、体征有腰痛、腰部强直,俯仰不利,拾物试验阳性。俯卧位脊柱后伸试验阳性。寒性脓肿常见于两侧髂凹、腰三角或大腿上部;偶可穿入腹腔或肠管。

4.骶尾椎结核

早期症状不显,当病变刺激或压迫骶神经,脓肿增大时,出现疼痛和活动受限。寒性脓肿常在骶骨前方、肛门附近;脓肿偶将乙状结肠穿破,或向体外、肛管内穿破。

(二)实验室检查

1.血常规

红细胞计数和血红蛋白含量可偏低,白细胞计数正常或稍有增多。如合并化脓菌感染,白细胞总数、中性粒细胞比例均明显升高。

2.血沉

病变活动期,血沉增快,高出正常 3～4 倍,甚至更高;稳定期或恢复期,血沉多数正常。

3.结核菌素试验

5 岁以下未接种过卡介苗的儿童可进行此试验。阳性则表示已感染过结核杆菌。

4.细菌学检查

抽取脓液或关节液作结核分枝杆菌培养,或涂片寻找抗酸杆菌(结核分枝杆菌),对明确诊断和鉴别诊断有重要价值。

5.病理学检查

切取病变组织或肿大淋巴结,作病理学检查,阳性率70%～80%。必要时亦可行豚鼠接种试验,这是一可靠的诊断方法,但方法复杂,费用大,需要时间长(6～7周)。

(三)X线、CT、MRI检查

脊柱结核的诊断,目前主要靠X线片、断层摄片。CT对显示寒性脓肿较X线片敏感;MRI能较早地显示骨骼破坏、神经根和脊髓受压情况。

X线片早期显示脊柱生理弧度异常、椎间隙变窄和椎体上下缘模糊;稍晚可见死骨游离,死骨吸收后可见骨空洞;晚期椎间隙狭窄或消失、椎旁脓肿、畸形。椎弓结核可见椎弓模糊或破坏。

此病应与脊柱化脓性骨髓炎、强直性脊柱炎、类风湿关节炎、脊椎肿瘤、布氏杆菌病、伤寒、梅毒、放线菌病等鉴别。此外,还应与环枢关节自发脱位、椎间盘退化或脱出鉴别。

三、治疗方法

(一)休息和制动

1.休息

为缓解疼痛、防治畸形、避免病变扩散和截瘫的发生,减少体力消耗,病变处于活动期的脊柱结核患者,应卧软垫硬板床休息,不宜坐起和下地活动;病变较稳定时,可坐起吃饭和下地排大、小便。

2.制动

病变虽已静止但脊柱尚不够稳定者,应采取制动措施,控制脊柱活动。根据病变部位,选用石膏围领、颈托、石膏背心、石膏围腰,亦可用钢条、皮质围腰或支架等保护6～12个月。同时要防治压疮。

(二)内治法

1.辨证治疗

(1)阳虚痰凝证:初起症状不显,患处外形既不红热,亦无肿胀,仅感病变处隐隐酸痛。继而全身倦怠,少气乏力,关节活动障碍,动则痛甚。舌质淡红,苔薄白,脉濡细。

治则:温经通络,散寒化痰。

方药:阳和汤、大防风汤或参芪附桂汤。

(2)阴虚内热证:病变处渐渐漫肿,皮色微红,形成脓肿,并可旁流他处。伴有午后潮热,颧红,夜间盗汗,口燥咽干,食欲减退,或咳嗽痰血。舌红,苔薄白或少苔,脉细数或沉细。

治则:滋阴补肾,通络化痰。

方药:六味地黄丸、大补阴丸等加减,有骨蒸劳热合秦艽鳖甲散;有肺火炽盛者,合清骨散;若盗汗不止者,加黄芪、浮小麦、煅龙骨、煅牡蛎;若咳痰带血者,加南沙参、百合、川贝母、白茅根等。脓多未溃用托里透脓散加减。

(3)肝肾亏虚证:溃脓后疮口流稀薄脓液,或夹有败絮样物,形成窦道。病变在四肢关节,则患肢肌肉萎缩、畸形;病变在颈、胸、腰椎者,则强直不遂,甚或下肢瘫痪不用,二便潴留或失禁。形体消瘦,面色㿠白,畏寒,心悸,失眠,自汗盗汗。舌质淡红,苔白,脉细数或虚数。

治则:滋补肝肾,补养气血。

方药:人参养荣汤或十全大补汤、先天大造丸加减。

2.中成药

一经确诊,不论已溃未溃,均可内服小金丹、抗痨丸等,与上述方药配合使用,至痊愈为止。

3.西药

一般选用链霉素、异烟肼(雷米封)、对氨柳酸、卡那霉素、利福平、乙胺丁醇等抗结核。为避免耐药性的产生,以2~3种抗结核药联合应用为佳。在用药过程中,应特别注意药物的毒副反应。抗结核药物通常须连续应用1~2年。单纯滑膜结核除按上法治疗外,还可采取关节内注射异烟肼和链霉素,每周1~2次,成人每次注入异烟肼200 mg,链霉素1 g。3个月为1个疗程,可连用1~3个疗程。儿童应减量且尽量不用链霉素。对并发混合感染者,应加用有效的广谱抗生素,予以治疗。

4.饮食调养

此为改善全身状况的一个重要措施,应予以重视。应给予可口、易消化、富有营养的食物,如乳类、蛋类、鱼类、新鲜蔬菜、水果等。贫血明显者应及时予以治疗。

(三)外治法

1.初期

初期用回阳玉龙膏、阳和解凝膏掺桂麝散,局部外敷。或配合隔姜灸、雷火神针灸等,以促其消散。

2.中期

中期寒性脓肿形成,脓腐液化且积脓甚多时,可在严密消毒下,行穿刺术抽出脓液并向脓腔内注射抗结核药物;如脓腐状若黏痰败絮,抽吸不出时可行手术清除,置入链霉素,缝合切口后,加压包扎。

3.后期

后期脓肿外溃或窦道形成,可选用五五丹、七三丹、八二丹药线插入引流。如脓水已尽、疮面红活时,改掺生肌散,促其收口。如窦道久不愈合,或形成瘘管,或脓腐难以脱落,可用三品一条枪或白降丹药线,插入疮口内以拔毒化腐蚀管;或行手术切除。

(四)手术治疗

中药治疗本病疗效甚佳,加上本病患者大多气血亏虚,正气不足,因此临床上应尽可能采用非手术治疗。若病变处有较大死骨或脓肿、脊髓有压迫出现截瘫,或局部病变已静止,但有严重畸形、功能障碍者,应行手术治疗。术前需用抗结核药物治疗 2～3 周,方可进行手术。

第二节　髋关节结核

髋关节结核占全身骨关节结核的第三位,10 岁以内的儿童多见,男性多于女性,单侧多于双侧。

一、病因病机

本病是一种以发生于髋关节,起病缓、化脓迟,溃后流脓清稀或夹败絮样物,不易愈合,多形成脓肿或窦道等为主要表现的结核类疾病,多因先天不足,肾亏骨弱,复感痨虫,痰浊凝聚,蚀伤关节所致。

(一)肝肾亏虚为发病之本

肝阴亏虚,阴血不足以养筋,筋失所养;肾精虚而不能主骨,骨失所养;或儿童先天不足,肾气不充,骨骼稚嫩,皆易感外邪痨虫而染病。

(二)阳虚痰凝为病程之始

阳虚而脾不化湿、肺不布津,水湿津液凝聚而生痰,痰浊滞留筋骨,易生本病。

（三）阴虚为主证

阴虚不能制阳，虚阳偏盛而化热，虚火耗津，血凝气滞，气机不畅，病邪乘虚而入。当其化脓之时，不仅寒化为热，阴转为阳，肾阴不足，此后阴愈亏、火愈旺，故在中、后期常出现阴虚火旺的证候，有时虚实夹杂，寒热交错，但仍以阴虚为主。

二、诊查要点

（一）临床表现

早期出现低热、盗汗、食欲减退、消瘦。儿童患者有烦躁、夜啼。患肢轻度跛行，髋部疼痛；中期出现疼痛、跛行加重，患肢肌肉萎缩。在髋部前、外、后侧可出现脓肿或窦道，晚期出现高热、疼痛加重、活动受限，关节畸形，髋关节屈曲挛缩试验（Thomas征）阳性。患肢因股骨头破坏而出现短缩畸形。

（二）影像学检查

X线检查显示滑膜结核关节间隙增宽，关节囊呈肿胀阴影，髋周围骨质疏松，单纯骨结核有骨质破坏、空洞或小的死骨。

三、治疗

（一）中医辨证论治

1.内治法

（1）阳虚痰凝：患部隐隐作痛，不红不热，无肿胀，继而关节不利，动则痛甚；伴神疲乏力，纳呆，畏寒肢冷；舌淡红，苔薄白，脉沉细无力。治宜益肾温经，散寒化痰，阳和汤加减。

（2）局部肿胀：明显，肤色转红，胀肿形成，按之应指；伴潮热朝轻暮重；舌质红，苔薄黄，脉弦细数。治宜育阴清热，托毒透脓，托里消毒散加减。

（3）阴虚火旺：脓肿破溃后流脓稀薄，夹有败絮样物，或有死骨，局部窦道；伴午后潮热，颧红，盗汗，口干咽燥，心悸失眠；舌红，少苔，脉细数。治宜养阴除蒸，清骨散加减。

2.外治法

初期用回阳玉龙膏外敷，或阳和解凝膏掺黑退消盖贴；成脓期可穿刺抽脓，或切开引流；溃后期用五五丹药线提脓祛腐，外敷红油膏，脓尽可用生肌散收口。若形成窦道，用于金散附在药线上，插入窦道引流。

(二)手术治疗

手术治疗包括局部制动、脓肿穿刺或切开排脓、局部注射药物、病灶清除术等。手术治疗需注意手术适应证与禁忌证,谨慎选择。

1.局部制动

局部制动包括牵引、夹板或石膏绷带制动,肢体位置最好保持在功能位。通过局部制动,可以减少病区活动、免除负重,达到缓解疼痛和痉挛,纠正挛缩畸形的目的,从而有利于关节修复。

2.脓肿的处理

小脓肿可以自然吸收或钙化,但耗时长,易留有结核病菌潜伏。较大的脓肿应及早行排脓术。排脓的方法有穿刺排脓及切开排脓两种方式。穿刺排脓时应当从脓肿外的健康皮肤进针,在皮下斜行一段,然后刺入脓肿,以防止穿刺后形成窦道。切开排脓往往与病灶清除术同时进行。

3.病灶清除术

病灶清除时需要配合使用抗结核药物,在有效控制结核病情的情况下,再通过不同的手术途径,充分显露病灶及边界,彻底清除非正常组织,包括脓液、干酪样物质、死骨、肉芽组织及坏死的组织等。

(三)西医非手术治疗

西医非手术治疗包括充分的休息、充足的营养及抗结核药物治疗。关键是早期诊断和早期治疗。治疗的目的是增加全身抵抗力,消除局部病灶,缩短疗程,减少残疾发生,防止并发症,争取早日康复。充足的营养是增加抵抗力的基本条件,合宜的营养在于良好的食欲及膳食的配调得当。抗结核药物治疗原则:早期、联合、按时、规则、全程治疗。常用的抗结核药物有异烟肼、链霉素、利福平、乙胺丁醇及吡嗪酰胺等。为了避免耐药菌株产生,目前多提倡四联药物合用,3~6个月后改用2联或3联药物,一般全程应用药9~18个月。

四、预防与调护

若行髋关节结核病灶清除术,应观察伤口有无渗出物,患肢血运等。术后继续抗痨治疗6~12个月,患肢中立位皮肤牵引3~4周,术后48小时即开始做股四头肌锻炼,去牵引后在床上练习患髋活动。术后6周可扶拐下地活动。要注意预防股骨头缺血性坏死的发生,术后3个月摄X线片复查,病变稳定,无股骨头缺血表现时,才能弃拐行走。

第三节　膝关节结核

膝关节结核占全身骨关节结核的第二位,仅次于脊柱结核。儿童和青少年患者多见。

一、病因、病机

起病时以滑膜结核多见。病变缓慢发展,以炎性浸润和渗出为主,表现为膝关节肿胀和积液。随着病变的发展,结核性病变可以经过滑膜附着处侵袭至骨骼,产生边缘性骨腐蚀。骨质破坏沿着软骨下潜行生长,使大块关节软骨板剥落而形成全关节结核。至后期则有脓液积聚,成为寒性脓肿,穿破后会成为慢性窦道。关节韧带结构的毁坏会产生病理性半脱位或脱位。病变静止后产生膝关节纤维性强直,有时还伴有屈曲挛缩。

二、诊断

(一)临床表现

1.全身症状

起病缓慢,有低热、乏力、疲倦、食欲缺乏、消瘦、贫血等全身症状,血沉增高,儿童有夜啼表现。

2.局部表现

膝关节位置表浅,因此肿胀和积液十分明显,检查时发现膝眼饱满,髌上囊肿大,浮髌试验阳性(图 11-1)。较晚期的膝关节结核,滑膜可以显著肿胀和增厚。早期膝关节穿刺可获得比较清亮的液体,随着病程进展,抽出液逐渐变浑,有纤维素混杂在内,最终变为脓性。关节持续的积液和失用性肌萎缩,使膝部呈梭形肿胀。由于疼痛、膝关节半屈曲状,日久即发生屈曲挛缩。至后期寒性脓肿形成,溃破后成慢性窦道,经久不愈合;或因韧带的毁损而产生病理性脱位;病变静止或愈合后成为纤维性强直;骨生长受到抑制,造成两下肢不等长。

(二)辅助检查

1.X 线检查

早期处于滑膜结核阶段,X 线片上仅见髌上囊肿胀与局限性骨质疏松。病程较长者可见到进行性关节间隙变窄和边缘性骨腐蚀。至后期,骨质破坏加重,关节间隙消失,严重时出现胫骨向后半脱位。无混合感染时骨质疏松十分严重,有窦道形成出现混合感染时则表现为骨硬化。

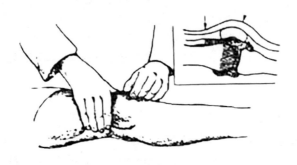

图 11-1　浮髌试验

2.其他检查

CT 与 MRI 可以看到普通 X 线片不能显示的病灶,特别是 MRI 具有早期诊断价值。而关节镜检查对早期诊断膝关节滑膜结核具有独特价值。

三、治疗

全身治疗和局部治疗都不容忽视。膝关节是表浅关节,容易早期发现病变。因此,单纯性滑膜结核病例绝大部分是可以治愈的,还可以保留全部或大部分关节功能。

(一)关节腔内抗结核药物局部注射

先进行抽吸关节积液,再将抗结核药物直接注入关节腔内。成人可注入异烟肼每次 200 mg,儿童减半。每周注射 1~2 次,3 个月为 1 个疗程。如果滑膜肿胀厉害,抽不到液体,也可于穿刺部位注入药物。因为抗结核药物足以控制病情,故不主张对早期膝关节结核病例施行滑膜切除术。经过局部药物治疗后,如果积液减少,色泽转清时可以继续治疗;如果不见好转,滑膜肿胀肥厚,再考虑施行滑膜切除术。在做滑膜切除术时往往会发现病变的实际情况比术前估计的要严重,此时要及时更改手术方法。

(二)病灶清除术

全关节结核病例,如果破坏进展明显或有脓液积聚,需作病灶清除术。对于病灶清除术后是否要做膝关节融合术目前并无定论。一般认为,15 岁以下的儿童、或在病灶清除术后尚有部分关节软骨面残留的成人病例可以不做融合术;15 岁以上关节毁损严重并有畸形者,在病灶清除术后,同时行膝关节加压融合术(图 11-2);有窦道或有屈曲挛缩者均宜做融合术,加压钢针一般在 4 周后拔除,改用管型石膏至少 2 个月。

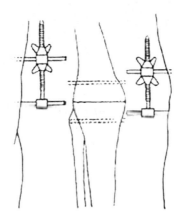

图 11-2 膝关节结核加压融合术

第十二章 骨 痿

第一节 骨质疏松症

骨质疏松症是以骨量减少、骨的脆性增加以及易于发生骨折为特征的全身性骨骼疾病。该病属中医"痿证"范畴,病变在骨,其本在肾。骨质疏松症以白人尤其是北欧人种多见,其次为亚洲人,而黑人少见。中老年人多见,女性多于男性。

一、病因、病机

(一)中医病因、病机

中医学认为本病的发生、发展与"肾气"密切相关,《素问·逆调论》曰:"肾不生,则髓不能满",《素问·六节脏象论》曰:"肾者,主蛰,封藏之本,精之处也,其华在发,其充在骨"。因此,骨质疏松的病因病机可归纳为以下几个方面。

1.肾虚精亏

肾阳虚衰,不能充骨生髓,致使骨松不健;肾阴亏损,精失所藏,不能养髓。

2.正虚邪侵

正虚而卫外不固,外邪乘虚而入,气血痹阻,骨失所养,髓虚骨疏。

3.先天不足

肾为先天之本,由于先天禀赋不足,致使肾脏素虚,骨失所养,不能充骨生髓。

(二)西医病因、病理

骨质疏松症是由多种原因引起骨骼的系统性、代谢性骨病之一,其病因和发病机制比较复杂,可概括为激素调控、营养因素、物理因素、遗传因素的异常,以及与某些药物因素的影响有关。这些因素导致骨质疏松症的机制可为肠对钙的吸收减少;肾脏对钙的排泄增多,回吸收减少;或是引起破骨细胞数量增多且其活性增强,溶骨过程占优势,或是引起成骨细胞的活性减弱,骨基质形成减少。这样,骨代谢处于负平衡,骨基质和骨钙含量均减少。骨质疏松症的主要病理变化是骨基质和骨矿物质含量减少,由于骨量减少,钙化过程基本正常,使骨变脆而易发生骨折。

骨质疏松症可分为2类,包括原发性骨质疏松症和继发性骨质疏松症。

1.原发性骨质疏松症

原发性骨质疏松症是随着年龄增长而发生的一种生理性退行性病变。原发性骨质疏松症可分为2种类型:①绝经后骨质疏松症,为高转换型骨质疏松症;②老年骨质疏松症,属低转换型,一般发生在65岁以上的老年人。

2.继发性骨质疏松症

继发性骨质疏松症是由其他疾病或药物等因素诱发的骨质疏松症。第三类为特发性骨质疏松症,多见于8～14岁的青少年,多数有家族遗传史,女性多于男性。

二、诊断

(一)病史

中老年患者多见,女性为多。

(二)临床表现

1.症状

(1)疼痛:最常见的症状,以腰背痛多见,占疼痛患者中的70%～80%。疼痛沿脊柱向两侧扩散,仰卧或坐位时疼痛减轻,直立时后伸或久立、久坐时疼痛加剧,日间疼痛轻,夜间和清晨醒来时加重,弯腰、肌肉运动、咳嗽、大便用力时加重。

(2)骨折、畸形:骨折是骨质疏松症最常见和最严重的并发症。胸、腰椎压缩性骨折,脊椎后弯,胸廓畸形,可使肺活量和最大换气量显著减少,患者往往可出现胸闷、气短、呼吸困难等症状。

2.体征

身长缩短、驼背多在疼痛后出现。脊椎椎体前部几乎多为松质骨组成,而且此部位是身体的支柱,负重量大,容易压缩变形,使脊椎前倾,背曲加剧,形成脊柱后凸畸形。

(三)实验室检查

1.血甲状旁腺激素

原发性骨质疏松症者血甲状旁腺激素水平可正常或升高。

2.骨代谢的标记物

骨质疏松症患者部分血清学生化指标可以反映骨转换(包括骨形成和骨吸收)状态,在骨的高转换状态下,这些指标可以升高,也可用于监测治疗的早期反应。

三、治疗

(一)中医治疗

1.肾虚精亏

治以补肾填精。方用左归丸加淫羊藿、鹿衔草;或用中成药骨疏康、骨松宝等。

2.正虚邪侵

治以扶正固本。方用鹿角胶丸,方中虎骨改用代用品。治疗须考虑继发疾病的病因,审因而治。

3.先天不足

治以填精养血、助阳益气。方用龟鹿二仙胶汤。治疗亦需考虑患者年龄、性别、原发病病因辨证施治。

(二)西医治疗

1.运动

儿童及青少年时期如果有规则的运动,其骨量较之不进行规则运动者要高,各种运动中以负重运动为佳,能增加骨密度,尽管其确切的机制尚不清楚。

2.营养

良好的营养对于预防骨质疏松症具有重要意义,包括足量的钙、维生素D、维生素C以及蛋白质。从儿童时期起,日常饮食应有足够的钙摄入,钙影响骨峰值的获得。

3.预防摔跤

尽量减少骨质疏松症患者摔倒概率,以减少髋部骨折以及桡骨远端骨折的发生。老年人摔跤的发生概率随着年龄的增长呈指数增加。适量运动能提高灵敏度以及平衡能力,对于预防老年人摔倒有一定帮助。

4.药物治疗

有效的药物治疗能阻止和治疗骨质疏松症,包括雌激素代替疗法、降钙素、选择性雌激素受体调节剂以及二磷酸盐,这些药物可以阻止骨吸收但对骨形成的作用较小。

5.外科治疗

只有在因骨质疏松症发生骨折以后,才需外科治疗,其目的在于治疗骨折,尽早恢复正常功能。

四、预防

(一)一级预防

应从儿童、青少年做起,如注意合理膳食营养,多食用含钙、磷高的食品,如鱼、虾、虾皮、海带、牛奶、乳制品、骨头汤、鸡蛋、豆类、精杂粮、芝麻、瓜子、绿叶蔬菜等。尽量摆脱"危险因子",坚持科学的生活方式,如坚持体育锻炼,多接受日光浴,不吸烟、不饮酒、少喝咖啡、浓茶及含碳酸饮料等。

(二)二级预防

人到中年,尤其妇女绝经后,骨丢失量加速进行。此时期应每年进行一次骨密度检查,对快速骨量减少的人群,应及早采取防治对策。注意积极治疗与骨质疏松症有关的疾病,如糖尿病、类风湿关节炎、脂肪泻、慢性肾炎、甲状旁腺功能亢进,甲状腺功能亢进、骨转移癌、慢性肝炎、肝硬化等。

(三)三级预防

对退行性骨质疏松症患者应积极加强服用抑制骨吸收、促进骨形成的药物教育,还应加强防摔、防碰、防绊、防颠等措施。对中老年骨折患者应积极手术,实行坚强内固定,到达早期活动的目的。

第二节 骨质软化症

骨质软化症也称成人佝偻病,是骨组织中新生的类骨质中矿物盐沉着不足,骨质钙化不良,骨样组织增加,导致骨质软化,使脊椎、骨盆和下肢长骨抗应力强度减弱而出现畸形和不完全骨折的一类疾病。本病多见于居住条件差,环境阴暗和阳光较少的地区,同时饮食中又缺乏钙和维生素 D,我国较少见。由于患者已为成人,对生长发育无影响。

中医文献中无骨质软化之名,但早已有类似记载。《素问·长刺节论》曰:"病在骨,骨重不可举,骨髓酸痛,寒气至,名曰骨痹。"《素问·痿论》曰:"肾气热,则腰脊不举,骨枯而髓减,发为骨痿。"因此,本病属中医学"骨痿""骨痹"范畴。根据临床表现,本病有两个不同的发展阶段,初期为"骨痹",诱因于"寒",故临床上表现为"骨重酸痛"等症状,进而"邪气"渐深,化寒为热,以至"骨枯髓减"和"腰脊不举"之"骨痿"阶段;病程继续进展,晚期则引起骨骼的严重损害,甚至畸形。

一、病因、病机

(一)中医病因、病机

本病初起,多由久居寒冷之地,寒滞于骨;若寒闭日久,化热伤阴,或精血亏虚已甚,骨枯髓减,则腰脊不举,甚而骨骼畸形,发为骨痿。

1.肝肾亏虚

禀赋不足,或多产多孕,肾精亏损。骨失精血濡养,经脉气血失和,故见骨重酸痛。

2.脾胃不足

久病不愈,损伤脾胃;或饮食不节,脾胃无以化生精微,而致骨失精血濡养,经脉气血失和,故见骨重酸痛。

(二)西医病因、病理

西医学认为,本病主要是骨基质缺乏钙化,单位体积内骨组织含量正常,但矿物质含量减少,所产生的骨样组织不能钙化和骨化,因而骨质变软,强度降低。很多疾病可以继发骨软化症,但常见的原因也是食物中维生素 D 和钙、磷等矿物质和蛋白缺乏,如胃部分切除术后及脂肪痢,由于对维生素 D 吸收不良及长期使用抗惊厥药物如异丙嗪、巴比妥类等,均可引起骨软化症。如果户外活动少,缺少日照,更易引起骨软化症。

本病的病理特点是骨小梁常被纤维组织或骨样组织所代替。破骨细胞活跃,骨陷窝扩大,骨髓腔逐渐增宽,中央管增大,间充质组织内血管丰富,并有幼稚结缔组织增生。骨样组织大量取代正常骨组织,以致大量密质骨为松质骨所代替,松质骨的骨小梁也稀少、纤细,皮质变薄且柔软,松质骨内充满血管性脂肪组织。因而骨强度大为减弱,导致发生多处压力畸形和病理性骨折。

二、临床表现

本病的主要临床表现为骨重酸痛、压痛。骨痛和压痛为周期性,以腰以下和下肢疼痛最为显著,骨痛严重者在床上翻身困难、行走困难,压痛以下部肋骨最为显著,局部严重压痛提示假性骨折的存在。骨骼可因受压和肌肉拉力而变为畸形,以下肢和骨盆畸形常见,有髋内翻、股骨和胫骨的扭曲畸形、脊柱后凸畸形、骨盆上口呈三叶形畸形。急性局部剧痛多因发生病理性骨折所致,多见于股骨颈、转子间或转子下部。低血钙使神经肌肉兴奋性增高,后期可出现手足抽搐。近侧肌无力也是本病的重要症状之一,其范围因病变而异,常见于小腿,表现为摇摆步态、上楼困难、蹲坐时起立困难;躯干肌无力主要表现为下床困难;轻微肌无力仅为肌僵直感。

三、诊断与鉴别诊断

(一)诊断

1.病史

患者常有怀孕、哺乳、营养缺乏和长期不见阳光或少见阳光的病史。

2.症状和体征

自发性周身性骨痛,近侧肌无力,严重者有病理性骨折、脊柱和下肢的压力性畸形。

3.X线检查

因骨内矿物质减少,骨在X线片上呈普遍性骨密度减低,以椎体骨盆最为常见,骨小梁模糊,呈毛样,椎体可呈双凹变形,椎间隙扩大,形成典型的鱼尾状畸形,骨盆缩窄畸形,有时椎体病变表现为压缩骨折。

总体上本病的X线表现有3个特点,即骨质广泛疏松、压力畸形和路塞线的出现。路塞线是指在股骨颈、耻骨支、坐骨支、肋骨和肩胛骨的盂下部分常见的,呈边缘宽为5mm的透光带。有人称为假性骨折所致,多见于肩胛颈区、耻骨支、肋骨、股骨、胫骨,多为双侧对称性。路塞线两端可见骨膜下骨质隆起,治疗生效后,此线即愈合而消失。同时,X线片上横骨小梁消失,总骨小梁纤细,骨皮质变薄。由于骨质变软,在脊柱和下肢长骨常见压力畸形。脊柱常见驼背和侧凸,椎体中部压缩、骨折。下肢长骨的畸形有髋内翻、膝内翻、膝外翻、股骨或胫腓骨向外侧突。骨盆变形,髋臼内凹陷,骨盆入口呈三角形。

4.实验室检查

早期无异常,晚期营养性骨软化症时,血清钙含量一般正常或偏低,血清磷含量亦低,但血清碱性磷酸酶含量常升高,尿钙常减少,严重者尿钙常不能测出。

(二)鉴别诊断

本病当与骨质疏松症、泛发性纤维囊性骨炎、类风湿关节炎相鉴别。

1.骨质疏松症

本病常见于绝经后妇女和老年人,是由于骨形成弱于骨吸收,单位体积内骨组织的量等比例减少所致。血钙、血磷和碱性磷酸酶正常。骨活检看不到骨样组织。

2.纤维囊性骨炎

因甲状旁腺功能亢进,甲状旁腺分泌过多,骨吸收加速使骨组织减少所致。由于成骨细胞的代偿性活动而使碱性磷酸酶升高,血钙升高,血磷降低,X线片见虫蚀样或沙粒样多发囊肿样改变,骨膜下骨吸收。

3.类风湿关节炎

病变先从手指、腕、肘等关节开始,早期可见受累关节红、肿、热、痛,晚期可见各种关节畸形。严重病例因长期卧床,不见阳光,也可能继发全身性骨质疏松症。多关节的长期肿痛,甚至手足畸形、类风湿因子阳性可帮助鉴别。

四、治疗

(一)中医辨证论治

中医学认为,本病的发生、发展与"肾气"密切相关。"肾之合,骨也"(《素问·五脏生成》);"肾不生,则髓不能满"(《素问·逆调论》);"肾者,主蛰,封藏之本,精之处也,其华在发,其充在骨"(《素问·六节藏象论》)。这一切都论证了"肾"与"骨"之间的关系。因此,治疗本病多基于益肾填精壮骨的原则,结合健脾益气、扶持后天的治疗方法。

1.肝肾亏虚

肝肾亏虚可选用独活寄生汤、左归丸、有归丸加减。多采用入肾经的药物,以滋阴壮骨。

2.脾胃不足

脾胃不足可选用四君子汤、人参养荣汤等加减。

(二)西医治疗

补充钙剂和维生素 D 制剂。钙剂每天补充元素钙含量为 600～3 000 mg,维生素 D 每天 1 000～2 000 IU。病变痊愈后维生素 D 可减至每天 800 IU。由于维生素 D 是脂溶性维生素,故必须要有足量的胃酸和适当的肝、胰功能,当脂肪消化不良时,应同时给予胆盐和胰液素,同时嘱患者进行户外活动,获得充足的阳光。钙剂与维生素 D 应同时给予,或先补钙,然后再给维生素 D。对于继发的骨质软化症,还应积极进行原发病的治疗。

(三)手术治疗

下肢畸形可采用矫形手术以纠正承重力线,预防骨关节炎,但是手术必须在骨骺线消失和疾病治愈或控制后施行,否则畸形复发的机会较多。术后由于长期卧床,这时会有大量尿钙排出,如大量使用维生素 D,有发生高血钙的可能,损伤肾脏。所以,手术前应经常检查血钙、磷和碱性磷酸酶的含量,严格控制维生素 D 的剂量,必要时停止使用。

五、预防与调护

临床治疗本病应重视预防,可均衡饮食,补充足够的钙和维生素 D;多晒太阳;积极治疗慢性腹泻。

第十三章 骨　蚀

第一节　股骨头缺血性坏死

由于股骨头血液循环障碍,导致骨质坏死,称为股骨头缺血性坏死。与小儿股骨头骨骺炎不同,本病发病年龄多在 30～60 岁,男性患者多见,多为双侧性发病,两侧发病间隔多在 1 年以内,预后差,是骨科常见的、病因复杂的、可出现严重残疾的一种疾病。属中医学"骨蚀"范畴。

一、病因

(一)中医病因

1.肝肾亏损

肝主筋,肾主骨,筋与骨相互联系、相互依赖,而筋骨的强壮,有赖于肾精的滋养和推动。先天禀赋不足,肝肾亏虚;后天失于调养,气血不足,筋骨肢节失去滋养而发病。

2.邪瘀痹阻

六淫邪气侵入人体,深入凝聚于髋部;或外伤、劳作过度,导致营卫失和,气滞血瘀,都可造成股骨头失去气、血、精、津的温煦和濡养,发生缺血性坏死。

(二)西医病因

骨坏死的病因很多,发病机制各异。病因大体可归纳为 3 类:①创伤性(股骨颈骨折或髋关节损伤);②非创伤性(应用肾上腺糖皮质激素、长期酗酒、辐射性损伤、潜水员病、镰状细胞性贫血、戈谢病、肾移植术后、类风湿关节炎、血友病及某些血管病等);③儿童股骨头骨骺缺血性坏死。

根据病因的不同,本病可分为创伤性、医源性、辐射损伤性、气压病性、血液系统疾病引起的及特发性(病因不明)股骨头坏死 6 型。病理上,Marcus 据髋痛程度及 X 线表现将本病分 6 期。

Ⅰ期:髋部无症状,X 线片显示股骨头内上方有轻微密度增高,或有点状密度增高区。

Ⅱ期:髋部无症状,X 线片显示股骨头密度明显增高(全部或部分),头无塌陷。

Ⅲ期:症状轻微,X 线片显示股骨头负重区有软骨下骨折或新月征。一般扇形骨折较新月征多见。

Ⅳ期:髋部疼痛,呈阵发性或持续性,跛行及功能受限,X 线片显示股骨头扁平或死骨区塌陷。

Ⅴ期:髋部疼痛明显,X 线片显示坏死骨碎裂,髋关节间隙变狭窄,骨密度更加硬化。

Ⅵ期:髋部疼痛严重,有的疼痛较 Ⅴ 期减轻,X 线片显示股骨头肥大变形,半脱位,髋臼不光滑,其或硬化增生。

二、诊断要点

(一)临床表现

本病患者可能有使用大剂量或较长时间激素、酗酒史,或有血液系统疾病、放射病、减压病等病史。患者在初期,一侧(或两侧)髋部隐渐性疼痛,有的在此期诉膝痛。随着病情发展,髋部疼痛加重,出现跛行,患侧髋关节外展、内外旋等动作受限,重者行走需扶拐。双侧股骨头坏死患者行走困难。经治疗,有的患者症状可逐渐缓解,关节活动大部分恢复;有的患者髋关节各方向活动受限,肢体短缩、屈曲、内收挛缩畸形,肌肉萎缩,甚至有半脱位体征。"4"字试验、托马(Thomas)征、艾利(Allis)征阳性。

(二)X 线及其他检查

1.缺血期

开始阶段,X 线检查无阳性征象。MRI 及 SPECT 能较早发现股骨头缺血性坏死,骨内压测定、骨内静脉造影可了解股骨头静脉循环情况;其后阶段,X 线片上可见关节囊阴影增大,关节间隙增宽,股骨头中心骨质疏松,或疏松与硬化混合存在,此时行病理学(核心活检)检查可确诊。

2.血供重建期

在 X 线片上可见股骨头骨质普遍致密,并变翻平,逐渐骨质密度不匀,有囊状间隙或呈"碎裂"现象,股骨颈变宽并短缩。

3.愈合期

股骨头骨质密度逐渐恢复正常,有的股骨头、颈轮廓接近或恢复正常;有的股骨头扁平,密度较深,"无碎裂",颈宽粗。

4.畸形残存期

股骨头扁平、颈宽粗、关节间隙变狭窄,大小转子相对地向上移位,或呈现半脱位征象。日久并见骨性关节炎征象。

三、治疗方法

本病的治疗原则:辨证施药调治,限制患肢负重,避免继续损伤,防止发生关节畸形。

(一)内治法

1.气滞血瘀型

髋部疼痛,夜间痛剧,刺痛不移,关节屈伸不利。舌黯或有瘀点,脉弦或沉涩。

治则:活血化瘀,通络止痛。

方药:桃红四物汤或身痛逐瘀汤加减。

2.风寒湿痹型

髋部疼痛,每于天气转变而加剧,关节屈伸不利,伴麻木,喜热畏寒。苔薄白,脉弦滑。

治则:温经通络,祛湿散寒。

方药:独活寄生汤或当归四逆汤加桑枝、姜黄等。

3.痰湿型

髋部沉重疼痛,疼痛不移,关节漫肿,屈伸不利,肌肤麻木,形体肥胖。苔腻,脉滑或濡缓。

治则:祛痰通络。

方药:指迷茯苓丸加白术、桑枝、姜黄、白芥子等。

4.气血虚弱型

髋部疼痛,喜按喜揉,筋脉拘急,关节不利,肌肉萎缩。伴心悸,气短,乏力,面色不华。舌淡,脉弱。

治则:温补气血。

方药:蠲痹汤或黄芪桂枝五物汤加减。

5.肝肾不足型

髋痛隐隐,绵绵不休,关节强硬。伴心烦失眠,口渴咽干,面色潮红。舌红,脉细数。

治则:补肾益精,养肝柔筋。

方药:三痹汤或虎潜丸加减。

(二)外治法

(1)制动:目的在于减轻或消除股骨头表面塌陷、变形,有利于血液供应的重建,股骨头骨质恢复正常结构。应卧床休息,亦可用皮肤牵引或用外展夹板、支架或石膏将两下肢固定于外展内旋位。

(2)外用药:可选用消瘀止痛膏、双柏散外敷,亦可用中药熏洗。

(3)理疗。

(4)高压氧治疗:通过提高血氧含量,增加局部代谢,促进坏死组织的吸收及正常组织的再生。

(三)手术病变

早期可行中心钻孔减压术、血管束植入术、自体松质骨移植术、骨软骨移植术、肌蒂骨瓣或血管带骨瓣移植术等。畸形残存期可行截骨术、人工关节置换术等。

四、预防

重视股骨颈骨折,外伤性髋关节脱位和其他髋部损伤的治疗,尤其要尽可能推迟患肢负重时间。慎用肾上腺糖皮质激素。减少饮酒量,不酗酒。

第二节　胫骨结节骨骺炎

胫骨结节骨骺炎发于胫骨结节处,以青少年中喜好剧烈运动者多见,男多于女。

一、病因、病机

(一)病因

胫骨结节是股四头肌通过髌骨和髌韧带的附着骨骺。在发育过程中受到股四头肌腱强力牵拉,逐渐撕脱而形成胫骨结节骨骺局部血运障碍,引起慢性无菌性炎症,这是一种由创伤或劳损引起的疾病。

病变表现为胫骨结节部肿胀、肥厚、充血。因局部发生缺血改变,坏死与新生骨交替,胫骨结节不整齐,最后修复。

(二)病机

本病病因主要为慢性劳损引起气血凝滞,营卫不固,使胫骨结节处骨骺失去正常的气血温煦和濡养,导致本病发生。

二、诊断

(一)病史

本病发生于骨骺闭合之前青年生长期,病情常持续 2～3 年,至骨骺完全骨化才停止进行。

(二)临床表现

主诉膝痛,行走时明显,上下楼梯时加重。检查时表现为胫骨结节处高突隆起,局部疼痛、压痛、膝关节用力活动时疼痛加重,休息后可减轻,局部无波动感,压之较硬,无全身症状。

(三)影像学

X 线侧位片显示髌韧带及其周围软组织有肿胀阴影,胫骨结节与韧带之间的锐角消失。胫骨结节骨骺可见碎裂或舌状翘起。

三、鉴别诊断

本病应与胫骨结节骨骺撕脱骨折相鉴别,该病为撕脱骨折,受伤力较大。伤后不能立即行走,局部疼痛剧烈,肿胀,压痛明显,局部可见青紫瘀斑,X 线片显示胫骨结节骨骺分离。

四、治疗

以减少运动量为主,本病可以自愈。根据症状的轻重,采取制动或不制动。

(一)非手术治疗

疼痛严重者可用长腿石膏托或夹板固定膝关节于伸直位。待症状缓解后,逐渐恢复活动。为了止痛可行可的松局部封闭,每周 1 次、2 次或 3 次。同时可用热敷或按摩消除局部肿胀。

(二)手术治疗

如胫骨结节过大,待骨骺完全闭合后,再考虑切除。为消除畸形及伸膝生理性的后遗症状,采用胫骨结节移位手术。

(三)药物治疗

可内服桃红四物汤,外用消肿止痛膏敷贴。

第十四章 骨肿瘤

第一节 骨软骨瘤

骨软骨瘤,又称骨软骨性外生骨疣,发生在骨外表面的骨性突起。本病通常发生于骨骺未闭合前的软骨化骨的骨骼,分为单发和多发两种,其病理改变是一致的。多发性称为骨软骨瘤病、家族性骨软骨瘤病、骨干续连症,亦称遗传性多发性外生骨疣。骨软骨瘤是最常见的骨肿瘤之一,占所有骨肿瘤总数的8％,约占原发良性骨肿瘤的35％。本病常见于儿童及青少年,男性多于女性。全身骨骼均可发病,常见于生长最活跃的长骨干骺端,如股骨下端、胫骨上端和肱骨近端,也可累及骨盆、肩胛骨、尺桡骨等。

一、病因

本病单发性确切病因不明。其多发性与遗传有关,女性患者有明显的遗传性,为常染色体显性遗传性疾病,并伴有骨发育不良及弯曲或短缩畸形。

二、诊断

(一)症状

本病临床症状多不明显,多数病例是被偶然发现的。

(二)体征

本病局部可见生长缓慢、无痛、坚硬、固定的包块,与周围组织不粘连,无压痛,表面可以光滑也可呈分叶状,凹凸不平。疼痛是由于肿瘤刺激压迫周围组织,如肌肉、肌腱、神经、血管或附近的骨质等。肿瘤恶变也可引起疼痛,其表现为瘤体生长停止后又出现增大,或短期内增大明显、疼痛。在骨软骨瘤与周围组织之间,可因摩擦而产生滑囊。

多发者常常可见多处骨端包块,严重者伴有骨骼发育障碍,特别当一骨多发时可造成骨骼严重畸形,前臂短缩、弓形等。

(三)影像学检查

1.X 线检查

X 线片示在骨表面有与主骨相延续的不规则骨性隆起,根据形状和基底的大小,可分为带蒂型和广基底型。带蒂型底较小,形如柿蒂;广基底型相对矮圆,基底宽大。基底与骨皮质相连,中心部可见有骨小梁通过。多数背离关节面或垂直于骨干生长。软骨帽厚度及钙化程度不一(图 14-1,图 14-2)。当软骨帽钙化密度减低,边界不清,有骨皮质的破坏缺损,甚至波及基底部,或停止生长后又开始增大,则提示有恶性变的可能。

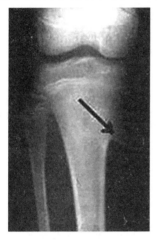

图 14-1 带蒂型骨软骨瘤 X 线表现

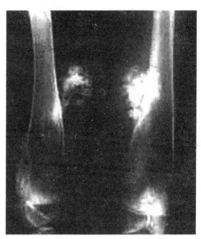

图 14-2 广基底型骨软骨瘤 X 线表现

2.CT 检查

CT 表现为肿瘤骨的皮质骨和松质骨与主骨的骨皮质和松质骨相连续,CT 值相同。表面覆有软骨,其内可见不规则的钙化和骨化影像。

3.MRI 检查

MRI 可从多个角度显示肿瘤与受累骨的关系,表现主骨髓腔与病变呈连续性,并能确定软骨帽厚度。软骨帽在 T_1 加权像为低信号,在 T_2 加权像为高信号(图 14-3)。

(四)病理检查

1.大体

肿瘤由骨性基底、软骨帽和纤维包膜构成,骨性基底与主体连接,可以是带蒂型和广基型。

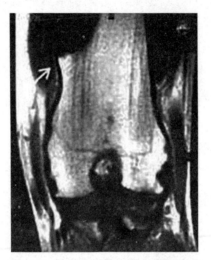

图 14-3　广基底型骨软骨瘤 MRI 表现

2.镜下

镜下主要为成熟的骨小梁和软骨组织。软骨帽的软骨为透明软骨,软骨细胞的排列与正常骺软骨相似,即幼稚细胞在表层,靠近基底部的软骨细胞较成熟。

三、治疗

(一)非手术治疗

单纯为预防恶变而行手术切除是不必要的。

(二)手术治疗

对有功能障碍或为预防和纠正畸形者可手术治疗。儿童时期最好不行手术切除,如果必须手术切除,应该平齐宿主骨皮质将肿物从基底大块切除,切除时应将整个骨软骨瘤连同软骨帽、被膜一同广泛、彻底切除。

(三)药物治疗

1.中药治疗

术后可予以活血祛瘀、清热解毒之剂,内服活血止痛汤加蒲公英、紫花地丁、连翘等;除去外固定后可配合中药熏洗,或药物按摩,使筋肉舒展、关节功能恢复。

2.西药治疗

术后可选用适当的抗生素。

(四)康复治疗

术后 2 天做肌肉等长收缩,2 周后做各个相应关节的功能锻炼。拆除外固定后,逐步进行关节屈伸活动,加强功能锻炼。

第二节 软 骨 瘤

软骨瘤为一较常见的良性骨肿瘤,发生于软骨内化骨的骨骼,是以透明样软组织为主要成分的骨肿瘤。好发于手指及足的短骨,长骨和扁平骨少见。

一、分型

软骨瘤临床可分为下面 4 种类型:①单发性内生软骨瘤;②多发性内生软骨瘤;③外周性软骨瘤;④多发软骨瘤病,或称之为 Ollier 症,为软骨发育不良。

二、临床表现

(一)单发性软骨瘤

单发性软骨瘤为最多见的一种,约占所有良性肿瘤的 10%。男女发病率相近,任何年龄均可发病,多见于 5~25 岁。病变发展缓慢,早期无任何症状,肿瘤发生于指、趾骨时,局部可呈球形或梭形肿胀,可伴有隐痛,但表皮正常。往往因外伤致病理性骨折,才引起注意。

(二)多发性软骨瘤

多发性软骨瘤常在儿童时期出现症状,至青春期畸形明显,以后逐渐稳定。病变部位以手足骨多见,长骨中股骨、胫骨、肱骨、腓骨等与盆骨、肩胛骨、肋骨等也属好发部位。肿瘤位于表浅者可触及肿块,骨样硬度,表面光滑,疼痛不明显,有酸痛感。畸形严重时可影响关节活动,位于深部者在劳累后可有持续性疼痛,休息后缓解,但不会消失。

(三)外周性软骨瘤

外周性软骨瘤,又称为皮质旁软骨瘤或骨膜性软骨瘤,这种良性骨肿瘤起源于骨外膜,在皮质外骨膜下生长,在手部常与内生软骨瘤合并,可侵入骨皮质,但不穿入髓腔。发生在四肢长骨或扁平骨者甚少。临床表现为无痛硬块,浅表部位易被发现,深者常在肿瘤很大时才被发现。

三、X线表现

单发性软骨瘤病变位于干骺端的中央区或稍偏一侧,指骨者常侵犯整个骨干。病损呈溶骨性破坏,皮质变薄并有膨胀,无骨膜反应。溶骨区边缘清楚,有时呈硬化边缘。溶骨区内有散在点状、片状或环状钙化阴影。多发性X线表现同单发性。外周性X线显示软组织阴影,有时有钙化点,附近骨皮质呈局限性弧形凹陷,边缘轻度硬化。

四、病理特点

肿瘤组织为白色,略有光泽,质脆,呈半透明状。掺杂黄色钙化或骨化区,或有黏液样退变区。显微镜下见分叶状透明软骨,软骨细胞成堆,有双核者,单核大小均匀,染色不深。

五、诊断

青少年多见,好发部位为手足骨,肿瘤生长缓慢,可长达数年或十数年,局部肿块,疼痛不明显。X线片显示髓腔内溶骨性破坏,有时有钙化斑,骨皮质膨胀变薄,无骨膜反应。

六、鉴别诊断

(一)骨囊肿

骨囊肿多发于青少年,以肱骨、股骨最多见,位于干骺端与骺板相连或相隔,常发生病理性骨折。X线亦为局限性溶骨性破坏,但较透明。囊腔为空腔,内含少量液体,囊壁为纤维组织及新生骨组成,镜下偶见多核巨细胞。

(二)纤维异常增殖症

纤维异常增殖症多发于 10～30 岁,以股骨、胫骨、肋骨多见。症状不明显,常合并病理性骨折。X线检查为局限性溶骨性破坏,病灶呈磨砂玻璃样状。病理见肿瘤组织为灰白色,硬韧如橡皮,内有砂粒样物。镜下为纤维组织及化生骨。

七、治疗

手术切除,对骨缺损较大且影响肢体持(负)重者,可同时行植骨术,并酌情予以内固定。禁忌放疗,因可恶变。

八、预后

手部者手术治疗效果良好,罕见复发。其他部位肿瘤术后易复发,且可恶变。

参考文献

[1] 郭凯.中医骨伤科疾病诊疗及护理[M].北京:科学技术文献出版社,2020.

[2] 李楠,莫文.骨伤内伤学[M].北京:人民卫生出版社,2021.

[3] 李吉平,王岩,李波.中医骨伤科学[M].贵阳:贵州科技出版社,2020.

[4] 王海彬,穆晓红.实验骨伤科学[M].北京:人民卫生出版社,2021.

[5] 杨鸫祥,赵勇.中医骨伤科学[M].北京:中国中医药出版社,2020.

[6] 詹红生,杨凤云.中医骨伤科学[M].北京:人民卫生出版社,2021.

[7] 梁明.现代骨伤与骨病临床诊疗学[M].哈尔滨:黑龙江科学技术出版社,2020.

[8] 莫文.中医骨伤常见病证辨证思路与方法[M].北京:人民卫生出版社,2020.

[9] 黄辉春,原志红,李建德,等.实用骨伤科诊疗[M].北京:科学技术文献出版社,2020.

[10] 刘密.骨伤科常见病中医药适宜技术[M].北京:中国中医药出版社,2020.

[11] 马勇.伤筋动骨无创疗法[M].郑州:河南科学技术出版社,2021.

[12] 赵文海,詹红生.中医骨伤科学[M].上海:上海科学技术出版社,2020.

[13] 冷向阳.中医骨伤科学基础[M].北京:人民卫生出版社,2021.

[14] 栾金红,郭会利.骨伤影像学[M].北京:中国中医药出版社,2021.

[15] 田昭军.传统中医骨伤治疗学[M].天津:天津科学技术出版社,2020.

[16] 阮玉山,李菲,顾霄鹏.现代骨伤与骨病临床诊疗学[M].汕头:汕头大学出版社,2020.

[17] 沈钦荣.理伤续断得录[M].北京:中国中医药出版社,2021.

[18] 徐文铭.现代中医骨伤科诊疗精要[M].北京:科学技术文献出版社,2021.

[19] 王轩.现代中医骨科理论与临床应用研究[M].长春:吉林科学技术出版

社,2021.

[20] 陈新宇,王春英.中医正骨疗伤法[M].成都:四川科学技术出版社,2020.

[21] 樊效鸿,李刚.骨伤科手术学[M].北京:人民卫生出版社,2021.

[22] 周红海.骨伤科生物力学[M].北京:人民卫生出版社,2020.

[23] 卢敏.国医名师骨伤科诊治绝技[M].北京:科学技术文献出版社,2021.

[24] 刘建宇,李明.骨科疾病诊疗与康复[M].北京:科学技术出版社,2020.

[25] 刘凯.临床中西医常见疾病诊疗精要[M].北京:中国纺织出版社,2021.

[26] 付士芳,李跃彤,任凤蛟,等.中医传统功法易筋经在骨伤科疾病康复中的研究进展[J].天津中医药,2021,39(5):675-680.

[27] 王明亮,梁明,田增辉,等.明清时期中医骨伤科的治疗技术初探[J].中医正骨,2020,34(5):71-74.

[28] 朱立国,邱贵兴.坚持中西医并重,提升中医骨伤科循证研究水平[J].中国骨伤,2021,34(1):1-4.

[29] 刘玉红.基于五体辨证的治则在中医骨伤科中的应用现状[J].中医临床研究,2020,14(11):118-119.

[30] 张佳铭,周铖,张莹,等."动静结合"理念在中医骨伤科学中的应用[J].中医文献杂志,2021,39(6):88-92.